临床医疗护理常规（2019 年版）

放射治疗常规

李高峰　王维虎　主　　编

北京医师协会　组织编写

中国健康传媒集团

中国医药科技出版社

内 容 提 要

本书是放射治疗临床工作规范指南，根据原卫生部《医师定期考核管理办法》的要求，由北京医师协会组织全市放射治疗专家、学科带头人及中青年业务骨干共同编写而成，介绍了放射治疗医师日常工作的基本知识和技能。体例清晰、明确，内容具有基础性、专业性、指导性及可操作等特点，既是放射治疗医师应知应会的基本知识和技能的指导用书，也还是北京市放射治疗领域执业医师"定期考核"业务水平的唯一指定用书。本书适合广大执业医师、在校师生参考学习。

图书在版编目（CIP）数据

放射治疗常规／李高峰，王维虎主编 . —北京：中国医药科技出版社，2020. 11
（临床医疗护理常规：2019年版）
ISBN 978 – 7 – 5214 – 1976 – 4

Ⅰ . ①放… Ⅱ . ①李… ②王… Ⅲ . ①放射治疗学 Ⅳ . ①R815

中国版本图书馆 CIP 数据核字（2020）第 157201 号

美术编辑　陈君杞
版式设计　易维鑫
出版　**中国健康传媒集团** | 中国医药科技出版社
地址　北京市海淀区文慧园北路甲 22 号
邮编　100082
电话　发行：010 – 62227427　邮购：010 – 62236938
网址　www. cmstp. com
规格　787 × 1092 mm $\frac{1}{16}$
印张　20
字数　457 千字
版次　2020 年 11 月第 1 版
印次　2020 年 11 月第 1 次印刷
印刷　三河市万龙印装有限公司
经销　全国各地新华书店
书号　ISBN 978 – 7 – 5214 – 1976 – 4
定价　**90.00** 元

获取新书信息、投稿、为图书纠错，请扫码联系我们。

《临床医疗护理常规（2019年版）》
编委会

《放射治疗常规》
编委会

名誉主编　申文江

主　　编　李高峰　王维虎

副 主 编　王俊杰　王颖杰　王淑莲　曲宝林　胡　克

　　　　　高献书　戴建荣

编　　者（以姓氏笔画为序）

马茗微（北京大学第一医院）

王　皓（北京大学第三医院）

王宗烨（战略支援部队特色医学中心）

王俊杰（北京大学第三医院）

王淑莲（中国医学科学院肿瘤医院）

王维虎（北京大学肿瘤医院）

王雅棣（解放军总医院第五医学中心肿瘤医学部）

王颖杰（空军特色医学中心）

石安辉（北京大学肿瘤医院）

申文江（北京大学第一医院）

毕　楠（中国医学科学院肿瘤医院）

曲宝林（解放军总医院第一医学中心）

朱广迎（中日友好医院）

朱向高（北京大学肿瘤医院）

朱丽红（北京妇产医院）

刘长青（北京大学肿瘤医院）

刘志飞（空军特色医学中心）

刘丽玭（北京医院）

刘跃平（中国医学科学院肿瘤医院）

江　萍（北京大学第三医院）

孙　艳（北京大学肿瘤医院）

杨　勇（中国医学科学院肿瘤医院）

杨志伟（北京协和医院）

杨瑞杰（北京大学第三医院）

李东明（北京大学肿瘤医院）

李永恒（北京大学肿瘤医院）

李宏奇（空军特色医学中心）

李晔雄（中国医学科学院肿瘤医院）

李高峰（北京医院）

吴　昊（北京大学肿瘤医院）

邱晓光（首都医科大学天坛医院）

余　荣（北京大学肿瘤医院）

张喜乐（北京大学第三医院）

张福泉（北京协和医院）

陈大智（北京医院）

陈亚林（北京大学人民医院）

易俊林（中国医学科学院肿瘤医院）

金　晶（中国医学科学院肿瘤医院）

郑宝敏（北京大学肿瘤医院）

胡　克（北京协和医院）

钟秋子（北京医院）

晏俊芳（北京协和医院）

铁　剑（北京大学肿瘤医院）

徐建堃（首都医科大学宣武医院）

高献书（北京大学第一医院）

彭　冉（北京大学第三医院）

董　昕（北京大学肿瘤医院）

路　娜（解放军总医院第五医学中心肿瘤医学部）

蔡　勇（北京大学肿瘤医院）

黎　功（清华长庚医院）

戴建荣（中国医学科学院肿瘤医院）

Foreword
序 言

为适应现代医疗卫生事业的发展需要，及时更新医学知识，北京医师协会 2018 年 10 月决定对北京市《临床医疗护理常规（2012 年版）》的内容进行补充修订。北京医师协会与北京地区 52 个专科医师分会组织医学专家和业务骨干，以现代医学理论为指导，致力于促进北京地区医疗质量与患者安全的持续改进和提高。经过有关专科医师分会和专家的共同努力，修编后的《临床医疗护理常规（2019 年版）》内容更加丰富，相关知识、技能更加先进，更能满足北京地区临床一线医师的需求。作为北京市各级各类医疗机构医务人员日常医疗护理工作规范，各类专科医师应知应会的基本知识与技能，北京市执业医师定期考核唯一指定用书，《临床医疗护理常规（2019 年版）》必将有效地帮助医疗机构提高工作质量，规范医疗行为，维护医务人员合法权益，推动北京地区临床医疗护理工作的持续改进和提高，为实现健康中国的宏伟目标做出积极的贡献。

在此，也向积极参与《临床医疗护理常规（2019 年版）》修编工作的各位专家和业务骨干表示衷心地感谢。

郭积勇
2019 年 12 月

《临床医疗护理常规（2019 年版）》
修 编 说 明

2012 年 3 月北京医师协会受北京市原卫生局委托，组织北京地区 35 个专科医师分会的医学专家和业务骨干，以现代医学理论为指导，结合北京地区临床实践经验，对《临床医疗护理常规（2002 年版）》进行了认真修编，推出了《临床医疗护理常规（2012 年版）》。

《临床医疗护理常规（2012 年版）》是按照北京医师协会已经成立的各专科医师分会所涉及的医疗专业类别进行编写的。推出 7 年来，对提高各级各类医疗机构医疗质量，规范医护人员医疗行为，保障医务人员及患者安全方面发挥了重要作用。

随着我国医疗卫生事业的快速发展，涌现出许多新的医疗技术手段，北京医师协会的专科医师分会也由 2012 年的 35 个发展到目前的 59 个。为了更好地规范医疗服务行为，适应现代医疗卫生工作的需要，借鉴、吸收国内外先进经验，紧跟医学发展步伐，自 2018 年 10 月开始，北京医师协会组织专科医师分会对《临床医疗护理常规（2012 年版）》有关内容进行补充修编，现共计推出 33 个专科的《临床医疗护理常规（2019 年版）》。《临床医疗护理常规（2019 年版）》凝聚着有关专家和业务骨干的心血，是北京地区临床医疗护理工作的一份宝贵财富。

尚需说明：

1. 关于《临床医疗护理常规（2019 年版）》的修编，内科医师分会、康复医学科医师分会、泌尿外科医师分会、烧伤科医师分会、耳鼻咽喉科医师分会认为本专科技术变化不大，未进行修编。原《儿科诊疗常规》分为《儿内科诊疗常规》和《儿外科诊疗常规》两册。由于北京医师协会近期成立了重症专科医师分会和疼痛专科医师分会，故本次修订增加了《重症医学科诊疗常规》和《疼痛科诊疗常规》。全科医学医师分会提前对《全科医学科诊疗常规》进行了修订，已于 2018 年 7 月出版。老年专科医师分会于 2017 年成立后即出版了本专科的《老年医学诊疗常规》。

2. 为进一步完善北京市医师定期考核工作，保证医师定期考核工作取得实效，修编后的《临床医疗护理常规（2019 年版）》旨在积极配合专科医师制度的建设，各专科分册独立程度高、专业性强，为各专科医师提供了应知应会的基本知识和技能。《临床医疗护理常规（2019 年版）》将成为各专科执业临床医师定期考核业务水平测试的重要内容。

3. 《临床医疗护理常规（2019 年版）》的修编仍然是一项基础性工作，目的在于为各级医护人员在临床医疗护理工作中提供应参照的基本程序和方法，以利于临床路径工作的开展，促进医学进展的学术探讨和技术改进。

4. 本次修编仍不含中医专业。

北京医师协会
2019 年 10 月

Preface 前 言

　　由北京医师协会组织编写的《放射治疗常规》第一版 2012 年出版，距今已 8 年余。由于放射肿瘤治疗的快速发展，临床诊治原则有所改变，如单纯放疗转变为放化同步治疗、姑息性放疗转变为根治性放疗等；新技术的进一步开展，如体部立体定向放疗、容积调强放疗及螺旋断层放疗等技术广泛应用于临床；靶区定义和处方剂量的进一步优化以及多学科诊治原则不断更新都大大推动了放疗常规的完善。另外，北京放射肿瘤学科建设发展迅猛，全市已有 43 个放射治疗专业科室，76 台加速器在临床运行。因此，原有诊疗常规已不能完全指导临床诊疗实践，北京医师协会放射治疗专科医师（技师）分会邀请部分北京市临床一线专家对《放射治疗常规》进行了修订。本次修订增加了放射物理基础、放射生物学基础，对常见恶性肿瘤诊疗规范进行了更新，对放疗效果确切的良性病最新治疗方案进行了梳理。本常规本着实用、方便的原则编制，作为专业医、物、技临床操作参考，期望能对专业人员有较好的实用价值。由于时间有限及临床指南等快速更新，难免遗漏一些重要内容，局限性和错误在所难免，希望读者给予指正。

　　在《放射治疗常规》编制中，北京大学肿瘤医院刘萌做了大量联系及编务整理工作，在此表示衷心感谢！

编者
2020 年 4 月

Contents 目 录

第一章 病历书写基本规范

第一节 基 本 要 求

第一条 病历是指医务人员在医疗活动过程中形成的文字、符号、图表、影像、切片等资料的总和，包括门（急）诊病历和住院病历。

第二条 病历书写是指医务人员通过问诊、查体、辅助检查、诊断、治疗、护理等医疗活动获得有关资料，并进行归纳、分析、整理形成医疗活动记录的行为。

第三条 病历书写应当客观、真实、准确、及时、完整、规范。

第四条 病历书写建议使用电子病历系统或手工书写，手工书写的病历应当使用蓝黑墨水、碳素墨水，需复写的病历资料可以使用蓝或黑色油水的圆珠笔。计算机打印的病历应当符合病历保存的要求。

第五条 病历书写应当使用中文，通用的外文缩写和无正式中文译名的症状、体征、疾病名称等可以使用外文。

第六条 病历书写应规范使用医学术语，文字工整，字迹清晰，表述准确，语句通顺，标点正确。

第七条 病历书写过程中出现错字时，应当用双线划在错字上，保留原记录清楚、可辨，并注明修改时间，修改人签名。不得采用刮、粘、涂等方法掩盖或去除原来的字迹。

上级医务人员有审查修改下级医务人员书写的病历的责任。

第八条 病历应当按照规定的内容书写，并由相应医务人员签名。

实习医务人员、试用期医务人员书写的病历，应当经过本医疗机构注册的医务人员审阅、修改并签名。

进修医务人员由医疗机构根据其胜任本专业工作实际情况认定后书写病历。

第九条 病历书写一律使用阿拉伯数字书写日期和时间，采用 24 小时制记录。

第十条 对需取得患者书面同意方可进行的医疗活动，应当由患者本人签署知情同意书。患者不具备完全民事行为能力时，应当由其法定代理人签字；患者因病无法签字时，应当由其授权的人员签字；为抢救患者，在法定代理人或被授权人无法及时签字的情况下，可由医疗机构负责人或者授权的负责人签字。

因实施保护性医疗措施不宜向患者说明情况的，应当将有关情况告知患者近亲属，由患者近亲属签署知情同意书，并及时记录。患者无近亲属的或者患者近亲属无法签署同意书的，由患者的法定代理人或者关系人签署同意书。

第 二 节 门 （急） 诊 病 历 书 写 内 容 及 要 求

第十一条 门（急）诊病历内容包括门（急）诊病历首页［门（急）诊手册封

面]、病历记录、化验单（检验报告）、医学影像检查资料等。

第十二条　门（急）诊病历首页内容应当包括患者姓名、性别、出生年月日、民族、婚姻状况、职业、工作单位、住址、药物过敏史等项目。

门诊手册封面内容应当包括患者姓名、性别、年龄、工作单位或住址、药物过敏史等项目。

第十三条　门（急）诊病历记录分为初诊病历记录和复诊病历记录。

初诊病历记录书写内容应当包括就诊时间、科别、主诉、现病史、既往史，阳性体征、必要的阴性体征和辅助检查结果，诊断及治疗意见和医师签名等。其中现病史应至少包括患者诊疗经过，疾病的病理，分期，放疗目的等内容。

复诊病历记录书写内容应当包括就诊时间、科别、主诉、病史、必要的体格检查和辅助检查结果、诊断、治疗处理意见和医师签名等。

对于门诊放疗或同步放化疗患者，病程应记录定位情况（如：具体定位技术、CT层厚、核磁定位序列及层厚、体位、头枕、双手位置及定位装置等描述），靶区范围，处方剂量，射线种类，射线能量，重要危及器官受量情况，放疗技术（如：VMAT、IMRT、TOMO、CRT或常规等），位置验证，同步化疗药物种类，剂量和化疗时间。至少一周记录一次病程，应包括患者放疗靶病灶变化及副反应情况及相应处理（建议参照RTOG或CTCAE标准进行副反应分度量化指标）。治疗结束应书写放疗结束小结，小结书写应包含患者简要病史、诊断、治疗过程、放疗总剂量、放疗开始及结束日期、应用技术、疗末评价疗效、副反应及相应处理。病程及门诊病历应由经治医师书写，也可以由实习医务人员或试用期医务人员书写，但应有经治医师签名。

急诊病历书写就诊时间应当具体到分钟。

第十四条　门（急）诊病历记录应当由接诊医师在患者就诊时及时完成。

第十五条　急诊留观记录是急诊患者因病情需要留院观察期间的记录，重点记录观察期间病情变化和诊疗措施，记录简明扼要，并注明患者去向。抢救危重患者时，应当书写抢救记录。门（急）诊抢救记录书写内容及要求按照住院病历抢救记录书写内容及要求执行。

第三节　住院病历书写内容及要求

第十六条　住院病历内容包括住院病案首页、入院记录、病程记录、手术同意书、麻醉同意书、输血治疗知情同意书、特殊检查（特殊治疗）同意书、病危（重）通知书、医嘱单、辅助检查报告单、体温单、医学影像检查资料、病理资料等。

第十七条　入院记录是指患者入院后，由经治医师通过问诊、查体、辅助检查获得有关资料，并对这些资料归纳分析书写而成的记录。可分为入院记录、再次或多次入院记录、24小时内入出院记录、24小时内入院死亡记录。

入院记录、再次或多次入院记录应当于患者入院后24小时内完成；24小时内入出院记录应当于患者出院后24小时内完成，24小时内入院死亡记录应当于患者死亡后24小时内完成。

第十八条　入院记录的要求及内容。

（一）患者一般情况包括姓名、性别、年龄、民族、婚姻状况、出生地、职业、入院时间、记录时间、病史陈述者。

（二）主诉是指促使患者就诊的主要症状（或体征）及持续时间，首诊病例记录疾病症状和体征及其时间；经治病例记录明确诊断时间和具体治疗，如新变化要注明时间。

（三）现病史是指患者本次疾病的发生、演变、诊疗等方面的详细情况，应当按时间顺序书写。内容包括发病情况、主要症状特点及其发展变化情况、疗前病理及本次放疗目的、伴随症状、发病后诊疗经过及结果、睡眠和饮食等一般情况的变化，以及与鉴别诊断有关的阳性或阴性资料等。

1. 发病过程

记录主要症状特点及其发展变化情况，主要检查的时间和结果，有无病理诊断，初诊病例应该详细描述肿瘤侵及范围以明确 TNM 分期，经治病历应该记录初次诊断的分期和依据，详细记录主要治疗，采用的方法（手术，放疗，化疗等）、疗效评价和不良反应，相关肿瘤标志物变化，疾病进展情况。

2. 记录

如果参加临床试验要记录试验名称和患者知情同意情况。

3. 发病以来一般情况

简要记录患者发病后的精神状态、睡眠、食欲、大小便、体重、疼痛（分级和止痛治疗及效果）等情况。

（四）既往史是指患者过去的健康和疾病情况。内容包括既往一般健康状况、疾病史、传染病史、预防接种史、手术外伤史、输血史、食物或药物过敏史等。

（五）个人史，婚育史、月经史，家族史。

1. 个人史

记录出生地及长期居留地，生活习惯及有无烟、酒、药物等嗜好，职业与工作条件及有无工业毒物、粉尘、放射性物质接触史，有无冶游史。

2. 婚育史、月经史

婚姻状况、结婚年龄、配偶健康状况、有无子女等。女性患者记录初潮年龄、行经期天数、间隔天数、末次月经时间（或闭经年龄），月经量、痛经及生育等情况。

3. 家族史

父母、兄弟、姐妹健康状况，有无与患者类似疾病，有无家族遗传倾向的疾病。

（六）体格检查应当按照系统循序进行书写。内容包括体温、脉搏、呼吸、血压，一般情况，皮肤、黏膜，全身浅表淋巴结，头部及其器官，颈部，胸部（胸廓、肺部、心脏、血管），腹部（肝、脾等），直肠肛门，外生殖器，脊柱，四肢，神经系统等。

（七）专科情况应当根据专科需要记录专科特殊情况。

（八）辅助检查指入院前所做的与本次疾病相关的主要检查及其结果。应分类按检查时间顺序记录检查结果，如系在其他医疗机构所作检查，应当写明该机构名称及检查号。

（九）初步诊断是指经治医师根据患者入院时情况，综合分析所作出的诊断。如初步诊断为多项时，应当主次分明。对待查病例应列出可能性较大的诊断。

（十）书写入院记录的医师签名。

第十九条 再次或多次入院记录，是指患者因同一种疾病再次或多次住入同一医疗机构时书写的记录。要求及内容基本同入院记录。主诉是记录患者本次入院的主要症状（或体征）及持续时间；现病史中要求首先对本次住院前历次有关住院诊疗经过进行小结，然后再书写本次入院的现病史。

第二十条 患者入院不足 24 小时出院的，可以书写 24 小时内入出院记录。内容包括患者姓名、性别、年龄、职业、入院时间、出院时间、主诉、入院情况、入院诊断、诊疗经过、出院情况、出院诊断、出院医嘱，医师签名等。

第二十一条 患者入院不足 24 小时死亡的，可以书写 24 小时内入院死亡记录。内容包括患者姓名、性别、年龄、职业、入院时间、死亡时间、主诉、入院情况、入院诊断、诊疗经过（抢救经过）、死亡原因、死亡诊断，医师签名等。

第二十二条 病程记录是指继入院记录之后，对患者病情和诊疗过程所进行的连续性记录。内容包括患者的病情变化情况、重要的辅助检查结果及临床意义、上级医师查房意见、会诊意见、医师分析讨论意见、所采取的诊疗措施及效果、医嘱更改及理由、向患者及其近亲属告知的重要事项等。

病程记录的要求及内容：

（一）首次病程记录是指患者入院后由经治医师或值班医师书写的第一次病程记录，应当在患者入院 8 小时内完成。首次病程记录的内容包括病例特点、拟诊讨论（诊断依据及鉴别诊断）、诊疗计划等。

1. 病例特点

应当在对病史、体格检查和辅助检查进行全面分析、归纳和整理后写出本病例特征，记录疾病进展过程：主要症状、体征、时间和检查结果。初诊患者应详细描述可明确说明 TNM 分期的肿瘤侵及范围和大小，若为经治病例应记录既往肿瘤相关治疗情况，包括：肿瘤手术时间、重要术中所见、术后病理 TNM 分期、详细病理报告（包括重点的基因检测情况和免疫组化结果）、并发症，记录放疗和（或）化疗方案及疗程，疗效评价，治疗主要不良反应情况，相关肿瘤标志物变化情况，改变治疗方案（包括化疗方案）的依据，如果参加临床试验要记录试验名称和患者知情同意。

2. 拟诊讨论（诊断依据及鉴别诊断）

根据病例特点，提出初步诊断和诊断依据；初步诊断应该包括病理和临床分期，对诊断不明的写出鉴别诊断并进行分析；并对下一步诊治措施进行分析。

3. 诊疗计划

提出具体的检查及治疗措施安排。

（二）日常病程记录是指对患者住院期间诊疗过程的经常性、连续性记录。由经治医师书写，也可以由实习医务人员或试用期医务人员书写，但应有经治医师签名。

书写日常病程记录时，首先标明记录时间，另起一行记录具体内容，内容包括：放疗部位、剂量、分次、时间，患者一般情况、症状、体温变化，详细记录肿瘤专科变化，患者出现的相关治疗反应、程度、对症治疗效果，实验室检查、疗中影像学检查等。

若为入院后行全过程放疗的患者应在病程中记录定位情况（CT 层厚、体位、头枕、双手位置及定位装置等），靶区范围，处方剂量，射线种类，射线能量，重要危及器官受量情况，放疗技术（如：VMAT、IMRT、TOMO、CRT 或常规等）、位置验证。

若放疗全过程在住院期间进行，则住院病程应包括首次放疗及未次放疗日期，修改放疗计划要做记录并说明改变治疗计划的依据，同期化疗当日应该记录药物剂量及给药方法，记录改变方案或剂量依据，放疗相关副反应（参照 CTCAE 或 RTOG 标准）及相应处理。若非全程放疗全程住院患者可仅记录在院期间发生的相关情况。

参加临床研究患者要详细记录临床试验的名称、内容和知情同意签署情况。

对病危患者应当根据病情变化随时书写病程记录，每天至少 1 次，记录时间应当具体到分钟。对病重患者，至少 2 天记录一次病程记录。对病情稳定的患者，至少 3 天记录一次病程记录。

（三）上级医师查房记录是指上级医师查房时对患者病情、诊断、鉴别诊断、当前治疗措施疗效的分析及下一步诊疗意见等的记录。

主治医师首次查房记录应当于患者入院 48 小时内完成。内容包括查房医师的姓名、专业技术职务、补充的病史和体征、诊断依据与鉴别诊断的分析及诊疗计划等。

主治医师日常查房记录间隔时间视病情和诊疗情况确定，内容包括查房医师的姓名、专业技术职务、对病情的分析和诊疗意见等。

科主任或具有副主任医师以上专业技术职务任职资格医师查房的记录应该在入院 72 小时内完成，内容包括查房医师的姓名、专业技术职务、对病情的分析和诊疗意见等。

（四）疑难病例（无病理诊断，再程放疗等）讨论记录是指由科主任或具有副主任医师以上专业技术任职资格的医师主持、召集有关医务人员对确诊困难或疗效不确切病例讨论的记录。内容包括讨论日期、主持人、参加人员姓名及专业技术职务、具体讨论意见及主持人小结意见等。

（五）交（接）班记录是指患者经治医师发生变更之际，交班医师和接班医师分别对患者病情及诊疗情况进行简要总结的记录。交班记录应当在交班前由交班医师书写完成；接班记录应当由接班医师于接班后 24 小时内完成。交（接）班记录的内容包括入院日期、交班或接班日期、患者姓名、性别、年龄、主诉、入院情况、入院诊断、诊疗经过、目前情况、目前诊断、交班注意事项或接班诊疗计划、医师签名等。

（六）转科记录是指患者住院期间需要转科时，经转入科室医师会诊并同意接收后，由转出科室和转入科室医师分别书写的记录。包括转出记录和转入记录。转出记录由转出科室医师在患者转出科室前书写完成（紧急情况除外）；转入记录由转入科室医师于患者转入后 24 小时内完成。转科记录内容包括入院日期、转出或转入日期，转出、转入科室，患者姓名、性别、年龄、主诉、入院情况、入院诊断、诊疗经过、目前情况、目前诊断、转科目的及注意事项或转入诊疗计划、医师签名等。

（七）阶段小结是指患者住院时间较长，由经治医师每月所作病情及诊疗情况总结。阶段小结的内容包括入院日期、小结日期，患者姓名、性别、年龄、主诉、入院情况、入院诊断、诊疗经过、目前情况、目前诊断、诊疗计划、医师签名等。

交（接）班记录、转科记录可代替阶段小结。

（八）抢救记录是指患者病情危重，采取抢救措施时作的记录。因抢救急危患者，未能及时书写病历的，有关医务人员应当在抢救结束后 6 小时内据实补记，并加以注明。内容包括病情变化情况、抢救时间及措施、参加抢救的医务人员姓名及专业技术职称等。记录抢救时间应当具体到分钟。

（九）有创诊疗操作记录是指在临床诊疗活动过程中进行的各种诊断、治疗性操作（如胸腔穿刺、腹腔穿刺等）的记录。应当在操作完成后即刻书写。内容包括操作名称、操作时间、操作步骤、结果及患者一般情况，记录过程是否顺利、有无不良反应，术后注意事项及是否向患者说明，操作医师签名。

（十）会诊记录（含会诊意见）是指患者在住院期间需要其他科室或者其他医疗机构协助诊疗时，分别由申请医师和会诊医师书写的记录。会诊记录应另页书写。内容包括申请会诊记录和会诊意见记录。申请会诊记录应当简要载明患者病情及诊疗情况、申请会诊的理由和目的，申请会诊医师签名等。常规会诊意见记录应当由会诊医师在会诊申请发出后48小时内完成，急会诊时会诊医师应当在会诊申请发出后10分钟内到场，并在会诊结束后即刻完成会诊记录。会诊记录内容包括会诊意见、会诊医师所在的科别或者医疗机构名称、会诊时间及会诊医师签名等。申请会诊医师应在病程记录中记录会诊意见执行情况。

（十一）出院记录是指经治医师对患者此次住院期间诊疗情况的总结，应当在患者出院后24小时内完成。内容主要包括入院日期、出院日期、入院情况、入院诊断、诊疗经过、出院诊断、出院情况、出院医嘱、医师签名等。

入院情况：扼要简介既往治疗过程，治疗疗程，主要的治疗相关不良反应情况，相关肿瘤标志物变化情况，疾病进展过程（临床和实验室）。

初步诊断：包括病理和临床TNM分期。

诊疗经过和方案：本次治疗方案的制定和依据，包括：放疗GTV和CTV总剂量、分次、时间（天数）、放疗开始及结束日期、应用技术、疗末评价疗效、副反应及相关处理；同期化疗的具体时间方案、周期数、剂量、给药方法；记录疗效评价（临床及实验室检查）；相关肿瘤标志物变化情况；记录治疗相关不良反应、分级、持续时间和治疗处理情况及转归。

出院诊断：应该明确诊断，详细记录TNM分期情况。

出院医嘱：随诊要求（要求具体）及今后治疗计划。

（十二）死亡记录是指经治医师对死亡患者住院期间诊疗和抢救经过的记录，应当在患者死亡后24小时内完成。内容包括入院日期、死亡时间、入院情况、入院诊断、诊疗经过（重点记录病情演变、抢救经过）、死亡原因、死亡诊断等。记录死亡时间应当具体到分钟。

（十三）死亡病例讨论记录是指在患者死亡一周内，由科主任或具有副主任医师以上专业技术职务任职资格的医师主持，对死亡病例进行讨论、分析的记录。内容包括讨论日期、主持人及参加人员姓名、专业技术职务、具体讨论意见及主持人小结意见、记录者的签名等。

（十四）病重（病危）患者护理记录是指护士根据医嘱和病情对病重（病危）患者住院期间护理过程的客观记录。病重（病危）患者护理记录应当根据相应专科的护理特点书写。内容包括患者姓名、科别、住院病历号（或病案号）、床位号、页码、记录日期和时间、出入液量、体温、脉搏、呼吸、血压等病情观察、护理措施和效果、护士签名等。记录时间应当具体到分钟。

第二十三条　输血治疗知情同意书是指输血前，经治医师向患者告知输血的相关情况，并由患者签署是否同意输血的医学文书。输血治疗知情同意书内容包括患者姓名、性别、年龄、科别、病案号、诊断、输血指征、拟输血成分、输血前有关检查结果、输血风险及可能产生的不良后果、患者签署意见并签名、医师签名并填写日期。

第二十四条　特殊检查、特殊治疗同意书是指在实施特殊检查、特殊治疗前，经治医师向患者告知特殊检查、特殊治疗的相关情况，并由患者签署是否同意检查、治疗的医学文书。内容包括特殊检查、特殊治疗项目名称、目的、可能出现的并发症及风险、患者签名、医师签名等。

第二十五条　病危（重）通知书是指因患者病情危、重时，由经治医师或值班医师向患者家属告知病情，并由患方签名的医疗文书。内容包括患者姓名、性别、年龄、科别，目前诊断及病情危重情况，患方签名、医师签名并填写日期。一式两份，一份交患方保存，另一份归病历中保存。

第二十六条　医嘱是指医师在医疗活动中下达的医学指令。医嘱单分为长期医嘱单和临时医嘱单。

长期医嘱单内容包括患者姓名、科别、住院病历号（或病案号）、页码、起始日期和时间、长期医嘱内容、停止日期和时间、医师签名、执行时间、执行护士签名。临时医嘱单内容包括医嘱时间、临时医嘱内容、医师签名、执行时间、执行护士签名等。

医嘱内容及起始、停止时间应当由医师书写。医嘱内容应当准确、清楚，每项医嘱应当只包含一个内容，并注明下达时间，应当具体到分钟。医嘱不得涂改。需要取消时，应当使用红色墨水标注"取消"字样并签名。

一般情况下，医师不得下达口头医嘱。因抢救急危患者需要下达口头医嘱时，护士应当复诵一遍。抢救结束后，医师应当即刻据实补记医嘱。

第二十七条　辅助检查报告单是指患者住院期间所做各项检验、检查结果的记录。内容包括患者姓名、性别、年龄、住院病历号（或病案号）、检查项目、检查结果、报告日期、报告人员签名或者印章等。

第二十八条　体温单为表格式，以护士填写为主。内容包括患者姓名、科室、床号、入院日期、住院病历号（或病案号）、日期、手术后天数、体温、脉搏、呼吸、血压、大便次数、出入液量、体重、住院周数等。

第四节　打印病历内容及要求

第二十九条　打印病历是指应用文字处理软件或医院信息系统（HIS）编辑生成并打印的病历。打印病历应当按照本规定的内容录入并及时打印，由相应医务人员手写签名。

第三十条　医疗机构打印病历应当统一纸张、字体、字号及排版格式。打印字迹应清楚易认，符合病历保存期限和复印的要求。

第三十一条　打印病历编辑过程中应当按照权限要求进行修改，已完成录入打印并签名的病历不得修改。

（陈大智　李高峰）

第二章 放疗技术物理学基础

第一节 光子束远距离放疗技术

一、射野剂量学

射野剂量学是临床放疗剂量计算的基础，利用基本射野剂量信息即可完成大多数情况下的束流模型建立和简单的剂量计算。射野剂量学有较多的基础概念需要掌握，下面列出的是光子束最为常用的基本概念。

1. 辐射质（Radiation Quality）

辐射质是由射线能谱决定的射线电离辐射特征，通常用来表示射线穿透物质的本领。临床上对于高能 X 射线通常以产生 X 射线电子的等效加速电压标称值兆伏（Mega Voltage，MV）数为单位来表示（如 6MV - X 射线）；而放射性同位素产生的射线通常用其核素名和辐射类型表示（如 ^{60}Co - γ 射线）。

2. 射线束（Beam）与射线束中心轴（Beam Axis）

射线束是指由射线源出发，沿着电离辐射粒子传输方向的横截面所包括的空间范围，其对称轴（与准直器的旋转中心同轴）即为射线束中心轴。

3. 照射野（Field）

照射野是射线束经准直器后通过模体（或人体）的范围，通常分为几何学照射野和剂量学照射野。其中几何学照射野表示射线束中心轴垂直于模体表面时射线束通过模体的范围，它与模体表面的截面积即为照射野的面积；而剂量学照射野则定义为以射线束中心轴剂量为100%，模体内50%等剂量曲线的延长线交于模体表面区域的大小。

4. 源皮距（Source - Surface Distance，SSD）、源轴距（Source - Axis Distance，SAD）

源皮距是指射线源到模体（或人体）表面照射野中心的距离；源轴距则为射线源到机架旋转中心的距离。

5. 百分深度剂量（Percentage Depth Dose，PDD）

模体内射束中心轴上某一深度 d 处的吸收剂量 D_d 与参考深度 dm 的吸收剂量 D_{dm} 的比值，其值为：PDD =（D_d/D_{dm}）×100%。百分深度剂量受到射线束能量、模体深度、照射野大小和源皮距等因素的影响，对于不同类型的射线，其影响程度不同。

6. 射野离轴比（Off Axis Ratio，OAR）

OAR 表示射野中任意一点的吸收剂量 D 与同一深度射线束中心轴上的吸收剂量 D0 之比。

7. 准直器散射因子（Sc）、模体散射因子（Sp）与总散射因子（Sc，p）

Sc 是指射野在空气中的输出剂量率与同一位置参考射野（一般定义为 10cm×10cm

射野）空气中的输出剂量率之比；Sp 则可以理解为在准直器开口不变的情况下射野在模体内参考深度处与参考射野的剂量率之比；Sc,p 是准直器和模体共同造成的总散射因子，指射野在模体中的剂量率与参考射野的剂量率之比（Sc,p = Sc × Sp）。

8. 楔形板与楔形因子

楔形板是最常用的一种射野过滤器，通常由高密度材料制成，用来对射束进行修整，获得临床所需的楔形剂量分布，楔形板既内置于准直器上方，也可安装在准直器下方；楔形因子（Wedge Transmission Factor）指射线中心轴上某一深度处，楔形射野和开野分别照射时的吸收剂量率之比。

二、常规放疗

常规放疗，也称普通放疗或普放，是最为传统的治疗方式。常规放疗基于临床经验，利用简单的定位设备（如 X 线模拟机）及 CT 影像资料直接在患者体表标记出照射区域或治疗等中心，根据射线剂量学特性选择相应能量和射野参数计算照射剂量来开展放射治疗。这种治疗方法简单易行但精度相对较低，随着放疗技术的发展常规放疗已逐渐淘汰，目前的应用范围较为局限，如病灶周围没有重要器官或姑息治疗的情况，其常见射野布置方案如下。

1. 单野照射

分单野垂照和斜入射。由于沿射线束轴方向的剂量跌落较快，因此仅靶区范围很小（如治疗颈、锁淋巴结）或部分姑息治疗时采用单野照射。

2. 对穿野照射

对中心位置病变，可采取两野对穿照射，当两野权重配比相等时，可在体位中心得到较为对称的剂量分布。

3. 两野交角照射

对偏于一侧的病变，例如上颌窦等，两平野交角照射结合适当角度的楔形板可得到较为均匀的靶区剂量。两射野的交角 θ 与楔形角 α 的关系为：α = 90° − θ/2。

4. 三野照射

对于一些对剂量分布要求较为特殊的肿瘤，如食管癌，为降低肺和脊髓的量，常采取三野照射。两后野交角结合前野往往能形成均匀的剂量分布。

5. 箱式（Box 野）照射

四野正交照射又称箱式照射，其射野交叠范围内的剂量较为均匀。

三、三维适形放疗

三维适形放疗（Three Dimensional Conformal Radiation Therapy，3D–CRT）是目前临床上最为常用的放疗技术，它采用了 CT、MR 等影像技术进行定位，同时利用治疗计划系统（Treatment Planning System，TPS）来完成靶区、危及器官的勾画以及治疗计划的设计与评估。3D–CRT 的包括：患者定位，靶区、危及器官勾画，计划设计与评估，计划验证等步骤。

3D–CRT 通常采用 CT 模拟定位机（CT–Sim）进行定位，同时为了更准确地确定肿瘤和危及器官的位置也可采用 MR、PET–CT 等图像与 CT 进行配准以便于医师勾画靶区。在计划设计、评估及验证阶段，3D－CRT 提供了一系列非常方便的虚拟模拟工具，主要有以下几种。

1. 射野方向观（Beam's Eye View，BEV）

通过 BEV 可以方便地观察三维空间中患者靶区和危及器官与治疗机的相对关系，进而调整准直器、机架、治疗床以及治疗等中心。

2. 剂量体积直方图（Dose－Volume Histograms，DVHs）

DVHs 是最常用的三维体积剂量信息的表达法，可以用来对治疗计划进行比较和评估。剂量体积直方图分为积分形式和微分形式，其中积分形式最为常用，它是受到某一特定剂量照射的解剖结构体积占整个体积的百分比对剂量值作的曲线。

3. 数字重建 X 光片（Digitally Reconstructed Radiograph，DRR）

DRR 是 3D－CRT 中观测射束和患者治疗部位空间位置关系并进行位置验证的工具，将不同组织的解剖结构通过 BEV 显示叠加到 DRR 上能更直观地描绘射束几何学。

四、调强放疗

传统意义上的 3D－CRT 是指射线束在射野方向观和靶区的外轮廓形状一致，而每个照射方向上的射线强度则基本不做调整。调强放射治疗（Intensity－modulated Radiation Therapy，IMRT）在三维适形放疗的基础上有了进一步的拓展，在剂量学上更好地实现了三维适形。IMRT 利用现有三维适形放疗的所有技术，通过优化算法按照临床剂量要求，可以在射束方向进行强度调制形成非均匀的剂量分布，在降低正常器官受照量的同时增加了靶区剂量，其剂量分布与靶区的适形度较常规 3D－CRT 有了很大的改善，能够在三维空间上实现剂量分布与肿瘤形状的一致。

实现调强放疗需要具备逆向优化功能的治疗计划系统和能够对束流进行调制的加速器系统。调强计划系统基于患者三维图像获取靶区和危及器官的立体信息，通过确定靶区剂量和危及器官限量，由优化算法计算出各个射野所需的强度分布，同时再将非均匀的强度分布通过多叶准直器（Multileaf Collimators，MLC）配合加速器来实施。MLC 最初的设计主要是代替常规 3D－CRT 的低熔点铅挡块。铅挡块存在制作费时费力、加工过程中产生的气体和铅粉有害、挡块重操作不便等诸多缺点。而使用 MLC 则解决了上述问题，同时在照射过程中，利用计算机控制叶片运动，还可以实现静态和动态的 MLC 调强。

临床上常用的调强放疗实现方式主要有如下几种。

1. 固定机架角度调强

也称为固定野调强，即治疗实施的过程中加速器机架角度不变，仅 MLC 形状按照治疗计划的设计进行调整。根据 MLC 的运动方式又分为两类：静态调强（根据照射野所需强度分布，利用 MLC 形成的多个子野为单位进行分步照射，照射过程中子野转换时加速器出束需要中断）和动态调强（通过调整相对方向上 MLC 叶片的运动速度，使其互相配合产生不均匀的照射野剂量分布，在叶片运动过程中，加速器出束不中断）。

2. 容积调强（Volumetric Modulated Arc Therapy，VMAT）

也称容积旋转调强或旋转调强，VMAT 通过在旋转加速器机架的同时调整加速器剂量率、MLC 射野形状和机架转速等，达到调强目的。VMAT 需要治疗计划系统具备相应模块配合能实施的加速器和 MLC 系统才能实现。

3. 断层治疗 （Tomotherapy）

断层治疗因模拟 CT 扫描技术而得名，按治疗床不同的步进方法分两种治疗方式：Carol 方式（单层治疗时治疗床不动）和 Mackie 方式（治疗时床与机架同时运动），目前临床常见的是 Mackie 方式。与 CT 一样，螺旋断层治疗机治疗时机架和床同时运动，它的射束可以从各个共面方向入射到患者身上，不受角度限制，也不用担心机架与治疗床发生碰撞。

尽管调强放射治疗与三维适形放射治疗在概念和实现方法上有显著差别，但是在整个治疗流程上二者并无特别的差异。与三维适形放疗类似，调强放疗过程包括：患者体位固定及影像定位、靶区及危及器官勾画、治疗计划设计、治疗计划评估、治疗计划的验证、治疗方案的实施与实时验证。与三维适形放疗计划射野设定不同的是调强照射野不需要刻意避开危及器官。固定野调强射野一般情况下应避免对穿，理论上射野数越多越好，但临床上一般控制在 5~9 个范围内。

调强放疗对位置和剂量的精度提出了很高的要求，因此对整个系统的安全性和可靠性都需要进行严格的质量保证工作。验证整套治疗系统是否精确地将所需剂量照射到患者的肿瘤部位是保证调强疗效的关键。调强放疗的质量保证包括：治疗系统的常规质量保证、针对具体患者的质量保证。其中常规质量保证包括计划系统的质量保证、直线加速器的质量保证、多叶光栅的质量保证、机载影像系统的质量保证。针对具体患者的质量保证主要包括剂量学验证（点绝对剂量验证、照射野通量分布验证和剖面等剂量线分布验证）和位置验证（在线、离线）。

调强放疗治疗系统的常规质量保证和对具体患者治疗计划的验证对于整个调强放疗的实施及疗效具有极为重要的意义。这一系列质量控制措施通过降低系统误差和人为误差，保证了调强放疗的精度。但针对不同的治疗和物理测量设备应做适当调整，制定相应的质量保障措施，更好地发挥自有设备的优势。

五、立体定向放疗

立体定向放疗最早源于头部立体定向放射外科（Stereotactic Radiosurgery，SRS），后来发展到立体定向放射治疗（Stereotactic Radiation Therapy，SRT）及体部立体定向放射治疗（Stereotactic Body Radiation Therapy，SBRT）。

SRS 采用立体定向技术将多个小照射野通过固定或旋转的方法聚焦在病灶区实施单次大剂量治疗。由于射线束从空间多个位置聚焦到靶点，因此病灶区剂量极高，而病灶以外剂量跌落迅速，正常组织能够受到很好的保护。目前用于立体定向放射外科的治疗机分为 ^{60}Co 和直线加速器两类，采用的是 γ 射线或 X 射线。SRT 是将立体定向放射外科的方法，尤其是立体定向的固定体位方法及影像技术，与标准放射治疗分次方案相结合的治疗手段。在此基础上，近年来又发展出了 SBRT。SBRT 在传统 SRT 的基础上引入了调强、容积调强等治疗技术以及呼吸门控、体表光学引导和图像引导等定位与监测技术，其分次次数较少，剂量也远高于常规放疗剂量分割。

与常规放射治疗相比，SRT 的特点主要体现在：治疗体积小，1~30cm^3，直径一般应小于4cm；分次少，一般1~5次；单次剂量高，照射剂量5~30Gy或更高；靶区定位、计划精度特别高（对于SBRT，扫描层厚不得大于3mm，计划系统计算矩阵不得大于2.0mm；对于SRS则更严格）。基于上述特点，在临床上靶位置和靶体积的确定比剂量大小的确定更为重要，因此对于SRT而言必须进行治疗前的位置和剂量学验证，如果能够在治疗过程中采用实时的图像引导则更能确保患者安全。

目前，临床上常见的SRS/SBRT技术主要分为如下几类：①基于^{60}Co-γ射线的各种类型γ刀；②基于传统C形臂加速器的相关产品；③采用专用加速器技术的产品，如CyberKnife、ZAP-X；④非专为放射外科设计但也可以实现放射外科治疗的设备，如TomoTherapy、MRIdian、Unity等。

六、图像引导放疗

适形调强放疗技术可以产生高度适合靶区形状的剂量分布，达到了剂量绘画或剂量雕刻的效果，基本解决了静止、刚性靶区的剂量适形问题。但实际情况上，在患者接受分次治疗的过程中，因为摆位误差和器官运动，身体治疗部位的位置和形状都可能发生变化，位于体内的靶区形状，以及它与周围危及器官的位置关系也会发生变化，目前最常用的处理摆位误差和器官运动的办法是在CTV周边外放一定的边距，形成PTV，间距的宽度足以保证在有靶区运动和摆位误差的情况下，靶区很大程度不会漏照。这种处理方法简单易行，但非常消极，因为它是以更大范围的周围正常组织，尤其是危及器官的受照为代价的。如果采用IMRT技术，这种处理方法还会引入一个新的问题，就是射线照射和靶区运动的相互影响（Interplay），也就是说射线照射和靶区运动有可能玩"猫抓老鼠"的游戏。

更积极的处理办法应是采用某种技术手段探测摆位误差和/或靶区运动，并采取相应的措施予以应对。对于摆位误差和分次间的靶区移位（以下合称摆位误差），可采用在线校位或自适应放疗技术；对于同一分次中的靶区运动，可采用呼吸控制技术、四维放疗技术或实时跟踪技术。这些技术均属于图像引导放疗技术（Image Guided Radiation Therapy，IGRT）的范畴，下面分别简要介绍。

1. 在线校位

在线校位是指在每个分次治疗的过程中，当患者摆位完成后，采集患者2D/3D图像，通过与参考图像（模拟定位图像或计划图像）比较，确定摆位误差，实时予以校正，然后实施射线照射。

该技术应视为最简单的IGRT技术，研究、应用最早。例如，De Neve等在1992年的报道中就采用电子射野影像系统（EPID）采集正侧位图像的方法检查每次摆位；当误差大于允许值时，通过移床予以校正，然后再做治疗。近年新的发展主要体现在以下三个方面：①射线探测装置从胶片到电子射野影像系统，提高了在线校位的自动化程度，缩短了在线校位造成的附加时间；②成像用射线源由治疗级MV级X射线发展到MV级X射线与KV级X射线并用，或只用KV级X射线源；③校位图像从2D发展到3D，甚至4D。

除了X射线成像技术外，对于腹部肿瘤，还可用超声做在线校位；对于体表肿瘤，可以采用体表光学成像技术校位。

2. 自适应放疗

Di Yan 等人于 1997 年提出自适应放疗技术（ART），它是指在疗程中探测患者治疗部位的各种变化，把这些变化作为反馈调整患者的治疗计划，再用调整后的计划为患者做治疗。如果调整后的计划用于后续分次治疗，则为离线 ART；如果用于当前分次治疗，则为在线 ART。最早探测的变化是用 EPID 测量患者每次的摆位误差，根据前面若干次的测量结果，调整患者的 CTV 至 PTV 的外放边距，重新设计计划，用于后续分次的治疗。这是离线 ART 最简单的实现方式。后来发展了 3D 甚至 4D 的在线成像技术，不仅能测量摆位误差，还能看到肿瘤形态变化和肿瘤相对周围危及器官的位置变化，这时可以在线修改靶区和计划，开展在线 ART。最新的进展是采用在线或离线的功能影像技术探测肿瘤和/或正常组织的功能状态变化，开展离线或在线的基于生物功能影像的 ART。

3. 屏气和呼吸门控技术

对于受呼吸运动影响的靶区，屏气可以使靶区暂时停止运动。如果只在此时照射靶区，则在计划设计、由 PTV 外放生成 CTV 时可以设定更小的间距，因为靶区运动对间距的贡献可以忽略。屏气技术的代表有主动呼吸控制技术和深吸气屏气技术。由于需要患者的配合和治疗前的适当呼吸训练，要求患者能承受适当时间长度的屏气动作，该技术仅适用于呼吸功能好，且愿意配合的患者。

呼吸门控技术是指在治疗过程中，采用红外线或其他方法监测患者的呼吸，在特定的呼吸时相触发射线束照射。时相的位置和长度就是门的位置和宽度。该类技术不要求患者屏气，患者的耐受性好，但只能减少靶区的运动范围。

不管是屏气技术，还是呼吸门控技术，都只在一个呼吸周期中的某个时段实施照射，因此治疗时间会拉长，继而减少治疗机每天能治疗的患者人数。

4. 四维放射治疗

四维（4D）放射治疗是相对于三维放疗而言的，它是指在影像定位、计划设计和治疗实施阶段均明确考虑解剖结构随时间变化的放射治疗技术。它由 4D 影像、4D 计划设计和 4D 治疗实施技术三部分组成。

4D 影像是指在一个呼吸或其他运动周期的每个时相采集一套图像，所有时相的图像构成一个时间序列。目前 CT 的 4D 影像技术已经成熟，并且市场上有了呼吸门控、心电门控四维影像的 CT 系统。目前，4D 影像技术已较为成熟，并商业化，但 4D 计划设计和 4D 治疗实施技术还处于研究阶段，因此开展 4D 治疗还有待后两者的发展成熟。

5. 实时跟踪治疗

对于不能预先确定的器官运动，不能采用 4D 放疗技术，只能采用实时测量、实时跟踪的技术，即实时跟踪治疗技术。

最早的实时测量方法是 X 射线透视，由于频繁透视会使患者接受过量照射，该方法往往与其他方法（如体表红外线监测装置）结合，以减少透视频率，减少累积剂量。为了避免辐射剂量，后来发展了电磁场定位和超声定位的技术，但它们适用的范围窄，操作不方便。最新的实时定位技术是磁共振成像技术。它不仅无射线，而且适用范围广，成像清楚。但目前磁共振放疗设备技术复杂，价格昂贵，需要继续研发。

实时跟踪需要实时调整射线束或调整患者身体，以保证射线束与运动靶区相对不变的空间位置。有三种方式可以调整射线束，对准靶区照射：①对于配备 MLC 的加速器，可以实时调整 MLC 叶片位置，改变照射野形状；②对于电磁场控制的扫描射线束，可以调整电磁场，改变射线束方向；③对于安装于机器手上的加速器，可以调整加速器，改变射线束的位置和方向。理论上，还有一种方式，就是移动患者身体去对准射线束，但可行性差。

第二节　电子束远距离放疗技术

基于电子束的剂量学特性，目前临床上高能电子束主要用于治疗浅表肿瘤（肿瘤深度 <5cm），如皮肤癌、头颈部肿瘤、浅表淋巴结转移和乳腺癌术后胸壁照射等。

1. 高能电子束射野剂量学

与高能 X 射线相比，高能电子束中心轴百分深度剂量分布在浅表区域具有明显的剂量学优势，即有限的射程使得其百分深度剂量在一个大致均匀的高剂量区后剂量迅速跌落，能更好地保护肿瘤之后的深部正常组织。

（1）中心轴百分深度剂量特点　高能电子束的中心轴百分深度剂量分布，大致可分为四部分：剂量建成区、高剂量坪区、剂量跌落区和 X 射线污染区。

与高能 X（γ）射线不同，高能电子束表面剂量高，一般在 75%～80% 以上；虽有剂量建成区，但不明显。随深度增加，百分深度剂量很快到达最大点，形成一个高剂量"坪区"。"坪区"过后为剂量跌落区：随深度增加，剂量以较大梯度迅速跌落。高能电子束百分深度剂量曲线后部有一个长的"拖尾"，X 射线污染区的剂量为坪区峰值剂量的 1%～3%。6～12MeV 的电子束，X 射线污染剂量为 0.5%～1%；12～15MeV 的电子束，X 射线污染剂量为 1%～2%；15～20MeV 的电子束，X 射线污染剂量为 2%～5%。

（2）能量对百分深度剂量的影响　随着能量增加，表面剂量增加，高剂量坪区变宽，剂量梯度变小，X 线污染逐渐增加，临床常用的高能电子束能量范围是 4～25MeV。

（3）射野大小对百分深度剂量的影响　射野较小时，大量的电子被散射出照射野，随着深度的增加，中心轴百分深度剂量迅速下降。随着照射野增大，中心轴上散射损失的电子被射野周边的散射电子补偿，逐渐达到平衡状态，百分深度剂量不再随射野变化。较高能量的电子束，由于其射程较长，使用较小野照射时，百分深度剂量受射野变化影响较大。

（4）源皮距对百分深度剂量的影响　随源皮距的增加，模体表面剂量降低，最大剂量点深度增大，剂量梯度增大，X 射线污染有所增加。相比低能电子束，源皮距变化对高能电子束的百分深度剂量影响更明显。临床上，除非特殊需要，应使用标准源皮距照射。改变源皮距时，应根据临床使用条件，具体测量相应的百分深度剂量参数。

（5）临床常用能量高能电子束的剂量学参数见表 2-1。

表 2 - 1　临床常用能量高能电子束的剂量学参数

能量 （MeV）	表面平均能量 （MeV）	R_{50}（cm）	R_{80}（cm）	R_{90}（cm）	R_{100}（cm）	R_p（cm）	D_s（%）
6	5.30	2.28	1.86	1.66	1.10	2.87	78.6
9	8.25	3.54	2.98	2.70	2.00	4.34	81.7
12	11.54	4.95	4.22	3.83	2.72	5.99	86.7
15	14.58	6.26	5.30	4.81	3.00	7.55	90.76
16	15.38	6.60	5.59	5.03	2.97	7.93	91.12
18	17.50	7.51	6.29	5.61	3.00	9.06	92.75
20	19.24	8.26	6.85	6.02	2.30	9.97	92.89
22	20.45	8.78	7.20	6.21	2.60	10.65	92.64

注：表中数据为示例某商用加速器数据，不同型号机器具体数据可能会有差异。R_{50}、R_{80}、R_{90}和R_{100}为50%、80%、90%和100%百分深度剂量曲线对应的深度；R_p为电子束的射程；Ds为表面剂量。

2. 高能电子束等剂量分布特点

电子束穿过介质时，与介质相互作用，等剂量分布随着能量、射野大小和剂量水平而变化。由于电子束易于散射，随着深度增加，低值等剂量线向外侧扩展，高值等剂量线向内侧收缩，高能量电子束向内侧收缩更明显。随着射野大小增加，高值等剂量线逐渐变得平直。垂直于射束中心轴的等剂量平面分布特性常用均匀性、对称性及半影等参数来表征。

国际辐射单位与测量委员会（ICRU）建议均匀性用特定剂量平面内90%和50%等剂量线所包围的面积之比表示。当射野面积大于$100cm^2$时，此值应大于0.7，90%和50%等剂量线的宽度之比L_{90}/L_{50}应大于0.85；同时平面内任一点剂量不得超过中心轴剂量的103%。

北美医学物理师学会（AAPM）建议，对称性用中心轴两侧对称点的剂量差异表示。电子束的参考平面上，中心轴两侧对称点的剂量差异应小于2%。

半影用特定平面内80%和20%等剂量曲线之间的距离表示。限光筒与皮肤表面的空气间距不超过5cm时，能量低于10MeV的电子束，半影为10～12mm；能量为10～20MeV的电子束，半影为8～10mm。

3. 电子束治疗的照射技术

目前，临床电子束治疗常用的是固定源皮距照射技术。照射时，应保持射野中心轴垂直于患者入射表面，并注意人体皮肤曲面、限光筒到皮肤表面的空气间距等照射条件改变带来的影响，必要时进行校正。

（1）能量和射野大小的选择　不同能量的电子束有不同的有效治疗深度和射程。应根据肿瘤深度、靶区处方剂量和危及器官耐受剂量选择合适的电子束能量。若靶区后危及器官耐受剂量较高，可以根据90%的等剂量线包绕肿瘤靶区选择电子束能量。而当靶区后危及器官耐受剂量较低（如乳腺癌术后胸壁放疗靶区后缘紧贴肺的情况）时，可选择80%的等剂量线（甚至70%左右）选择电子束能量，使百分深度剂量迅速跌落，以更好地保护肺组织。

电子束治疗选择射野大小时，应确保特定的等剂量线完全包绕靶区。注意高能电子束的高值等剂量线随深度增加内收的特点（小野时更明显），设置射野时根据肿瘤靶区最深部分宽度再适当外放 0.5 ~ 1.0cm，以确保特定的等剂量面（90%）完全包绕靶区。

（2）电子束的补偿技术　主要用于：人体不规则外轮廓的组织补偿；减弱电子束的穿透能力；提高皮肤剂量。

临床上常用的补偿材料有石蜡、聚苯乙烯和有机玻璃，这些材料的密度近似于软组织。

（3）挡铅技术　临床上使用高密度材料如铅或低熔点铅合金，形成不规则射野，以适合靶区形状，保护周围正常组织。应根据遮挡材料的密度和电子束能量选择合适的挡铅厚度。6MeV 电子束遮挡需要厚度为 2.3mm 的铅；20MeV 电子束遮挡需要厚度为 25.0mm 的铅。

（4）射野衔接　特殊部位病变的电子束治疗，由于靶区较大，需要多个相邻野衔接构成大野进行照射。适当选择相邻射野间隙，使其 50% 等剂量曲线在所需深度相交，形成均匀的剂量分布，避免靶区内出现过高或过低剂量。

（5）电子束治疗的临床应用注意事项　临床应用电子束时，除了熟悉其剂量学特性和相关技术问题外，实际治疗时，应注意尽量使限光筒下表面和治疗患者皮肤表面平行，避免治疗过程中碰撞患者，避免射野挡块滑脱或移位，尤其是旋转机架时。治疗期间密切观察和及时处理皮肤反应。

第三节　放射治疗的处方、记录和报告

为了保证放疗安全和质量，放疗实践在一个单位内部和不同单位之间都需要有明确无误的，并且尽可能统一的处方、记录和报告规定。为此国际辐射单位与测量委员会（ICRU）自 1978 年至今，随着放疗技术的进步，先后发表 29 号、50 号、62 号、71 号、72 号、83 号和 91 号报告规范外照射放疗技术。尽管不同报告在具体技术要求上有差别，但相互之间保持很好的一致性和兼容性。下面以针对调强放疗技术的 83 号报告为例，介绍 ICRU 报告中有关区域定义、放疗处方、记录和报告的内容。

1. 区域定义

针对需要治疗的靶区，ICRU 推荐定义肿瘤区（GTV）、临床靶区（CTV）和计划靶区（PTV）。

GTV 是原发肿瘤、转移的淋巴结，或在影像上可见或者触诊到的转移灶。当牵涉到多个 GTV、多种影像模式和（或）多个疗程时，ICRU 83 号报告建议采用以下命名格式，GTV – T/N/M（影像模式，已照射剂量），其中 T 代表原发肿瘤，N 代表转移的淋巴结，M 代表肿瘤转移灶。

CTV 是包含 GTV 和（或）与治疗相关的以某个概率发生的亚临床肿瘤区域。CTV 的范围要基于对肿瘤渗透和散布路径，以及发生概率的了解。概率值一般取 5% ~ 10%，也就是说从 GTV 外放出来的范围有 90% ~ 95% 的概率可以包全亚临床肿瘤区域。在确定 CTV 时只考虑静态影像和肿瘤的生物学行为，不考虑器官运动、摆位误差和将要采用的治疗技术。CTV 可以采用类似 GTV 的命名格式。

PTV 是在 CTV 的基础上，考虑 GTV/CTV 在一个分次内的运动和不同分次间的摆位误差，而外放一个边距（Margin）所形成的区域。与更早的 ICRU 报告不同，83 号报告建议，在外放 PTV 间距时不考虑与危及器官的邻近关系。这样外放出来的 PTV 有可能与危及器官发生重叠，将未重叠区设为一个子区（PTVSV－1），将重叠区设为 PTV 的另一个子区（PTVSV－2），分别单独开处方。这种划分子区的办法比更早的回缩边距的办法更科学，更能反映真实情况。

当 CTV 重复运动（如呼吸），并且有技术（如 4D 影像）测量时，可以在 CTV 和 PTV 之间定义 ITV。ITV 是 CTV 加一个内部间距（Internal Margin，IM），用于考虑由于器官运动引起的 CTV 运动和形状变化，补偿在治疗过程中因为运动引起的 CTV 的位置和形状的变化。在采用 4D 影像技术获取的不同时相的多套 3D 影像序列中分别勾画 CTV，再叠加得到 ITV；或采用最大密度法将不同时相的 3D 影像序列合成为一套 3D 影像序列，再勾画 ITV。

治疗区是靶区处方剂量所包括的组织范围。治疗区和靶区的适形程度是衡量计划质量的一个重要指标。因为新定义了其他危及区的概念，83 号报告不再采用照射区的概念。

危及器官（OAR）是一些正常组织，如果受照射，可能导致显著的并发症，因而影响治疗计划。非靶区组织是否是 OAR，取决于它相对于 PTV 的位置、拟采用的治疗技术和处方剂量。与 PTV 概念类似，可以在 OAR 周边外放一个边距，考虑治疗期间 OAR 位置的不确定性。PRV 概念通常仅用于串联结构的 OAR，如晶体、脑干和脊髓。

其余危及区（Remaining Volume at Risk，RVR）定义为患者成像范围内，患者外部轮廓包括的体积减去 CTV 和 OAR 的区域。定义 RVR 有助于估计大范围低剂量照射的晚期风险，对于年轻患者尤为重要。

2. 放疗处方、记录和报告

ICRU 将放疗处方、记录和报告分为三级：第一级建议是处方和报告的最低标准，适用于简单的治疗如 2D 计划；第二级建议适用于使用 3D 计划系统和 3D 成像的新技术；第三级建议适用于正在研发中的技术。IMRT 技术遵照第二级建议。

开处方是放疗医师的职责，临床处方剂量要求应由放疗医师依据治疗规范确定。处方剂量应开给 PTV，应保证 PTV 绝大部分体积（如 95% 体积，甚至更大体积）受到处方剂量的照射。CTV 的实际照射剂量要由 PTV 剂量分布估计。

对于 IMRT 技术运用流程，83 号报告建议的记录和报告的内容主要包括：①简要的临床病史包括临床检查的描述、部位，使用的诊断技术、组织病理学评估（如果有的话）、肿瘤分期、既往治疗史；②治疗意图（根治还是姑息治疗）；③患者模拟（即定位、辅助配件、计划图像采集）；④靶区和危及器官的勾画；⑤计划目标和剂量限制；⑥治疗技术（治疗计划系统和治疗机简介）；⑦开处方；⑧患者计划质量保证；⑨剂量报告（PTV、OAR 和 PRV 剂量）等。

针对剂量报告，83 号报告对靶区和危及器官分别提出了具体要求。对于靶区，原来的靶区剂量参考点不再适用于 IMRT，有三个方面的原因：①IMRT 剂量分布往往不均匀，参考点剂量已不能代表靶区受照剂量情况；②蒙卡计算时点剂量统计误差会较大；③当采用同步加量照射方式时很难确定参考点位置。83 号报告建议报告参考剂量由 PTV 中位剂量（$D_{50\%}$）代替。并且，由于单个点剂量计算误差大，建议用近似最大剂量（Near Maximum，$D_{2\%}$）代替最大剂量（D_{max}），近似最小剂量（Near Minimum，

$D_{98\%}$）代替最小剂量（D_{min}）。当存在 PTV 子区时，不仅要报告每个子区的剂量情况，还要报告整个 PTV 的情况。

对于危及器官，要报告近似最大剂量、平均剂量和超过特定耐受剂量水平的体积。以肺为例，至少要报告肺的近似最大剂量、平均剂量、V_{20} 和 V_{30}。

一些计划系统已具备评价，甚至优化放射生物学指标的功能，如 TCP、NTCP 和 EUD。但由于参数值不准和临床情况复杂，生物学指标只可作为物理学指标的补充，用于计划评价和比较。

第四节 近距离放疗技术

一、概述

近距离放疗是指将封闭的放射源靠近肿瘤靶区或放置在靶区内进行照射的一种放射治疗技术。由于距离平方反比定律，近距离放疗在给予靶区高剂量照射的同时，周围正常组织剂量迅速跌落。

近距离放疗的分类

（1）按照射技术分类

①敷贴治疗。

②腔内治疗。

③管内治疗。

④组织间插植治疗。

（2）按剂量率分类

①低剂量率：0.4～2Gy/h。

②中剂量率：2～12Gy/h。

③高剂量率：大于 12Gy/h。

目前，临床上常用的近距离放疗技术主要是高剂量率后装和放射性粒子永久性植入。

二、高剂量率后装

高剂量率后装是一种利用后装机通过计算机马达控制系统将高活度的放射源从安全屏蔽的储源器中输送和驻留至施源器内指定位置实施照射的近距离放疗技术。临床常用于妇科肿瘤、乳腺癌、前列腺癌、皮肤癌及头颈部肿瘤等。

1. 高剂量率后装 常用的放射性核素的物理特征见表 2-2。

表 2-2 高剂量率后装常用的放射性核素的物理特征

放射源	符号	半衰期	射线类型及能量
铱-192	^{192}Ir	74 天	0.38MeV（平均能量），γ 射线
钴-60	^{60}Co	5.26 年	1.25MeV（平均能量），γ 射线
锎-252	^{252}Cf	2.65 年	中子束，2.35MeV（平均能量）； γ 射线，0.8MeV

2. 后装治疗的一般流程

（1）模拟定位　根据肿瘤解剖位置、大小和形状等特点选择施源器或插植针。植入施源器与插植针，必要时进行固定，防止施源器移动或脱出。有些植入过程需要影像引导。采集二维 X 线影像，CT 或 MRI 影像。

（2）计划设计　利用计划系统重建施源器、确定放射源的驻留位置与驻留时间、计算剂量，给予肿瘤高剂量照射的同时保护周围正常组织。三维计划设计前要基于查体、超声、CT 或 MRI 影像勾画靶区及危及器官。

（3）治疗实施　在治疗室，利用导源管连接施源器与治疗机，核对患者及计划信息，核对施源器连接，实施治疗。治疗结束后，医务人员进入治疗室前应通过巡检仪监测治疗室门口辐射水平，进入治疗室后监测患者及治疗机周围辐射水平，确保放射源已经返回安全驻源位置。

3. 剂量处方、报告与评价

（1）二维计划　基于 ICRU 38 号报告推荐，宫颈癌二维腔内后装治疗中选择 A 点（阴道穹隆垂直向上 2cm，与子宫中轴线外 2cm 交叉处）为处方剂量参考点，B 点（A 点向外旁开 3cm）作为宫旁组织的剂量参考点。同时要报告和评价直肠和膀胱参考点的剂量。

（2）三维计划　基于 GEC - ESTRO 工作组的推荐，宫颈癌三维腔内近距离治疗通常应用高危 CTV（High - Risk CTV，HRCTV）体积进行处方，比如 HRCTV D_{90}6Gyx5f。同时评价 HRCTV、中危 CTV（Intermediated - Risk，IRCTV），低危 CTV（Low - Risk CTV，LRCTV）剂量。靶区剂量评价通常使用 D_{90}、D_{100}、V_{100}。D_{90}、D_{100} 分别定义为 90%、100% 靶区体积接受的剂量。V_{100} 用于报告处方剂量覆盖的靶区体积。直肠、膀胱、结肠通常报告 D_{1cc}、D_{2cc} 等。

其他肿瘤高剂量率后装治疗的剂量处方、报告与评价参考宫颈癌腔内后装近距离治疗。

4. 等效剂量转换

通常应用 EQD2 进行不同剂量分割模式及近距离治疗与外照射放疗的等效剂量换算及叠加。EQD2 是指分次剂量 2Gy 时的等效剂量。

$$EQD2 = D（d + α/β）/（2 + α/β）$$

其中 D 为总剂量，D = nd，n 为分次数，d 为分次剂量。α/β 表示射线照射某组织后产生单击生物效应与双击生物效应相当时所需要的单次照射剂量。通常，肿瘤与早反应组织的 α/β 值较高，与晚反应组织的 α/β 较低。

5. 后装治疗的质量保证、辐射防护与应急预案

与外照射放疗类似，后装治疗要做好设备和流程的质量保证。另外，后装治疗的辐射防护和应急预案非常重要。国家公安、环保、卫生疾控、计量等部门都对后装治疗及放射源的管理有严格的要求。

相比于外照射放疗，后装治疗有其剂量学和技术上的特点和优势，但其对医师、物理师、技师等相关人员在操作技能、质量保证和放射源管理等方面提出了不同的要求，需要具有丰富经验的多学科团队合作完成。

三、放射性粒子永久性植入

放射性粒子永久性植入是一种将密封的放射性粒子直接植入到肿瘤内部实施持续超低剂量率照射的近距离放疗技术。前列腺癌^{125}I粒子植入常用的初始剂量率约为0.07Gy/h。

1. 常用粒子的物理学特点

目前永久性植入中常用的放射性粒子是^{125}I、^{103}Pd和^{131}Cs粒子，其物理学特点见表2-3。

表2-3　永久性植入中常用放射性粒子的物理学特点

粒子	发射光子平均能量（keV）	半价层（mm铅）	半衰期（d）	水中剂量率常数（cGy/h·U）	沉积90%能量的时间（d）
^{125}I	27	0.025	59.6	0.965	197
^{103}P$_d$	21	0.008	17.0	0.686	56
^{131}Cs	29	0.028	9.6	0.915	33

注：表内数据针对的分别是6711型^{125}I、200型^{103}Pd和Cs-1型^{131}Cs粒子的值，其他粒子的具体值可能有细微差异。

2. 单颗粒子的一般剂量学特性

^{125}I、^{103}Pd和^{131}Cs粒子发射光子平均能量接近，总体剂量学特性类似，但不同型号粒子的剂量率常数、径向剂量函数和各向异性函数等剂量分布特性不同。临床应用计划系统前要针对所用粒子对计划系统进行验收测试、粒子剂量分布特性参数配置和验证测试，以保证剂量计算的准确性。

3. 粒子植入的剂量率特性

粒子植入的能量沉积是通过指数衰减的超低剂量率连续照射的方式实现的。粒子核素衰变产生的能量在几十天到几个月的时间连续沉积给肿瘤和正常组织。

4. 粒子植入的临床剂量学特性

因近距离平方反比定律和指数衰减规律的作用，剂量随距源距离的增加而迅速下降，形成单源周围高剂量梯度，临床应用中多源剂量合成后靶区内剂量分布还是相对不均匀。靶区邻近正常组织剂量迅速跌落。

5. 粒子植入的生物学特性

一次性植入、高线性能量传递（Linear Energy Transfer，LET）特性的低能光子指数衰减的超低剂量率连续照射，决定了粒子植入在放射生物效应方面与高能光子外照射有不同的特点。细胞实验水平粒子植入表现为高相对生物效应（Relative Biological Effectiveness，RBE）和低氧增强比（Oxygen Enhancement Ratio，OER）的特性。有研发发现，与^{60}Co比较，^{125}I和^{103}Pd粒子的RBE分别为1.45和1.75。^{125}I和^{103}Pd粒子的OER为1.6~1.7，而高能X射线或^{60}Co γ射线外照射的OER约为3。

6. 粒子移位和迁移的剂量学效应

粒子植入剂量分布受患者或器官运动影响小，对单个粒子的位置误差相对不敏感，粒子移位和迁移对靶区和危及器官剂量分布的影响较小，但其前提是良好的治疗计划、植入技术及其严格的质量保证和质量控制。

7. 粒子植入的一般流程

不同部位肿瘤、不同单位采用不同技术、设备，粒子植入的流程有些差异，其基本流程与外照射放疗类似，包括模拟定位、计划设计、质量保证和治疗实施。不同的是采用植入前计划引导植入时，植入后要做剂量验证；采用植入中实施计划引导植入（类似于外照射放疗的在线自适应放疗）时，植入完成后即刻可行剂量验证，以确定靶区和危及器官剂量。

8. 处方、报告与评价

基于粒子植入的剂量分布特点及临床实践考虑，剂量处方在包含靶体积的等剂量面上，处方剂量通常以计划达到的靶区最低剂量表示，即 mPD。考虑到植入技术的限制和姑息治疗等情况，可以次优考虑应用 D_{90}（90% 靶体积受到的剂量）。匹配周边剂量（Matched Peripheral Dose，MPD）目前很少使用。某些肿瘤的术中平面插植（如非小细胞肺癌楔形切除术、胰腺癌切除术高危切缘阳性）通常术前设计定制计划，按距离切缘定义处方剂量，比如处方剂量 80~120Gy（距离切缘 0.5~1cm）。

报告应包括靶区和危及器官定义、靶区和危及器官剂量体积分布、（模板）影像引导和植入方式与流程、计划方式、布源方式、植入粒子的核素种类、粒子型号和活度、粒子数目、植入针数目等。粒子活度，国际标准单位空气比释动能强度 U，注意其与粒子（显）活度常用单位 mCi 的换算关系。无论是对于肿瘤，还是危及器官，粒子植入的剂量不能和外照射或后装治疗的剂量直接叠加，粒子植入生物有效剂量计算方法也与外照射或后装治疗不同。

评价靶区和危及器官剂量体积分布常用断面剂量分布和剂量体积直方图。前列腺癌剂量分布评价参数通常包括靶区 D_{90}、V_{100}、V_{95}、V_{200}、V_{150}、直肠 D_{2cc}、D_{1cc}、V_{100}、适形指数（CI）、均匀性指数（HI）和靶区外体积指数（EI）等，其他肿瘤可以参考前列腺癌。

9. 小结

随着新型核素/粒子（链）的出现，影像引导、个体化模板（包括3D打印模板）、治疗计划技术的发展，以及对肿瘤、正常组织放射生物学行为的认识，粒子植入技术有了一定的发展。粒子植入治疗早期、低危前列腺癌在临床、物理和技术方面比较成熟，在治疗其他肿瘤方面有很多问题需要完善。作为一种近距离治疗技术，粒子植入在物理学和生物学方面有其特点，临床应用中应熟悉其物理学特性和生物学特性，在（模板）影像引导、治疗计划、植入技术等方面严格实施技术和流程的质量保证，以及物理剂量学质量保证，规范化开展粒子植入技术。

（戴建荣 吴昊 杨瑞杰）

第三章　放射治疗的生物学基础

放射治疗是肿瘤治疗的重要治疗手段之一，放射生物学是放射治疗的理论基础，涉及了肿瘤细胞、肿瘤组织和正常组织对放射治疗的效应，相互关系等方面。放射治疗利用肿瘤细胞/组织和正常组织对放射治疗效应的差别，采用合理的放射治疗方案达到治疗肿瘤，降低正常组织损伤的目的。

放射生物学在三个层面，从基础知识到具体临床实践，为临床放射治疗学提供理论支持。第一个层面，是基础知识，提出和解释放射效应的基本概念，确定正常组织和肿瘤组织对放射反应的机制和过程，来帮助解释临床上所观察到的现象，如细胞杀灭，肿瘤乏氧，再氧合，DNA 损伤修复机制等基本概念。第二个层面，提供新的治疗策略。例如在放射治疗开发和设计新的治疗策略上，利用乏氧增敏剂克服乏氧，高 LET 射线克服氧效应，改变分割模式（加速分割放疗，超分割放疗）等方法提高放疗疗效。第三个层面，指导临床实践，对某个特定肿瘤提供具体治疗方案：如对某个肿瘤选择何种放射治疗方案提出建议，为不同分割和剂量率方案提供相互比较的计算方法，并对是否和如何使用化疗提供建议。

一、射线与生物体的作用方式

放射治疗的生物效应分为直接效应和间接效应，最终生物效应是直接效应和间接效应的总和，这一点在立体定向放射治疗中体现得更加明显。

直接效应主要是对细胞 DNA 的损伤所致，DNA 是关键靶。DNA 双链断裂是细胞致死性损伤。这里需要明确一个基本概念：细胞周期时相和放射敏感性。一个细胞周期分为四个时相，即：G_1 期（DNA 合成前期），S 期（DNA 合成期），G_2 期（DNA 合成后期）和 M 期（有丝分裂期），S 期细胞对射线最为抗拒，特别是晚 S 期，G_2 期和 M 期细胞对放射线最敏感。

间接效应是指放射线对细胞内的其他原子或分子（特别是水）相互作用，产生自由基，这些自由基可以扩散到足够远，达到并损伤关键靶 DNA。近期研究发现立体定向放射治疗还可以损伤肿瘤血管、增加血管通透性；释放肿瘤相关抗原、促进抗原提呈、增强趋化因子作用、募集 T 细胞、激活宿主免疫、产生远隔效应等一系列间接效应。

二、肿瘤细胞存活与肿瘤效应的关系

肿瘤细胞受到射线照射后，部分细胞会出现分裂性死亡，存活的细胞将是影响疗效的细胞。细胞存活反映和推测的是肿瘤控制的效果，是从实验角度评估疗效的良好指标；临床实践必须重视根除这种存活细胞，否则将留下导致复发和转移的隐患。

1. 描述肿瘤细胞放射生物学效应的方法

细胞存活曲线：描述放射线照射剂量与存活细胞分数（Surviving Fraction）之间相

互关系的曲线。受照射后细胞是否保留无限增殖的能力是细胞存活的唯一标准。在离体培养细胞实验体系中，细胞群受照射后，一个存活的细胞可以分裂繁殖成一个细胞群体（>50个细胞），称为"克隆（Clone）"。这种具有生成"克隆"能力的原始存活细胞，称为"克隆源性细胞（Clonogenic Cell）"。

通常用克隆形成实验来描绘和拟合细胞存活曲线。细胞存活曲线有很多种数学拟合模型，包括：

指数存活曲线：对于致密电离辐射（如中子、α粒子），照射后它们的细胞存活曲线用单靶单击数学模型，在半对数坐标上是一条直线，呈指数型。其特点是只有一个参数，即 D_0 值（为斜率的倒数），通常称为平均致死剂量。平均致死剂量的定义是，平均每靶击中一次所给予的剂量。存活分数（SF）与照射剂量（D）之间的关系以下列公式表示：

$$SF = e^{-\alpha D}（单靶单击模型）\quad 或 \quad SF = e^{-D/D_0} \quad D_0 = 1/\alpha$$

在 D_0 剂量下，平均每靶被击中一次，即 $\alpha D_0 = 1$ 时，$SF = e^{-1} = 0.37$。也就是说，细胞群受 D_0 剂量照射后，实际上只有63%的细胞受到致死性击中，而有37%的细胞幸免。

非指数存活曲线：对稀疏电离辐射（X、γ射线等），照射后的细胞存活曲线的起始部（低剂量段）在半对数坐标上有一个有限的初斜率。在稍高剂量（肩段），存活曲线出现弯曲，在高剂量存活曲线又趋于直线。解释这个现象有许多数学模型和理论，其中最简单和常用的是多靶单击模型和线性二次模型（L–Q模型）。

线性二次模型假设：辐射杀灭细胞有两个部分，一部分与照射剂量成比例，另一部分与照射剂量的平方成比例。据此，细胞存活曲线的表达式为：

$$S = e^{-\alpha D - \beta D_2}$$

S是照射剂量为D时的细胞存活数，α和β是常数。当 $\alpha D = \beta D^2$ 或 $D = \alpha/\beta$ 时，照射剂量与细胞杀灭成比例的部分与照射剂量平方成比例的部分相等。α/β 值通常用来反映组织（肿瘤组织/正常）增殖能力和对放射治疗的敏感性，α/β 值大的组织，增殖能力强，对放疗分次大小的敏感性差，通常表现为早反应组织，如肿瘤组织，α/β 通常假设为10。α/β 值小的组织，对放疗分次大小的敏感性大，通常为晚反应组织，如脊髓，α/β 通常假设为3。

2. 肿瘤组织剂量效应关系

放射治疗的肿瘤控制率，因肿瘤病理类型以及期别的不同而有很大的差别。如淋巴瘤有较好的放射可治愈性，而胶质母细胞瘤和骨肉瘤则非常抗拒放射治疗。

放射治疗中的剂量–效应关系

在一定的剂量范围内，放射治疗的肿瘤控制率随照射剂量的增加从0增至100%，这就是剂量–效应关系。肿瘤控制率的剂量效应关系曲线通常呈"S"形。有三种描述和分析放疗中的剂量–效应关系的模型，即波松模型（Poisson Model）、逻辑模型（Logistic Model）、概率模型（Probit Model）。

剂量效应关系曲线中，用于描述特征性的参数有 TCD_{50}，TCD_{95}。TCD_{50}，即产生50%肿瘤控制所需的照射剂量。TCD_{95}，即产生95%肿瘤控制所需的照射剂量，也即肿瘤控制剂量。

在剂量‑效应曲线中，描述剂量曲线陡度的参数为"γ_n"值。γ 值取决于评价的剂量水平在曲线中所处的位置，在曲线的底部和顶部，γ 值较小。通常指在临近曲线最陡度的部分（波松模型通常指 γ_{37}，逻辑模型通常用 γ_{50}），1% 的剂量变化所产生的效应变化（γ_n）。

三、正常组织及器官的放射反应

1. 正常组织的放射生物学效应类型

根据人体组织的生物学特性、对电离辐射的反应，以及对正常组织放射产生效应的方式分为早反应组织和晚反应组织两大类。

早反应组织的特点是细胞更新很快（如皮肤、黏膜、毛囊、造血系统），照射以后损伤很快便会表现出来。损伤之后是以活跃增殖来维持组织中细胞数量的稳定并进而使组织损伤得到恢复，早反应组织的 α/β 值通常较高。

晚反应组织的特点是细胞群体的更新很慢，增殖层次的细胞在数周甚至一年或更长时间也不进行自我更新（如脑干、脊髓、外周神经组织、骨骼、肌肉等），照射以后损伤很晚才会表现出来。晚反应组织的 α/β 值较低。

2. 影响正常组织放射生物学效应的因素

（1）分次剂量效应　在等效总剂量与分次剂量的关系曲线图上，晚反应组织的曲线比早反应组织陡，早反应组织效应对分次剂量大小变化不敏感，晚反应组织对分次剂量的变化更敏感。加大分次剂量，晚反应组织损伤加重。而分次量大小的改变对早反应组织的损伤影响变化较小（图 3‑1）。临床上通常利用早反应组织、晚反应组织对分次剂量大小变化的效用差别，采用改变分割模式的方法来提高疗效。如头颈肿瘤采用超分割模式，乳腺癌和前列腺癌采用大分割照射模式。

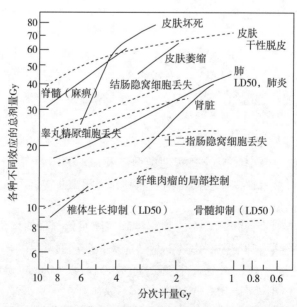

图 3‑1　各种正常组织放射生物学效应与分次剂量的关系

（2）总治疗时间　由于晚反应组织更新很慢，在放射治疗期间一般不发生代偿性增殖，对总治疗时间的变化不敏感。缩短总治疗时间，早反应组织损伤加重。肿瘤组织类似于早反应组织，缩短总治疗时间会增加对肿瘤的杀灭。因此在不致引起严重急性反应的情况下，为保证肿瘤控制应尽量缩短总治疗时间。

（3）体积效应　正常组织根据其结构组成形式以及完成组织功能的方式，分为串行组织和并行组织。串行组织结构，一个亚单位的失活便可导致整个器官功能的丧失。这种组织的放射损伤显示了双向效应，有一个阈值剂量，低于阈值剂量保持正常功能，超过阈值剂量功能丧失，如放射性脊髓病。并行组织结构，组织功能影响取决于健全的组织是否能够满足全身整体需要。受照射组织的体积对临床耐受性有重要的决定性，而对每单位体积组织的敏感性影响不大。损伤效应与组织受到的平均剂量以及受到照射的体积大小密切相关（如肾和肺），当进行全肾或全肺照射时，这两个器官对放射非常敏感，而小体积的局部照射却可承受较高的剂量。

四、分次放射治疗的生物学基础

临床放射生物学中"4Rs"的概念是分次放射治疗的基础，"4Rs"是指，放射损伤的修复（Repair of Radiation Damage），细胞周期再分布（Redistribution within the Cell Cycle），氧效应及乏氧细胞的再氧合（Oxygen Effect and Reoxygenation）以及再群体化（Repopulation）。近期大量证据显示放疗不仅仅通过传统的4Rs来影响肿瘤控制效果，而且会产生一种抗肿瘤的放射免疫效应，这也被称为5R（Radioimmune Effect or Radiobiology）。

1. 细胞的放射损伤

DNA是放射线对细胞作用最关键的靶。DNA链的断裂主要有两种形式，即单链断裂和双链断裂，DNA双链断裂是造成细胞死亡和突变的最关键事件。

细胞的放射损伤分为三类，即亚致死损伤，潜在致死损伤和致死损伤。

亚致死损伤是指受照射以后，细胞的部分靶而不是所有靶内所累积的电离事件，通常指DNA的单链断裂。亚致死损伤是一种可修复的放射损伤，对细胞死亡影响不大，但亚致死损伤的修复会增加细胞存活率。

潜在致死损伤是指正常状态下应当在照射后死亡的细胞，若在照射后置于适当条件下由于损伤的修复又可存活的现象。但若得不到适宜的环境和条件则将转化为不可逆的损伤使细胞最终丧失分裂能力。

致死损伤指受照射后细胞完全丧失了分裂繁殖能力，是一种不可修复的，不可逆和不能弥补的损伤。

细胞放射损伤的修复：

亚致死损伤的修复：指假定将某一单次照射剂量分成间隔一定时间的两次照射时所观察到的存活细胞增加的现象。

亚致死损伤的修复受许多因素影响，主要有：①放射线的性质：低LET射线照射后细胞有亚致死损伤和亚致死损伤的修复，高LET射线照射后细胞没有亚致死损伤因此也没有亚致死损伤的修复。②细胞的氧合状态：处于慢性乏氧环境的细胞比氧合状态好的细胞对亚致死损伤的修复能力差。③细胞群的增殖状态，未增殖的细胞几乎没有亚致死损伤的修复等。实验观察发现，细胞亚致死损伤的修复一般在30分钟至数小时，因此，在超分割照射过程中，两次照射之间间隔时间应大于 6 小时，以利于亚致死损伤完全修复。

潜在致死损伤的修复：指照射以后改变细胞的环境条件，因潜在致死损伤的修复或表达而影响既定剂量照射后细胞存活比例的现象。由于在通常情况下这种损伤是潜在致死的，因此可能会引起细胞的死亡。但如果照射后环境改变则会导致细胞存活的增加，这被认为是潜在致死损伤修复的结果。如果照射后把细胞放在平衡盐而不是完全培养基中培养几个小时潜在致死损伤会被修复。

潜在致死损伤修复也和许多因素有关，如高 LET 射线照射时没有潜在致死损伤的修复。乏氧以及细胞密度接触都是影响潜在致死损伤修复的重要因素。而且潜在致死损伤的修复也与细胞所处的周期时相有关，如果照射后 6 小时或更长时间细胞没有分裂则会发生潜在致死损伤的修复，这表现为细胞存活增高。

潜在致死损伤修复对临床放射治疗是重要的，即放射敏感的肿瘤潜在致死损伤修复不充分而放射耐受肿瘤具有较为充分的潜在致死损伤修复机制。

2. 细胞周期再分布

分次放射治疗中存在着处于相对放射抗拒时相（S 期）的细胞向放射敏感时相（G_2 和 M 期）移动的再分布现象，这有助于提高放射线对肿瘤细胞的杀伤效果；但如果未能进行有效的细胞周期内时相的再分布，则也可能成为放射抗拒的机制之一。因此，诱导肿瘤细胞进行周期再分布也是改善放疗效果的途径之一。

3. 氧效应及乏氧细胞的再氧合

氧在放射线和生物体相互作用中所起的影响，称为氧效应。细胞在乏氧状态对放射线抗拒。乏氧及空气情况下达到相等生物效应所需的照射剂量之比叫作氧增强比，通常用氧增强比来衡量不同射线氧效应的大小。

肿瘤乏氧：血液中的氧气通过肿瘤毛细血管壁，以弥散的方式为肿瘤细胞提供氧气，氧扩散距离为 $100 \sim 180 \mu m$，当肿瘤细胞层的厚度超过氧的有效扩散距离时，细胞将不能存活而出现坏死。处于即将坏死边缘部位的细胞由于弥散距离较大，缺乏氧气供应，成为乏氧细胞。通常，乏氧细胞与供氧血管的距离为 $150 \sim 180 \mu m$ 的范围。根据以上理论，可推断直径 <1mm 的肿瘤细胞是充分氧合的；超过 1mm 的肿瘤细胞都存在不同程度/比例的乏氧细胞，这部分乏氧细胞是对放射线最为抗拒的。

乏氧细胞的再氧合：

乏氧细胞再氧合是影响放射治疗生物学效应的最重要因素。如果用大剂量单次照射肿瘤，肿瘤内大多数放射敏感的氧合好的细胞将被杀死，剩下的那些活细胞是乏氧的。因此，照射后即刻的乏氧分数将会接近 100%，然后逐渐下降并接近初始值，这种现象称为再氧合。

再氧合对临床放射治疗的重要意义在于改变照射分次模式。可以通过分次照射，利用两次照射之间的间隔来实现乏氧细胞的再氧合，使放射抗拒的肿瘤细胞成为放射敏感的富氧细胞，从而彻底杀死肿瘤细胞。

4. 再群体化

损伤之后，组织的干细胞在机体调节机制的作用下，增殖、分化、恢复组织原来形态的过程称作再群体化。无论是增殖期细胞的缺失还是非增殖期细胞的缺失都可以启动再群体化效应。值得重视的是，当肿瘤细胞受到放射损伤后，可以启动肿瘤内存活的克隆源性细胞，使其比损伤前分裂得更快，这个现象称为加速再群体化。这个现象提示我们，放射治疗的疗程应尽可能按计划完成，避免不必要的长时间中断。

5. 放射免疫效应

放射治疗，特别是立体定向放射治疗，照射肿瘤细胞后，可以释放肿瘤相关抗原，这些抗原可以在肿瘤区域发挥癌特异性疫苗的作用，类似免疫治疗联合放射治疗；同时促进趋化因子的表达，增强抗原呈递，引起远隔效应，从而对原发肿瘤甚至是区域或远处的转移病灶产生免疫攻击。当立体定向放疗与免疫治疗联合应用时，这种远隔效应还会得到增强。

另外，放射治疗可以改变肿瘤微环境，使细胞毒 T 淋巴细胞进入肿瘤。另外，立体定向放射治疗可以导致肿瘤血管损伤，引起肿瘤细胞二次死亡。目前有几项前瞻性研究正在探索利用这种原理来改善非小细胞肺癌疗效。如今，探索影响放疗免疫激活能力的因素已经成为肿瘤学最热门的领域，因为这些因素可能会削弱放疗效果，但是放疗的剂量阈值和时机尚不明确。

五、分次放射治疗的生物学原理

分次放射治疗，是将产生某一效应的总剂量分割成一定次数照射的模式。相同累积总剂量的情况下，与单次大剂量相比，分次照射时，射线对正常组织（早反应组织和晚反应组织）以及肿瘤组织的杀伤存在差别。对于肿瘤组织来说，在分次照射之间，肿瘤细胞通过再氧合和细胞周期再分布，敏感性增加，分次照射有利于提高肿瘤杀灭率。尽管肿瘤细胞在分次照射之间，存在亚致死损伤和潜在致死损伤的修复，但早反应组织修复的能力强和启动损伤修复的速度都比肿瘤组织快，从分次治疗中获得的损伤修复比肿瘤组织获益大，提高了正常组织的耐受性。而晚反应组织对分次敏感性较大，分次治疗使得晚反应组织损伤减小，提高了晚反应组织耐受性。分次放射治疗正是利用了早反应组织和晚反应组织以及肿瘤组织对分次剂量的敏感性以及损伤修复能力的差别，累积每一次分次治疗的获益，从而达到控制肿瘤，同时正常组织能够耐受的目标。

临床上常用的分割模式为 $1.8 \sim 2.0 Gy/f$，称之为常规分割，对某些肿瘤而言，根据肿瘤以及肿瘤周围正常组织的放射敏感性，充分利用它们对分次剂量的敏感性和损伤修复特性，可以设计一些非常规分割模式，来达到提高肿瘤控制同时正常组织能够耐受的目标，常用的非常规分割模式有：超分割放射治疗、加速超分割、后程加速超分割、连续加速超分割以及高分次剂量、短疗程的立体定向放射治疗。

1. L-Q 模型的临床应用

非常规分割放射在临床中的应用，一部分肿瘤获得了局部控制率和生存率的提高，或者是保证疗效和不增加或降低治疗相关毒副反应的前提下，缩短了治疗时间。这些在临床实践中已经得到证实。为了比较和验证不同分割模式对早反应正常组织和晚反应正常组织以及肿瘤组织的效应，还需要通过计算来比较不同分割模式的生物学效应、预测疗效的数学模型。临床放射生物学中最常用的是线性二次方程，即 L-Q 模型。临床上应用 L-Q 模型的基本条件如下：①组织的等效曲线是相应靶细胞等效存活率的表达。②放射损伤可分成两个主要类型（致死性损伤和非致死性损伤），而分割照射的保护作用主要来自非致死性的损伤。③分次照射的间隔时间必须保证非致死性损伤的完全修复。④每次照射所产生的生物效应必须相等。⑤全部照射期间不存在细胞的增殖。

L－Q 模型通过生物等效剂量（Biological Effective Dose，BED）把不同分割模式或者一个治疗方案中不同时间段采用的不同分割模式对不同组织的效应计算出来，与常规分割模式进行比较，用来判断某一种分割模式的优劣。

生物等效剂量（Biological Effective Dose，BED），是指分次数无穷多分次剂量无穷小时产生相等生物效应所需的理论总剂量。BED 的单位是 Gy，代表了整个分次照射或低剂量率连续照射过程中的生物效应剂量。在整个照射过程中，每一部分的 BED 能相加，这样可得到总的生物效应剂量。

临床上最简化的 BED 计算公式为：BED $= nd \times [1 + d/(\alpha/\beta)]$，其中 n 为分次照射的次数，d 为分次照射时的单次剂量，α/β 值为相对应组织的估算值，肿瘤组织通常取 10，有些肿瘤 α/β 值相对低，如黑色素瘤（$\alpha/\beta = 3$）、前列腺癌（$\alpha/\beta = 1 \sim 3$）和乳腺癌（$\alpha/\beta = 4$）。早反应组织通常取 10，晚反应组织如脊髓脑干 α/β 值通常取 3。

不同分割模式所需物理剂量的换算：利用两种分割模式所产生的生物学效应相等来进行换算。BED1 = BED2 即 $n1d1 \times [1 + d1/(\alpha/\beta)] = n2d2 \times [1 + d2/(\alpha/\beta)]$，$n1$、$d1$ 为第一种分割模式的次数和分次剂量，$n2$、$d2$ 为另一种分割模式的分次数和分次剂量。

2. EQD2（Equivalent Dose in 2Gy Fractions）

BED 是生物学剂量，数值上比物理剂量大，临床上对正常组织损伤或者肿瘤控制效应的判断大都是基于常规分割模式条件下，物理剂量所产生的效应。因此，为了便于直观比较，引入 $EQD2$ 的概念，$EQD2$ 表示剂量，这个剂量以 2Gy/f 的分割模式给予，它的生物学效应与总剂量为 $D1$，分次量为 $d1$ 的分割模式的生物学效应相等。也就是把非常规分割模式的剂量转换成常规分割模式所需的剂量。

$$EQD2 = D1\left(\frac{d1 + \alpha/\beta}{2 + \alpha/\beta}\right)$$

3. L－Q 模型是否适用于立体定向放射治疗？

目前关于 L－Q 模型是否适用于立体定向放射治疗还存在一定争议。

第一，L－Q 模型存在一定的局限性。L－Q 模型是以 DNA 双链断裂造成细胞死亡为理论依据，在该模型中，没有考虑到细胞增殖的因素；而且，这个模型成立的前提是假设在分次照射的间期，细胞受到的非致死性损伤必须完全修复，但事实上，潜在致死损伤往往需要一定的条件才能够完全修复，这个假设与实际情况之间有一定差距。此外，模型中所提到的 α/β 值绝大部分都来源于动物试验，人体组织的 α/β 值还没有确切的数据。

第二，立体定向放射治疗大大提高了单次照射剂量，而体外试验分析发现 L－Q 模型高估了大剂量放疗的生物学效应；体内试验分析发现 L－Q 模型低估了大剂量放疗的生物学效应，特别是忽略了对血管、肿瘤干细胞、宿主免疫效应的影响。目前，还提出了 USC、LQL、gLQ 等修正模型，但都是各有利弊，L－Q 模型目前仍然是使用最为广泛的疗效预测模型。从经验上看，对于单次照射 1～5Gy 的剂量范围是相对可靠的。

第三，需要明确的是，立体定向放射治疗所采用的剂量模式与传统相比，增大了单次照射剂量，缩短了治疗时间。这样就可以直接诱发各期肿瘤细胞凋亡，同时大大减轻甚至消除了再群体化的影响；而且，随着近期"闪射"概念（超高剂量率照射）的提出，单次照射时间大大缩短，避免了 DNA 损伤的快速修复。因此，在衡量立体定向放射治疗时，不仅仅要考虑到对肿瘤细胞的直接效应，还应考虑对于机体的免疫激活等间接效应。

4. 治疗比

放射治疗的目标是追求获得无正常组织并发症条件下的肿瘤组织杀死最大化。为了提高肿瘤治疗疗效，不断有新的治疗方案在临床实践中设计并检验（如同步放化疗）。判断某一种治疗方案是否能够接受，需要就这种方案对正常组织和肿瘤组织的效应进行评估，只有在肿瘤组织获益明显大于正常组织损伤增加，且这种正常组织损伤增加必须是能够接受的条件下，这种治疗方案才能应用于临床，这就是治疗比的概念。

（李宏奇　胡小龙　刘志飞　陈亚林　王颖杰）

第四章　中枢神经系统肿瘤

第一节　胶　质　瘤

【诊断标准】

胶质瘤是一组具有向胶质细胞分化特征的神经上皮肿瘤的总称，是颅内最常见的原发性肿瘤。最新 2016 版 WHO 中枢神经系统肿瘤分类在以往传统组织病理的基础上首次加入了分子病理分型，基于 IDH1/2 突变和 1p/19q 缺失状况将胶质瘤分为不同的分子亚型，而对于无分子病理检测或检测不充分的胶质瘤统一在组织学诊断名称后使用"NOS"后缀。

胶质瘤诊断前应有病史、体检以及必要的辅助检查。最重要的是病理学依据，一般采用手术或者立体定向活检取得标本。影像学诊断以 MRI 平扫加增强为主，CT 为辅。对于个别因肿瘤位置险要无法通过手术或活检得到病理的患者，需要完整的临床资料和实验室检查、多种影像学检查（MRI、CT、PET 等）资料，并由神经肿瘤多学科联合会诊做出诊断。

强烈推荐在组织病理基础上增加分子病理检测：IDH1/2、1p/19q、MGMT 启动子甲基化、TP53、ATRX、TERT、CDKN2A/B 等，以便更全面评估肿瘤的组织学来源和恶性级别，指导临床诊治和预后评估。

【治疗原则】

1. 一般原则

胶质瘤治疗应在包括放疗科、化疗科、神经外科、康复科、神经病理科和神经影像诊断科医生在内的多学科 MDT 共同研究和讨论后决定。

手术通常为初始治疗，在安全的前提下，最大范围地切除肿瘤。不能实施最大范围安全切除者，可酌情采用肿瘤部分切除术、开颅活检术或立体定向（或导航下）穿刺活检术，以明确肿瘤的组织病理学和分子病理学诊断。对于怀疑脊髓胶质瘤但肿瘤局限且没有症状时，可以考虑密切观察；若症状明显，应手术干预，脊髓胶质瘤治疗原则可参考颅内胶质瘤。

手术后 24~72 小时内应复查 MRI，以手术前/后影像学检查的容积定量分析为标准，评估胶质瘤切除范围。高级别胶质瘤 MRI 的 T1WI 增强扫描是目前公认的影像学诊断金标准；低级别胶质瘤宜采用 MRI 的 T2WI 或 FLAIR 序列影像。

术后辅助治疗方案的确定应依据患者年龄、组织病理、分子病理、切除程度、KPS 评分及患方意愿等诸多因素制定，同时要密切观察术后颅内情况，如颅内较大血肿、脑积水、术腔周围严重水肿、中线明显移位等都是放疗的相对禁忌证。

2. WHO 分级治疗原则

（1）WHO Ⅰ级　WHO Ⅰ级胶质瘤包括毛细胞型星形细胞瘤、室管膜下巨细胞型星形细胞瘤、节细胞瘤等，全切除术后预后良好，无需后续治疗。对部分切除或仅活检者建议行术后放/化疗，治疗原则同Ⅱ级胶质瘤。

（2）WHOⅡ级　常见的有：星形细胞瘤-IDH突变型、少突细胞瘤-IDH突变和1p/19q联合缺失型、星形细胞瘤-IDH野生型、WHOⅡ级胶质瘤-NOS和室管膜瘤等。对低级别胶质瘤术后是否需要放疗、放疗时机、剂量，以及与化疗联合仍有不少争议。早期的随机研究提示早期放疗与延迟放疗相比能够提高无进展生存，但总生存期没有明显延长。目前通常根据患者预后风险高低来制订治疗策略，在任何情况下，肿瘤进展是放疗的明确适应证。

①危险因素：年龄≥40岁、肿瘤未全切除、肿瘤体积过大、术前神经功能缺损等是预后不良因素。对于肿瘤未全切除或年龄>40岁的患者，推荐积极行早期放疗和（或）化疗。年龄≤40岁且肿瘤全切除的患者，可以选择密切观察，肿瘤进展后再治疗。IDH野生型低级别胶质瘤预后差，建议按胶质母细胞瘤治疗。

②放疗剂量：强烈推荐低级别胶质瘤放疗的总剂量为45~54Gy，分次剂量1.8~2.0Gy。分次剂量超过2Gy会增加发生远期认知障碍的风险。

③靶区确定：GTV主要是根据手术前后MRI T2/FLAIR异常信号区域确定，正确区分肿瘤残留和术后改变十分重要，推荐以GTV外放1~2cm作为CTV。

④化疗：最新的Ⅱ期临床试验证实低级别胶质瘤术后放疗联合替莫唑胺（TMZ）同步及辅助化疗能够提高生存期。

（3）WHOⅢ~Ⅳ级　称为高级别胶质瘤，包括WHOⅢ级间变性胶质瘤和WHOⅣ级胶质母细胞瘤。WHOⅢ级间变性胶质瘤术后治疗没有金标准。放化疗一直以来是推荐的治疗模式，成人新诊断胶质母细胞瘤标准治疗：放疗同步及辅助TMZ化疗。

①放疗时机：高级别胶质瘤生存时间与放疗开始时间密切相关，术后早期放疗能有效延长高级别胶质瘤患者的生存期，强烈推荐术后尽早（手术后2~6周）开始放疗。

②放疗技术：推荐采用三维适形（3D-CRT）或适形调强（IMRT或VMAT技术），常规分次，精确放疗技术可提高靶区剂量的覆盖率、适形度及对正常组织保护，缩小不必要的照射体积，降低晚期并发症发生率。

③放疗剂量：推荐照射总剂量为54~60Gy，肿瘤体积较大和（或）位于重要功能区及WHOⅢ级间变性胶质瘤，可适当降低照射总剂量。提高照射总剂量或分次量不能改善总生存期，应十分慎重。对于老年胶质母细胞瘤或高级别胶质瘤KPS<60分者，可采用短程疗法（40Gy/15f），疗效不差于标准放疗。

④靶区确定：高级别胶质瘤放疗靶区争议至今，其焦点主要是最初的临床靶区（CTV）是否需要包括瘤周水肿区，美国肿瘤放射治疗协会（RTOG）推荐CTV1需包括瘤周水肿区外2cm区域，给予46Gy，缩野后CTV2需在大体肿瘤靶区（GTV）外放2cm，剂量增至60Gy。欧洲癌症研究和治疗组织（EORTC）推荐的CTV设定并不强调一定要包括所有瘤周水肿区。

靶区勾画原则是在安全的前提下，尽可能保证肿瘤达到60Gy的照射剂量，应参考术前、术后MRI，正确区分术后肿瘤残存与术后改变，在临床实践中，医师应根据靶区位置、体积、患者年龄、KPS评分等因素综合考虑，灵活运用以上关于靶区设定的建议，平衡照射剂量、体积与放射性损伤之间的关系。

⑤联合放化疗：WHO Ⅲ级间变性胶质瘤。既往研究证实 1p/19q 联合缺失的间变性胶质瘤术后放疗联合 PCV 化疗能显著获益，并作为 Ⅰ级证据推荐至今，同时由于 PCV 化疗毒性太大，已遭临床弃用，目前 TMZ 对 WHO Ⅲ级肿瘤的治疗初步显示疗效，且副反应更少。研究 TMZ、放疗、1p/19q 联合缺失和 IDH 突变四者关系的两项大型临床随机试验正在进行中，中期结果显示：对于无 1p/19q 联合缺失者，放疗联合 12 周期 TMZ 化疗、显著延长 IDH 突变型患者的生存期，IDH 野生型伴或不伴 TERT 启动子区突变患者，临床预后最差，应加强放化疗强度，可按胶质母细胞瘤治疗。

WHO Ⅳ级胶质母细胞瘤。新诊断胶质母细胞瘤如年龄 70 岁以下且一般情况良好（KPS≥60 分）的标准治疗：放疗同步及辅助 TMZ 化疗，MGMT 启动子甲基化者从 TMZ 化疗中获益更加明显。最近研究显示在标准治疗基础上加入电场治疗（TTF）能够提高胶质母细胞瘤的生存率。

老年胶质母细胞瘤（>70 岁），一般情况良好（KPS≥60 分）且 MGMT 启动子甲基化者，可以考虑给予常规分割放疗或短程放疗联合 TMZ 同步和辅助化疗；KPS < 60 分者建议短程放化疗或单独短程放疗或化疗，或仅支持治疗。

同步放化疗方案：TMZ 于放疗期间同步每日，剂量为 75mg/（m^2·d），辅助化疗方案：放疗结束后 1 月开始 TMZ 辅助化疗 6 周期。TMZ 初始剂量为 150mg/（m^2·d），连用 5 天，每 28 天为 1 周期；若耐受良好，第 2~6 周期可将剂量提高为 200mg/（m^2·d）。

（4）室管膜肿瘤　手术是室管膜肿瘤的首选治疗方法，WHO Ⅱ级室管膜瘤全切后多数学者主张无需辅助治疗，部分切除的室管膜瘤和 WHO Ⅲ级间变性室管膜瘤是放疗适应证。对放疗后短期复发或年幼不宜行放疗者，可选择化疗，但疗效并不确定。

室管膜肿瘤术后 3 周，需行全脑全脊髓 MRI 和脑脊液脱落细胞学检查，无脑或脊髓肿瘤播散证据者，局部放疗，反之则推荐全脑全脊髓放疗。

局部放疗：根据术前和术后 MRI 确定肿瘤局部照射范围，通常采用增强 T1 像或 FLAIR/T2 加权像上异常信号为 GTV。CTV 为 GTV 外放 1~2cm，1.8~2.0Gy/f，颅内肿瘤总剂量为 54~59.4Gy，脊髓区肿瘤剂量为 45Gy，如果肿瘤位于脊髓圆锥以下时，总剂量可以提高至 59.4Gy。

全脑全脊髓放疗：全脑包括硬脑膜以内的区域，全脊髓上起第一颈髓、下至尾椎硬膜囊，全脑全脊髓照射总剂量为 30.6~36Gy，颅内病灶缩野局部追加剂量至 54~59.4Gy，脊髓病灶追加剂量至 45Gy。

3. 放疗方法及实施

（1）体位固定　根据患者的一般情况和治疗需要选择体位。常选取仰卧位，头枕、热塑头膜、体膜等定位辅助器材固定体位，激光灯摆位。

（2）定位（靶区）　强烈推荐采用 CT 模拟定位。勾画靶区时应参照术前、术后和最近的 MRI 影像，要细致甄别残余肿瘤和术腔、术前水肿和手术创伤所致水肿等影像学变化，PWI、MRS、PET - CT/MRI 检查有助于靶区的确定。一般采用 6~10MV 的光子射线。推荐有条件的单位开展 CT/MRI 融合。

4. 治疗计划

应以 95% 的靶体积定义处方剂量，依据胶质瘤 WHO 分级，推荐 45~60Gy 的剂量，每次 1.8~2.0Gy。推荐采用 3D - CRT 或 IMRT/VMAT 技术，精确放疗较好地保护了正常脑组织，但其提高放疗剂量的效果在临床上尚未肯定。多数研究表明，常规放疗总剂量大于 60Gy，并未给高级别胶质瘤带来临床获益。

5. 验证

物理师完成治疗计划后，主管医师、副主任以上医师评价并确认计划。物理师、医师均需在计划上签字。首次治疗前，主管医师应与物理师及技师共同参与摆位，图像验证（CBCT 或 EPID）是放疗质控不可缺少的环节。治疗期间每周进行一次图像验证，物理师还需行剂量验证。有条件的医院可行 IGRT 验证。

6. 质量评估

医师每周检查患者，并核查放射治疗单。观察治疗反应，及时对症处理。合并化疗的患者应注意监测血象和肝肾功能。

7. 疗效及毒性作用

（1）疗效评估　疗效随访起止时间从放疗结束后开始直至患者肿瘤进展、死亡。第一次复查应于放疗后 1 个月进行，此后 2 年内每 3 个月随访一次；第 2～5 年每 6 个月随访一次，直到患者死亡或临床怀疑肿瘤进展。随访项目包括 KPS 评分、认知功能检查、脑/脊髓增强 MRI 或 CT 等。

（2）毒性作用　血液毒性反应在放化综合治疗中较常见。如果同步放化疗中出现 3 级或 3 级以上的非血液毒性，或 3 级及以上的血液毒性，暂停化疗。放射性脑水肿导致颅内压增高，可予甘露醇、地塞米松等脱水，减轻症状。

其他毒性作用包括放疗所致脑组织放射性损伤，如视力下降、垂体功能减低、白内障、放射性脑坏死等。重点在于预防，避免危及器官接受过高剂量的照射。假性进展在 TMZ 同步放化疗患者中尤为常见，对放化疗更加敏感的 IDH 突变型或 MGMT 启动子甲基化患者更容易出现假性进展，临床上难以和肿瘤进展、放射性坏死鉴别，胶质瘤放化疗后包括假性进展、复发和坏死等多种反应的并存导致 PWI、MRS、DWI、PET 和活检的局限性。动态观察 MRI 的变化，是目前最好的建议。

第二节　生殖细胞肿瘤

【诊断标准】

颅内生殖细胞肿瘤（GCTs）起源于胚生殖细胞，依照 2016 年 WHO 中枢神经系统肿瘤分类，有以下类型：生殖细胞瘤（GE）、畸胎瘤（包括未成熟、成熟、畸胎瘤恶变）、胚胎癌、内胚窦瘤（又称卵黄囊瘤）、绒毛膜上皮癌和混合性生殖细胞肿瘤。后 5 个亚型又称为非生殖细胞瘤性生殖细胞肿瘤（NG－GCTs）。诊断分为组织病理诊断和肿瘤标志物诊断，二者均有缺陷，GCTs 亚型的准确区分依赖组织病理和肿瘤标志物和治疗反应互为补充的综合判断，临床误诊常见。此类肿瘤诊断和治疗十分复杂，国际 GCTs 治疗共识明确建议：患者应在有治疗经验的中心接受治疗。

1. 病理诊断

常用取得组织标本方法：开颅手术切除、活检（包括立体定向穿刺和内镜活检）、脑脊液细胞学检查。其中以手术切除获得肿瘤组织充分，分析全面的病理诊断最可靠。活检取材少，肿瘤组织获取很少，致使病理分析常不能全面真实地反映肿瘤的实际情况，容易发生误诊。脑脊液细胞学检查对于准确病理分型，意义十分有限。但脑脊液发现肿瘤细胞，则有更高的肿瘤播散风险，应推荐全脑全脊髓放疗。

2. 肿瘤标志物诊断

目前用于本病诊断的肿瘤标志物为 β – HCG（绒毛膜促性腺激素 β）和 AFP（甲胎蛋白）。在典型临床症状和影像学表现基础上，任一指标的增高（血和/或脑脊液），都可临床诊断 GCTs。一般而言，β – HCG 轻度增高可见于生殖细胞瘤或含有生殖细胞瘤成分的 NG – GCTs，极度增高应考虑绒癌或含有绒癌成分的 NG – GCTs；AFP 轻度增高可见于畸胎瘤和胚胎癌，极度增高应考虑内胚窦瘤成分的存在。此外，脑脊液中肿瘤标志物水平往往高于血清。虽然有共识提出，β – HCG ≤ 50IU/L 且 AFP 阴性可拟诊生殖细胞瘤，但需要特别强调的是，这种观点并不准确，仍有可能误诊，导致治疗不足或治疗过度。

	生殖细胞瘤	畸胎瘤		胚胎癌	内胚窦瘤	绒癌
		成熟	未成熟			
β – HCG	– / +	–	– / +	– / +	–	+ + +
AFP	–	–	– / +	– / +	+ + +	–

注：混合性生殖细胞肿瘤可因含有上述不同成分组合，出现相应肿瘤标志物异常

3. 诊断性放疗

自 20 世纪 80 年代起，由于受医疗技术的限制和对 GCTs 认知的不足，有学者采用诊断性放疗的方式，探索用于 GCTs 诊断和治疗，导致误诊误治十分普遍，近年来随着神经外科手术和活检技术的进步，以及在 GCTs 诊断和治疗中的普遍运用，诊断性放疗已不符合肿瘤精准诊断和治疗的基本原则，目前已经被摒弃。

【治疗原则】

1. 一般原则

GCTs 治疗策略应在放疗科、神经外科、神经病理科、神经肿瘤科和神经影像科等多学科医师共同研究和讨论后决定，应依据患者年龄、性别、体力状况、内科和神经外科情况，来确定治疗方法。

2. 治疗策略

GCTs 治疗方法的选择依赖于肿瘤部位、大小、组织病理、肿瘤标志物、是否有脑积水、身体一般状况等诸多因素。GE 以化疗联合减量放疗为标准治疗模式，手术/活检的目的只是取得准确的病理诊断；成熟畸胎瘤手术完整切除后无需其他治疗可治愈，而其他 NG – GCTs 则必须全面评估手术切除、术前和/或术后放化疗的利弊，采取个体化的综合治疗。先化疗再手术，术后再化疗和放疗的"三明治"式治疗方法临床常常被采用。

（1）GE 包括开颅手术切除/活检取得病理诊断和通过肿瘤标志物确定的临床诊断，首选以铂剂为基础的联合化疗方案，先化疗，通常为顺铂（或卡铂）、依托泊苷以及异环磷酰胺中两药或三药的联合，化疗后必需补充放疗。化疗目的：减低放疗剂量，减少高剂量放疗带来的严重副损伤，减低肿瘤脑脊液播散概率。通过肿瘤标志物临床诊断为生殖细胞瘤者，误诊率较高，化疗后有明确残余则应考虑 NG – GCTs 诊断。

（2）NG – GCTs 目前此类亚型治疗还没有金标准，应根据患者年龄、一般状况、

病理/肿瘤标志物等通过多学科会诊来选择手术和放化疗的顺序。肿瘤切除完全，一般状况良好的患者应首先化疗，绒癌和含有绒癌成分的混合性生殖细胞肿瘤尤其应首先化疗或手术，通常选择顺铂（或卡铂）、依托泊苷、异环磷酰胺三药联合化疗。若化疗后肿瘤明显残余，应积极手术切除。

3. 放疗方法及实施

（1）放疗前准备

①影像学：头颅及脊髓 MR、平扫 + 增强。胸 CT、腹部及睾丸 B 超排除颅外疾患（睾丸，纵隔和妇科生殖细胞肿瘤）颅内转移。

②肿瘤标志物：包括血/脑脊液 AFP、β – HCG 及脑脊液细胞学。

③常规化验：血常规及生化，电解质尤其重要：鞍区 GCTs 往往有电解质紊乱，早期以低 Na^+ 多见，较晚期以高 Na^+ 为主。内分泌：病程较长的鞍区 GCTs 患者甲状腺功能常低下，补充相应足量的激素可快速改善症状。

④认知功能检查：是评价治疗效果的必备项目。

（2）放疗方法及实施　放疗实现至少要经过以下四个环节：体模阶段、计划设计、计划确认、计划执行。四个环节有机配合，是放疗取得成功的关键。其中肿瘤准确定位、勾画，重要器官保护以及优化设计的照射方案是治疗的三要素。

①靶区：GCTs 常用靶区有局部照射（Focal Radiotherapy）、全脑室照射（Whole – Ventricle Irradiation，WVI）、全脑照射（Whole – Brain Irradiation，WBI）和全脑全脊髓照射（Craniospinal Irradiation，CSI）。局部照射复发风险最高。CSI 近远期毒副反应明显，WVI/WBI 加局部推量是目前主要的治疗选择。对于鞍区或松果体区单/双发病灶，首选 WVI 加局部推量；对于单侧或双侧底节 GCTs，优选 WBI 加局部推量；发生肿瘤播散或脊髓种植者应选 CSI，对于其他少见部位 GCTs，原则上照射野应涵盖潜在转移部位。

②剂量

GE：局部总剂量 DT 30～36Gy，WVI/WBI/CSI 预防照射剂量 DT 20～24Gy。

NG – GCTs：局部总剂量 DT 45～60Gy，鞍区 DT≤54Gy，CSI DT 30～36Gy。

（3）放疗注意事项

①患儿年龄越小，放疗导致的后遗反应越严重，特别是鞍区照射剂量是影响生存质量的最重要因素。

②放疗过程中，肿瘤体积，脑室大小可能变化很快，应及时复查影像并调整照射靶区。

③在保护正常组织的同时防止漏照。如 WBI/CSI 时，特别注意筛板嗅沟处要包括在照射内（肿瘤种植的好发部位）。儿童 CSI 时，椎体和椎间孔应完整包括在射野内，否则易引起成年后脊柱侧弯畸形，射野下界在骶 2 或更低。女性患儿脊髓照射时，应尽可能降低卵巢剂量。

④对年幼体弱患儿采用电子线或 X 线混合照射脊髓以减轻放疗反应在国内外均有报道，优点是照射野外组织剂量锐减，放疗早期反应远比采用 X 射线轻，有较好耐受性，但照射精确性和衔接处的剂量均匀性不佳，远期效果不明确，应慎重采用。

⑤GE 标准治疗方案是化疗联合减量放疗，（2）中剂量为放化疗联合治疗时的推荐剂量，单次量不应超过 1.8Gy。

⑥现有技术和经验不能准确预测 GCTs 播散，单发或鞍区/松果体区双灶 GCTs 推荐 WVI/WBI 加局部照射推量，对幼小女童选择 CSI 应十分慎重。

⑦勾画靶区时，GTV：为 CT/MRI 增强病灶或瘤床，外扩 0.5 ~ 1cm 为 PTV，推荐 CT/MRI 融合。

4. 疗效及毒性作用

早期急性反应，主要是胃肠道黏膜反应和血液毒性，晚期迟发性反应，一般发生在治疗 6 个月至 2 年之间，或更长。主要表现为神经认知功能降低，放射性坏死多见于 NG – GCTs。

（1）放射反应

①消化系统症状：厌食、恶心、呕吐、腹泻为常见症状。特别是鞍区肿瘤常常压迫导致下丘脑 – 垂体轴功能紊乱，如 T_3、T_4、皮质醇低下，往往加重症状，补充足量的激素特别是糖皮质激素尤为重要。CSI 时，患者有时合并轻度的生理性腹泻，对症治疗即可，消化道反应甚至在放疗结束后 3 ~ 6 个月仍然存在。

②循环系统：鞍区肿瘤常合并低钠、低钾血症，少数合并高钠、高氯血症，放疗中必须高度重视电解质的调节。

③血液系统：脊髓照射时一般先有白细胞降低，随后血小板和红细胞下降。

（2）放射性损伤

①智力障碍：在放疗后数月至数年发生的脑白质异常、脱髓鞘、微血管钙化及脑萎缩是 MRI 上最常见的影像学改变。这些改变导致患者认知功能下降、语言障碍，损伤发生的时间和程度与年龄、照射剂量、单次量、照射体积、是否行化疗均相关联。

②身高影响：儿童接受脊髓照射时，脊柱生长减缓，出现坐高较矮（短脊柱）的现象，联合放化疗可加重骨骼的生长缓慢。

③甲状腺、性腺和腮腺：既往 CSI 采用二维放疗技术，腺体位置接近照射野，很容易损伤，运用 IMRT 技术极大降低了腺体受照剂量。

④继发性肿瘤如脑膜瘤、胶质瘤及肉瘤均有不少报道，其发生与放疗剂量最密切，同时化疗也可诱发继发肿瘤发生。

⑤放疗结束后数周至数月，患者出现低头触电感，是放射性脊髓炎的典型早期表现，运用激素、维生素 B_1、维生素 B_{12} 和高压氧治疗可完全缓解。

⑥放射性脑和脊髓坏死：依据放射性坏死的位置而产生相应的症状和体征。如截瘫、偏瘫、失语、视力下降、失明、电解质紊乱、高热和复视等，是最严重的放疗并发症，应积极对症治疗。

5. 随访

放化疗结束后，2 年之内每 3 个月随访一次，第 2 ~ 5 年每半年一次，5 年之后每年一次。

随访项目：血常规、生化、内分泌，肿瘤标志物、脑脊髓核磁，生长发育及认知功能评估等。

第三节　垂体腺瘤

【诊断标准】

起源于垂体后叶神经垂体部分的肿瘤（垂体细胞瘤、神经节胶质瘤或迷芽瘤）罕见，本节重点放在垂体前叶的肿瘤。垂体腺瘤是腺垂体前叶的良性肿瘤，诊断分组织病理诊断和生化诊断。

【治疗原则】

1. 一般原则

治疗决策涉及神经影像、眼科、内分泌科、神经外科、放疗科和病理科等。其目的在于提高生存和生活质量，消除占位效应和相关症状体征，保留和恢复正常垂体功能，预防肿瘤复发。

对于无功能型微腺瘤和无症状的微小泌乳素腺瘤可以观察。肿瘤体积生长，出现激素分泌过多症状和（或）视野缺损程度恶化时，则进行治疗。手术是大多数高分泌垂体瘤（肾上腺素、生长激素和促甲状腺素腺瘤）的首选治疗，药物治疗则是泌乳素腺瘤的首选治疗。对于术后肿瘤残留、激素控制不佳的患者需行术后放疗。对于分泌型垂体腺瘤，常需配合药物治疗。

常用的放疗技术有常规分次外照射（CFRT）、立体定向放射外科（SRS）和分次立体定向放射治疗（FSRT）。有不少机构倾向于采用 SRS 技术，原因为：治疗时间短、垂体功能减退发生率少、达到生化缓解的间隔时间短以及第 2 原发癌少，但目前无随机研究比较两者优劣。通常 SRS 适应证为：肿瘤小于 3～4cm、影像学界限清楚、距离视路 3～5mm 以上（这样视交叉和视神经的受照剂量 <8～10Gy）。

2. 常见垂体腺瘤治疗原则

（1）泌乳素分泌型垂体腺瘤　最常见的垂体腺瘤，占 27%。有症状的泌乳素分泌型垂体腺瘤，可首选多巴胺受体激动剂治疗，可使泌乳素水平达到正常范围，并有效减小肿瘤体积。常用药物包括溴隐亭和卡麦角林。对于视力迅速下降、药物治疗后腺瘤体积仍增大、激素水平控制不佳者，可优先选择手术治疗。术后肿瘤残留、激素控制仍不佳者应放疗。

（2）生长激素分泌型垂体腺瘤　该型患者，降低激素水平与消除占位效应同等重要。首选手术，可使 60%～70% 患者达到治愈标准。术后肿瘤残存和生长激素水平持续升高，应放疗，局部治疗失败后，药物治疗也有部分效果。有三类药物可选：生长抑素类似物（奥曲肽和兰瑞肽）、多巴胺受体激动剂和 GH 受体拮抗剂（培维索孟）。

（3）促皮质激素分泌型垂体腺瘤　选择性经蝶入路肿瘤切除术是表现为库欣综合征的促皮质激素分泌型腺瘤的标准治疗方式，激素治愈率为 57%～90%。其他治疗均失败后，患者可接受双侧肾上腺切除手术。SRS 主要作为不宜手术或肿瘤残留的挽救性治疗。手术/放疗失败者可行药物终生治疗，但副作用明显。有两类药物：一类是调节垂体 ACTH 释放，另一类则抑制类固醇合成。

（4）无功能型垂体腺瘤　治疗首选手术减轻占位效应，完全切除后影像学随诊即可；术后残留者，可行放疗。

3. 放疗方法及实施

（1）体位固定　根据患者的一般情况和治疗需要选择体位。常选取仰卧位，头枕、热塑头膜等定位辅助器材固定体位，激光灯摆位。

（2）定位（靶区）　强烈推荐采用 CT 模拟定位。一般采用 6～10MV 光子射线，主要根据 MRI 来确定 GTV，包括其侵犯的邻近解剖区域，GTV 外扩 0.5 ~ 1cm 为 CTV。侵袭性肿瘤如侵及蝶窦、海绵窦或其他颅内结构，应考虑适当扩大靶区边界，通常将整个鞍区和完整的海绵窦包括在 CTV 内。

（3）治疗计划　应以 95% 靶体积定义处方剂量。无功能型垂体腺瘤通常总剂量为 45 ~ 50.4Gy，每日 1.8Gy；功能型垂体腺瘤剂量稍高，为 50.4 ~ 54Gy，每日 1.8Gy。危及器官剂量限定：脑干 ≤54Gy，晶状体 ≤9Gy，视神经 ≤54Gy，视交叉 ≤54Gy，颞叶 ≤54Gy。

（4）验证　物理师完成治疗计划后，主管医师、副主任以上医师评价并确认计划签字。首次治疗时，主管医师应与物理师及技师共同参与摆位并进行加速器上的治疗验证，拍摄并留取验证片，保证治疗的准确进行。若采用 IMRT 技术治疗，物理师还需行剂量验证。

（5）质量评估　放疗实施中，医师每周检查患者，并核查放射治疗单。观察治疗反应，及时对症处理。

4. 疗效及毒性作用

（1）疗效评估　垂体腺瘤治疗后，应每半年进行一次视功能、MRI 检查和激素水平监测。肢端肥大症患者，最常用的指标是治疗后 GH 水平小于 $1.0\mu g/L$，同时需监测胰岛素样生长因子水平；泌乳素分泌型垂体瘤治疗目标是将 PRL 降至正常；对库欣病治疗反应评价需要监测血浆和尿液皮质类固醇水平和血浆 ACTH 水平。性腺、甲状腺和肾上腺功能也需要定期评价。

（2）毒性作用　急性毒性反应少见，症状轻微。晚期毒性反应：常见垂体功能下降、白内障、视功能受损等，放射性脑坏死罕见，重点在于预防，避免危及器官接受过高剂量的照射。

第四节　脑 转 移 瘤

脑转移瘤约为原发颅内肿瘤的 10 倍。美国每年新诊断的脑转移瘤病例为 10 万 ~ 17 万，发病率为（8.3 ~ 11）/10 万。绝大多数脑转移瘤患者已知原发病灶，10% ~ 15% 的患者查不到原发灶。脑转移瘤中以肺癌转移最常见，占 30% ~ 60%，其他包括乳腺癌、黑色素瘤、胃肠道恶性肿瘤；泌尿生殖系统恶性肿瘤和皮肤癌较少；儿童则以肉瘤和生殖细胞肿瘤多见。

转移瘤主要通过血液循环传播到脑，瘤细胞在脑灰 - 白质结合部截留，该区的血管腔明显变小；瘤栓达到 1mm 时，诱导血管源性通透性增加，破坏血 - 脑屏障，形成生长环境。脑血流量较大区域更易发生脑转移，大脑半球占 80%，小脑占 15%，脑干占 5%；脑膜和颅骨的转移也可见到。

脑转移瘤分为结节型和弥漫型。结节型多呈球形生长，边界清楚，多发的肿瘤大小不一。弥漫型较少见，有时与结节型并存，可为脑膜种植。转移瘤的组织形态学随原发肿瘤的特点而异。对未查明原发病灶的病例，免疫组织化学技术可指导查明原发病灶。

【诊断标准】

1. 临床表现

约 2/3 的脑转移瘤患者有症状，包括头痛、癫痫、认知障碍、局限性神经功能障碍、颅内压增高及颅内出血等。肿瘤标志物升高可指导诊断和治疗,立体定向活检,或手术切除病灶,可确定病理及推测肿瘤来源。

2. 辅助检查

(1)影像学 已知原发病灶患者,一旦出现神经系统症状体征,需作头部影像检查。

(2)头颅 CT 扫描 CT 平扫时,转移瘤比周围脑组织的密度低或稍高;瘤中出血表现为高密度影像。静脉碘对比剂(30～40g)的强化 CT 时,多数转移瘤会被强化。高剂量碘对比剂(80～85g),延迟 1～3 分钟扫描,进一步增加了多发性转移瘤的检出率。强化的 CT 扫描能检出大部分软脑膜播散者。

(3)头颅强化 MR MR 比其他影像技术更敏感,更具特异性。MRI 能清楚显示转移瘤部位和数目及其周边血管源性水肿。病灶在 T1WI 上为等至稍低信号,T2WI 或 FLAIR 上为高信号。灶周水肿为长 T1WI、长 T2WI。转移瘤根据病变的组织类型(如出血、坏死和色素等),可表现为不同的信号密度。Gd-DTPA 的薄层 MR 扫描,能检测出更多的小瘤灶,肿瘤被明显强化,与脑组织形成较好的对比,并且影像不受骨伪迹干扰。肿瘤的脑膜种植表现为脑膜病理性强化。

对肿瘤全切除患者,定期进行影像学复查,若病灶区出现新的强化处,肿瘤复发可能性大。而放疗后的照射区强化,必须鉴别肿瘤复发与放射性坏死。两者在影像上不易区分。

【治疗原则】

脑转移瘤的治疗方案制定涉及神经外科、神经肿瘤科、放射治疗科、影像诊断科和病理科。治疗方法包括:对症的药物、手术、放疗(包括放射外科)、化疗、靶向治疗和其他新的方法。治疗方法的选择要根据患者年龄、转移瘤个数、一般状况、有无其他脏器转移、既往治疗史、患者对神经认识功能的忧虑和风险承受力及患者意愿等来评估。与脑转移瘤数目相比,转移瘤总体积是个更好的预后指标,并且与总生存期和局部肿瘤控制相关。另外脑转移瘤预后也与原发组织病理类型和颅外病灶控制情况密切相关。

1. 对症药物治疗

对肿瘤及其水肿导致症状较重的患者,皮质醇激素(地塞米松或甲泼尼龙)和降颅内压药物能有效缓解高颅内压症状,待病情平稳后再采取其他治疗方法。有癫痫发作者需要抗癫痫药物治疗。

2. 肿瘤切除

单发脑转移瘤,如果病灶造成明显占位性效应,且药物治疗不能缓解症状时,需要手术切除,肿瘤部位是决定手术的重要因素。手术切除肺、乳腺、直肠和肾细胞癌的单发脑转移瘤,患者受益明确;单发脑转移瘤手术联合 WBRT 比单独 WBRT 治疗显著延长生存期,而且症状控制相对更好,尤其是对于直径大于 3cm 的单发肿瘤,手术效果也比 SRS 要好。转移灶超过 3 个的患者不能从单纯手术中获益。对放、化疗敏感的肿瘤,如小细胞肺癌、生殖细胞瘤、淋巴瘤,多不需要手术。颅内多发转移瘤一般不首选手术,但当病灶威胁生命,或诊断不明确的情况下,应手术治疗。放疗失控的转移瘤有时也需要手术治疗。

3. 全脑放疗（WBRT）

目前对脑转移瘤，尤其是多发病灶者，WBRT 仍是"标准"治疗方案，不仅可以治疗影像上可见的脑转移瘤，还可以治疗潜在转移灶。通常采用 25 ~ 40Gy 剂量，分 5 ~ 20 次照射。在不同剂量、不同分次的临床实践中，虽然没有生存期的差异，但神经系统症状进展的中位时间，在较长时间治疗组中更长。美国放射肿瘤协会（RTOG）根据递归分割分析（RPA）显示，RPA I 级（原发肿瘤控制，年龄 ≤65 岁，KPS ≥70，没有中枢神经系统以外的转移灶）的中位生存期为 7.1 个月；RPA III 级（KPS < 70，年龄 >65 岁，有其他系统性疾病）的中位生存期为 2.4 个月；RPA II 级的中位生存期为 4.2 个月。用超分割（每天 2 次），局部补加剂量（54.4Gy），并不使患者总生存期受益，其毒性作用与常规（30Gy/10f）相似。小细胞肺癌治疗后肺部达到完全缓解或部分缓解的患者行全脑预防照射可降低脑转移的发生，同时能够提高长期生存率。

全脑放疗作为手术后的补充治疗多数可延长患者的生存期。WBRT 联合替莫唑胺 [放疗期间 75mg/（m^2·d）]，可提高影像学的肿瘤控制率，患者有较好的神经症状改善，中位生存期有延长倾向。放射增敏剂研究中，Bromodeoxyuridine（溴脱氧尿苷，BrdUrd）（放疗时 0.8g/m^2，4 次/周）、Motexafin Gadolinium（MGd），对总生存期并没有延长，似乎在改善肺癌组患者神经系统症状进展和认知功能方面起作用。

4. 立体定向放射治疗（SRT）

SRT 包括单次照射的 SRS 和 2 ~ 5 次分割的 FSRT，对新诊断的 ≤3 个脑转移瘤，影像学上没有明显占位性效应的可以首选 SRS 治疗。随诊发现新病灶时，可重复 SRS 治疗；如再多发，可以联合 WBRT，或其他治疗。SRS 也可作为 WBRT 后对单个或多个脑转移瘤作强化治疗；SRS 还可用于 WBRT 或手术后残存、复发的脑转移瘤的补偿性治疗。SRS 治疗的肿瘤局部控制率为 80% ~ 90%，不引起长期的神经毒性。WBRT 联合 SRS 强化治疗，可明显地改善总生存期，按 RPA I、RPA II 和 RPA III 级，患者的中位生存期分别为 16.1、10.3 和 8.7 个月。

有 1 级、2 级、3 级、4 级循证证据，对单发或多发转移瘤（KPS > 70），SRS + WBRT 比单纯 WBRT 的生存期明显延长。1 级、2 级循证证据，SRS + WBRT 比单纯 SRS 的远处复发率低；但两者生存进展情况相当。循证 2 级证据，手术 + WBRT 与 SRS ± WBRT 均为有效治疗方法，生存率相似。循证 3 级证据，对单发病灶，单纯 SRS 与手术 + WBRT 对维持患者功能状态和生存期相近；一旦发现远处复发，可反复 SRS。对 <3 个病灶，SRS 生存获益优于 WBRT。

5. 其他治疗

（1）化疗　对多发脑转移瘤可考虑化疗，药物 Nitrosoureas（亚硝基脲类），如 BC-NU 和 CCNU；Thiotepa（噻替派）和 Temozolomide（替莫唑胺）可以通过血 – 脑屏障。目前数据显示以上这些化疗都未能显著提高脑转移瘤的生存期。

（2）靶向治疗　现有药物吉非替尼（Gefitinib；易瑞沙，Iressa）、厄洛替尼（Erlotinib；特罗凯，Tarceva），奥希替尼（泰瑞莎，Osimertinib）等定向作用于癌细胞生长和增殖的信号通道上，包括 DNA 修复、细胞生存、浸润、新血管形成、转移和凋亡等。这些生物制剂作用于细胞蛋白受体，或肿瘤微环境的某些成分，对原发病灶和脑转移瘤有抑制作用，或与放疗、化疗产生协同作用。

（3）免疫治疗、基因治疗和其他新的方法在不断地研发中。

【放疗适应证、禁忌证】

单发或多发脑转移瘤一经确诊，均可考虑放疗和（或）放射外科治疗；如果肿瘤产生明显占位效应，危及生命如高颅压时，应评估放疗风险并请神经外科会诊。

【放疗方法及实施】

1. 全脑放疗（WBRT）

对幕上脑转移瘤，一般给予 Dt（30~40）Gy/（2~3）w；对单发病灶可缩野局部追加剂量，（15~20）Gy/（1.5~2）w。放疗期间多同时使用激素和降颅压治疗。

2. 立体定向放射治疗（SRT）

设备包括伽玛刀、射波刀，以及新型直线加速器等。

3. 伽玛刀

依靠 Leksell 伽玛刀©发射的伽玛线实现 SRS，精确度最高。

（1）固定伽玛刀 SRS 采用 Leksell G 型头架。而 FSRT 一般采用热塑面膜，或口持器及负压枕等可重复定位的方法固定。

（2）定位影像扫描

①CT 定位扫描：采用碘强化扫描。用适配器将头架固定于检查床上。CT 定位无影像畸变；对颅骨病变成像清晰，对颅内病变和脑组织清晰度远不如 MRI，尤其对后颅窝病变。

②MR 定位扫描：Gd–DTPA 的强化轴位 T1WI，或 3D–TOF 扫描，无间隔 2mm 层厚。高分辨率 MR，双倍对比剂强化的全脑扫描，能探明更多的转移瘤，是治疗计划理想的定位方式。如体内有金属植入物者不宜作 MR 扫描。

（3）治疗计划　伽玛刀 SRS 常用 50% 的等剂量曲线包裹病灶。计划靶区（PTV）尽可能充分覆盖肿瘤（GTV），治疗剂量 – 体积直方图（DVH）中接受的处方剂量体积接近 100%。

处方剂量选择：对单发转移瘤，最大直径 ≤20mm，单次周边最大耐受剂量为 24Gy；直径 21~30mm，周边剂量为 18Gy；直径 31~40mm，周边剂量为 15Gy。多发转移瘤，预计联合 WBRT 者，单次处方剂量减少 30%。实际上，治疗处方剂量很大程度取决于肿瘤的解剖位置、肿瘤体积、既往放疗史和预计副作用的风险评估，一般病灶边缘剂量为 14~24Gy。

FSRT 通常用于肿瘤体积较大的病例中，分次给量之间使亚致死损伤有效修复，提升了破坏肿瘤的剂量，从而更好地保护正常脑组织。处方剂量受限于肿瘤周围脑组织的耐受性。

（4）治疗质量保证与实施　主管医师与物理师共同完成治疗计划，由经验丰富的医师评价并确认治疗计划。核对治疗单与患者信息无误，主管医师和技术员共同启动、监测照射治疗。整个治疗过程的相关人员均需在治疗计划单上签字。

（5）治疗后及随访　患者在治疗结束时可用类固醇激素和脱水剂治疗，预防性抗癫痫治疗尚未达成共识，但当转移瘤靠近皮层，尤其多发、灶周水肿严重者，给予适当的抗癫痫治疗是必要的。

按医生建议，治疗后每 2~3 个月进行一次临床随诊和 MR 复查，病情变化随时复查，以及时发现新发肿瘤、脑水肿，或出血等情况。

【放疗疗效评估方法】

放疗近期反应包括颅内高压、头痛及呕吐、发热、秃发等。远期反应为记忆力减退、认知障碍、严重的痴呆、脑坏死等。毒副反应发生率为 10% ~ 50%，激素治疗可改善症状。

第五节 脑 膜 瘤

脑膜瘤来源于脑膜的蛛网膜帽状细胞，是脑组织外肿瘤，占所有颅内肿瘤 15% ~ 20%，是最常见的颅内良性肿瘤，多见于中老年女性，病理分为：良性占 90%，非典型占 5% ~ 7%，恶性占 3% ~ 5%；随着 CT 及 MRI 技术的应用，许多无症状脑膜瘤偶然发现。

【诊断标准】

1. 临床表现

（1）神经症状　脑膜瘤生长慢，病程长，根据肿瘤位置不同，产生相应症状，多以头疼和癫痫为首发症状。

（2）颅骨局灶性变化　邻近颅骨的脑膜瘤常可造成骨质变化。表现为骨板受压变薄，或骨板被破坏，甚至穿破骨板侵蚀至帽状腱膜下，头皮局部可见隆起，也可使骨内板增厚，增厚颅骨内可含肿瘤组织。

2. 影像学检查

（1）X 线平片

①局限性骨质改变，骨板增厚或变薄。

②颅板血管压迹增多。

（2）CT 扫描　平扫 CT 呈现孤立的等密度或高密度占位病变，密度均匀一致，边缘清晰，瘤内可见钙化，增强后可见肿瘤明显均匀强化。

（3）MR 扫描　MRI T1 像上 60% 肿瘤与灰质信号相同，30% 低于灰质的低信号，在 T2 像上，50% 为等信号或高信号，40% 为中度高信号，也可能为混杂信号，肿瘤边界清楚，圆形或类圆形，多数边缘有一条低信号边，呈弧形或环形。增强后呈均匀明显强化。

3. 诊断

根据典型的影像学表现，脑膜瘤多能临床诊断，病理分型需术后确认。

【治疗原则】

1. 一般原则

对于体积小、无明确神经症状的脑膜瘤可定期观察，若出现症状或影像学上呈现进行性增大，应积极干预。

2. 治疗策略

（1）手术　通过手术切除肿瘤是大多数脑膜瘤的主要治疗方法，能迅速解除肿瘤占位效应，缓解症状。

（2）放疗　放疗可以降低肿瘤局部生长速度，分为常规分次放射治疗（CFRT）和立体定向放射治疗（SRT），各有利弊。肿瘤体积大，附着硬膜广泛时适用于前者，肿瘤体积小且边缘清晰时适用于后者。脑膜瘤术后是否需要放疗要考虑肿瘤级别、手术切除程度，区别对待。

①WHO Ⅰ级脑膜瘤：Simpson 1~3级切除者，需观察或放疗；Simpson 4~5级切除者需放疗。

②WHO Ⅱ~Ⅲ级脑膜瘤：无论手术是否全切除，均推荐术后放疗。

3. 放疗方法及实施

（1）CFRT原则

①推荐采用IMRT/VMAT，可以显著降低正常脑组织照射剂量。制定放疗靶区时要准确判断肿瘤是否残余及其位置；肿瘤蔓延方向，特别注意穿过的神经孔、受侵犯的骨组织、脑膜尾征等，如肿瘤已经侵入脑实质，也应包括在靶区内。

②分层治疗：WHO Ⅰ级脑膜瘤，放疗时多存在明确病灶。制定GTV时应包含肿瘤残余灶和异常骨组织，无需刻意包含尾征样硬膜。CTV推荐沿硬膜及异常骨组织将GTV外扩0.5~1cm，对于未受侵的脑组织无需过多涵盖，PTV常为CTV外扩3mm，放疗剂量为45~54Gy，每日1.8~2Gy。

WHO Ⅱ级脑膜瘤，GTV应包含术后残余肿瘤或手术全切后的瘤床，CTV在GTV基础上根据周围解剖结构外扩0.5cm，并包含可疑受侵脑组织，PTV范围同WHO Ⅰ级脑膜瘤，推荐剂量为54~60Gy，每日1.8~2Gy。

WHO Ⅲ级脑膜瘤，制定GTV时无需考虑手术切除范围，应包含MRIT1增强上瘤床以及所有残余结节状强化和骨质异常区域，可参考RTOG-0539的策略制定两个CTV同步推量，其中CTV54Gy为在GTV基础上外扩2cm，CTV60Gy为在GTV基础上外扩1cm。PTV为在CTV基础上外扩3~5mm。

（2）SRT原则

①治疗适应证：中、小型深部肿瘤；术后残留、复发；不适合开颅手术者。

②SRS/FSRT选择：一般认为肿瘤体积越小，远离重要功能区首选SRS；肿瘤体积大，如直径大于3~4cm，或紧邻重要功能区适合FSRT。

③放疗处方剂量：一般来讲，SRS剂量窗为12~15Gy。对于较大肿瘤，采用FSRT，调节剂量－体积间的关系，5~8Gy/f，共4~8次，控制肿瘤同时，减少水肿发生。

（3）毒副反应

①脑水肿：一般不到7%，脑水肿大多发生于照射后3~8个月，症状轻微可观察；如出现神经功能障碍，则需应用类固醇激素、脱水剂甘露醇等药物和高压氧治疗，个别病例需做开颅减压手术。

②周围重要神经血管结构损害：多见于SRT治疗颅底病灶后，尤以视神经和面神经对射线最为敏感，重点在于预防，治疗时视神经受量不大于10Gy、面神经受量在14Gy以下。

（4）随诊　每半年定期进行影像及临床检查，重点评估患者生活质量，而非单纯观察肿瘤大小。

（邱晓光　郑宝敏　徐建堃）

第五章 头颈肿瘤

第一节 鼻 咽 癌

【诊断标准】

流行病学：鼻咽癌我国南方地区多见，尤以广东广西地区高发。

临床表现：鼻咽癌常见的临床表现为三大体征（原发肿瘤、颈部淋巴结和颅神经）、七大症状（耳鸣、听力下降、鼻塞、回涕带血、头痛、面麻、复视）。这些表现是鼻咽部肿瘤本身或肿瘤压迫，侵犯局部周围结构和颈部淋巴结转移所致。

影像检查：鼻咽镜检查发现鼻咽肿物。CT、MRI 明确肿瘤范围和淋巴结转移状态，胸腹 CT、超声、骨扫描、必要时 PET – CT 除外远地转移。

实验室检查：EBV 抗体检测，EBV – DNA 拷贝数检测。

病理诊断：尽量以鼻咽肿物活检获得病理诊断，这是诊断金标准。当肿瘤位于黏膜下且鼻咽多次活检失败后可采用颈部淋巴结穿刺活检，一般不建议采用颈部淋巴结切取活检的方法进行确诊。EBER 免疫组织化学检查有助于诊断。

病理分型：2005 年国际卫生组织（WHO）制定的"上呼吸道和耳肿瘤的组织学分类"，分为角化性鳞状细胞癌、非角化性癌、基底细胞样鳞癌三大类。非角化性癌包括分化型和未分化型。

【临床分期】

结合临床检查、鼻咽镜检、鼻咽颈部 CT/MRI 检查明确原发肿瘤侵及范围及区域淋巴结转移状态。胸部 CT 或 X 线胸片、腹部超声和骨扫描必要时 PET – CT 对排除远地转移是必要的。

颈部转移淋巴结诊断时推荐参考依据增强 MRI 或 CT 扫描结果，以下情况可考虑为阳性淋巴结：

◆ 横断面图像上淋巴结最小径≥10mm。

◆ 中央坏死或环形强化。

◆ 同一高危区域≥3 个淋巴结，其中最大淋巴结短径≥8mm（高危区定义：N0者，Ⅱ区；N＋者，包括转移淋巴结所在区及下一区）。

◆ 淋巴结包膜外侵犯（征象包括淋巴结边缘不规则强化；周围脂肪间隙部分或全部消失；淋巴结互相融合）。

◆ 咽后淋巴结：最大横断面的短径≥5mm。

鼻咽癌的临床分期目前采用美国癌症联合委员会（AJCC）2018 年第 8 版（国内国

际统一）。

2018 年 AJCC 第 8 版修订的鼻咽癌 TNM 分期系统如下：

1. T 分期

Tx：原发肿瘤无法评估；

T0：未发现肿瘤，但有 EBV 阳性的颈部淋巴结转移；

T1：肿瘤局限于鼻咽，或者侵及口咽和/或鼻腔，但未侵及咽旁间隙；

T2：肿瘤侵犯咽旁间隙和/或邻近软组织受侵（翼内肌、翼外肌、椎前肌）；

T3：肿瘤侵犯骨性结构如颅底、颈椎、翼状结构和/或鼻旁窦；

T4：肿瘤侵犯颅内、颅神经、下咽、眼眶、腮腺和/或超过翼外肌外侧缘的广泛软组织。

2. N 分期

Nx：无法评估区域淋巴结；

N0：无区域淋巴结转移；

N1：单侧淋巴结转移，和/或单侧或双侧咽后淋巴结转移；淋巴结最大径≤6cm，位于环状软骨下缘以上区域；

N2：双侧颈部，最大径≤6cm，环状软骨下缘以上区域淋巴结转移；

N3：单侧或双侧颈部淋巴结，最大径 >6cm 和/或延伸到环状软骨下缘以下区域。

3. M 分期

M0 无远处转移；

M1 有远处转移。

4. 临床分期

分期	T	N	M
0 期	Tis	N0	M0
Ⅰ 期	T1	N0	M0
Ⅱ 期	T0 ~ 1	N1	M0
	T2	N0 ~ 1	M0
Ⅲ 期	T0 ~ 2	N2	M0
	T3	N0 ~ 2	M0
ⅣA 期	任何 T	N3	M0
	T4	N0 ~ 2	M0
ⅣB 期	任何 T	任何 N	M1

【治疗原则】

1. 一般原则

放射治疗是鼻咽癌首选的根治性治疗手段。

早期鼻咽癌（T1N0M0）可采用单纯放疗获得根治。

临床 Ⅱ 期鼻咽癌可以采取单纯放疗或者同步放化疗。

局部进展期鼻咽癌的最佳治疗方案是临床研究；同步放化疗 +/ – 辅助化疗；诱导化疗 +同步放化疗；同步放化疗是可以选择的方案。同期化疗方案推荐单药顺铂（1 类）。

不能耐受同步放化疗的局部进展期鼻咽癌采用单纯根治性放疗或者根治性放射治疗联合泰欣生治疗。

根治性放疗后颈部有残留淋巴结，可以密切观察 3~6 个月，无变化或有所增大则进行手术切除，或 PET/CT 检查、细胞学检查做参考指导手术。

ⅣB 期患者：临床研究；可选择以铂类为主的全身系统治疗方案，如系统化疗后达到完全缓解，可行鼻咽及颈部的根治性放疗或者放化疗。如果不能达到完全缓解，放疗可用于原发灶或远处转移灶的姑息治疗；对于非常局限的微小转移或者肿瘤负荷小的患者，以及鼻咽或者淋巴结症状严重的，也可以考虑先行同步放化疗，后给予全身化疗；对于选择性的寡转移患者可以采用放疗或者手术治疗寡转移灶。

放疗推荐使用调强放射治疗（IMRT）技术，没有条件的中心应将患者转到相应的专科医院就诊治疗。

2. 放射治疗适应证和禁忌证

鼻咽癌对放射治疗敏感，放疗禁忌证包括：一般情况差，合并严重内科合并症，或者各种原因不能接受放疗体位要求；肿瘤有深溃疡合并感染，累及颈鞘或大血管，出血倾向明显；颈部淋巴结巨大，有远处转移高危风险等情形可不首选放射治疗。可先行化疗或纠正内科并发症，一般情况好转后再行放射治疗。

3. 放疗前准备工作

口腔处理特别是拔除牙齿应在放疗前 1~2 周完成，拔除牙齿要安排在定位前做。

（1）检查全口牙齿、牙周和黏膜情况，了解患者既往口腔保健方法、习惯、效果和对口腔疾病的认知情况，根据患者口腔现状给予详细的口腔卫生指南。

（2）全口洁齿。

（3）治疗牙龈炎和慢性牙周炎。

（4）充填龋坏牙齿，磨光尖锐粗糙的牙尖，去除不良修复体。

（5）拔除残冠/残根，牙周炎以及反复感染的病灶牙。

4. 放疗剂量

根治性放疗：原发灶以及受侵淋巴结：66~74Gy（2.0Gy/f；同期加量 IMRT 的分次剂量 2.0~2.24Gy/f）。颈部未受侵淋巴结区域：44~64Gy（1.6~2.0Gy/f）。

5. 联合化疗

（1）同步放化疗　是局部进展期鼻咽癌的标准治疗方案，放化疗方案：

标准方案：单药顺铂 100mg/m²，d1、d22、d43。

备选方案：单药顺铂 40mg/m²，每周 1 次。

（2）辅助放化疗　同步放化疗后的辅助化疗是 NCCN 推荐的（1 类），放化疗方案：

标准方案：顺铂 80mg/m²，d1；5 - FU 1000mg/m²，d1~d4，28 天一个周期，共 3 个周期。或者卡铂 + 5 - FU（2B）

（3）诱导化疗　诱导化疗后给予同步放化疗 NCCN 推荐级别为ⅡA 类，可采用多西他赛 + 顺铂 + 5 - FU（Ⅰ类 EBV 相关鼻咽癌，ⅡA 类非 EBV 相关鼻咽癌）TP（2B）方案或顺铂 + 表阿霉素 + 泰素。

6. 联合靶向治疗

尼妥珠单抗联合放疗与单纯放疗比较的Ⅱ期临床试验提示在局部晚期鼻咽癌中有

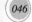

临床受益。EGFR 阳性者可以采用，尼妥珠单抗使用方法是 100mg/次，每周 1 次。

【放疗方法及实施】

1. 体位固定

取头后伸仰卧位，头垫合适角度的头枕，用头颈肩热解塑料面罩固定，在面罩上建立参考坐标系。

2. CT 模拟定位

在 CT 模拟机下以固定好的体位进行增强扫描，扫描范围从头顶皮肤扫描至锁骨头下缘下 2.0cm 水平，扫描层距为 2.5～3mm。

3. 靶区定义及勾画

关于治疗靶区，应当按照 ICRU - 62 指南，根据大体肿瘤靶区（GTV）加上微小病灶的临床靶区（CTV）边缘，以及每日靶区定位误差边缘来制定计划靶区（PTV）。

（1）GTV 指肿瘤的临床灶，为一般诊断手段（包括临床检查、CT/MRI/PET 检查）能够诊断出的、可见的、具有一定形状和大小的恶性病变的范围。包括原发灶、转移淋巴结和其他转移灶。

（2）CTV 是按一定时间剂量模式给予一定剂量的肿瘤临床灶、亚临床灶以及肿瘤可能侵犯的范围。根据肿瘤可能累及的程度将 CTV 分为 CTV1 和 CTV2。

①CTV1：邻近肿瘤的软组织或淋巴结：鼻咽、咽后间隙、咽侧间隙、颅底、后组筛窦、蝶窦下部、翼腭窝、翼内肌、翼外肌的一部分（若翼外肌受侵，则要包括整块肌肉）、鼻腔和上颌窦后 1/3 及上颈淋巴结。CTV 包括Ⅰb 区的情形有：Ⅱa 区有大于 3cm 阳性淋巴结；或转移淋巴结侵犯皮肤；颈部淋巴结侵犯颌下腺，原发肿瘤侵犯鼻腔前部和口腔；颈部行过不规范手术，或者淋巴结活检术。

②CTV2：淋巴结预防照射区（亚临床灶或微小转移灶）。

关于淋巴结区域的 CTV，淋巴结阴性的早期鼻咽癌患者（T1、T2aN0M0）不做下颈部预防照射（CTV 可不包括Ⅳ和Ⅴb 区）；其他非血行转移鼻咽癌患者均应行全颈预防照射。

PTV 是在 CTV 基础上外放 3～5mm。

4. 正常组织器官勾画及剂量限制

（1）危及器官（OAR）勾画　包括脑颞叶、脑干、脊髓、视交叉、视神经、中耳、耳蜗、口腔、颞颌关节、下颌骨和腮腺、晶体、甲状腺。

（2）计划危及器官体积（PRV）　在危及器官轮廓外扩 3mm 作为 PRV，目的是考虑到危及器官移动的可能性以及在整个治疗过程中的一些不确定因素的影响。

（3）危及器官的限制剂量　以 TD5/5 作为 OAR 的最大耐受剂量，即：颞叶 60Gy，脑干 50～55Gy，脊髓 40～45Gy，视交叉、视神经 54Gy，中耳 50～55Gy，耳蜗 30Gy，口腔 30～40Gy，下颌骨和颞颌关节 50Gy，下颌骨最大剂量小于 66Gy、腮腺平均体积受照射 26Gy。

5. 治疗计划设计

建议采用同步加量（SIB）调强放疗技术。

根治性放疗的处方剂量可设定为：

PGTV = 69.96 ~ 73.92Gy/33f, 2.12 ~ 2.24Gy/f。

PTV1 = 60.06Gy/33f, 1.82Gy/f;

PTV2 = 50.96Gy/28/f, 1.82Gy/f。

6. 治疗计划评估

①DVH 参数是否满足处方剂量要求，PTV 最大剂量：PTV 接受 >110% 的处方剂量的体积应小于 5%；PTV 最小剂量：PTV 接受 <95% 的处方剂量的体积应小于 3%。PTV 外的任何地方不能出现 >110% 的处方剂量。危及器官限量应依据各个中心制定的危及器官限制剂量，从而尽可能减轻正常组织的毒性反应，尽管这些限制剂量大多是根据经验制定的。

②适形度和均匀性：对于 DVH 参数相同的，选择适形度和均匀性较好的计划。

③冷点和高剂量的位置，以上①②两个方面接近的计划，选择冷点远离原发肿瘤，高于处方剂量的区域远离神经、黏膜、血管的计划。

7. 验证及质量评估

物理师完成治疗计划后，主管医师、副主任以上医师评价并确认计划。物理师、医师均需在计划上签字。首次治疗时，主管医师应与物理师及技师共同参与摆位并进行加速器上的治疗验证，扫描并留取影像资料，有条件的单位采用 CBCT 技术，保证治疗的准确进行。以后每周采用在线或离线的 CBCT 或 IGRT 验证。IMRT 治疗物理师还需行剂量验证。

放射治疗实施中，医师应每周检查患者，并核查放射治疗单、监测血象及观察治疗反应，及时给予对症治疗。

8. 重新制定治疗计划

根据患者原发肿瘤、颈部淋巴结消退情况及患者体重变化，若有以下情况，放疗 40 ~ 50Gy 时，重新扫描定位 CT，作新的放疗计划进行治疗。

（1）原发灶侵犯范围广泛占据鼻咽腔、推挤软腭，或紧邻重要器官如脑干、脊髓、眼睛及视神经等，放疗中肿瘤消退明显。

（2）颈部肿块较大，治疗中消退明显。

（3）体重下降较快，外轮廓变化较明显。

【疗效及毒副反应】

IMRT 时代，鼻咽癌 5 年总生存率达到 80% 左右。IMRT 技术的使用明显提高了局部控制率，远地血行转移已成为失败的主要原因。影响鼻咽癌预后的相关因素有：

1. 临床因素

包括临床分期、病理类型、患者一般状况和合并疾病及实验室肿瘤相关指标等。

2. 治疗因素

包括放疗技术、剂量分次时间、联合治疗模式。

3. 患者因素

包括地域、种族、遗传因素以及性别和年龄等。

放疗相关的急性反应包括：放射性黏膜炎、放射性皮炎、口干、鼻腔和口腔部黏膜溃疡、味觉减退或丧失、咽/食管反应（吞咽疼痛和吞咽困难）以及喉放射反应（咳嗽、声音嘶哑、进食水后呛咳）等，同步放化疗时上述反应加重同时还有造血抑制等全身反应。放疗结束后急性期的放疗反应基本可以减轻和消退。

放疗后晚期并发症主要为口腔干燥、放射性龋齿、皮肤萎缩变薄、皮下硬结和纤维化、听力下降和甲状腺及甲状旁腺功能下降等，同步放化疗时皮肤、涎腺和牙齿反应加重。

为了减少治疗相关的毒副反应，提高患者长期生存后的生活质量，选用剂量分布更为合理的放疗技术至关重要。还要注意放疗前准备工作，治疗中特别是放化疗期间要积极处理临床出现的毒副反应，制定并严格执行同期化疗减量和停药标准，避免因化疗毒性影响放疗按时完成。口腔及咽部黏膜炎的治疗除了对症处理外，还应注意患者的营养支持，以肠内营养（鼻饲、口服全营养液等）为主，必要时给予肠外静脉营养支持。

【操作注意事项】

（1）多种影像学手段检查，准确分期。

（2）完善的放疗前、中、后处理和患者教育。

（3）准确掌握治疗原则，结合患者情况、临床分期、肿瘤负荷、远转风险制定最佳治疗方案。

（4）准确确定肿瘤侵犯范围、掌握局部侵犯规律、颈部淋巴结分区定义、准确勾画靶区。

（5）全面评估计划，挑选最合适治疗计划，并通过计划验证。

（6）全程管理，根据肿瘤消退情况、CBCT 监测治疗中心和靶区变化情况适时调整放疗计划；关注患者症状变化情况，及时发现肿瘤坏死和鼻咽出血倾向。

（易俊林）

第二节　鼻腔、副鼻窦癌

【诊断标准】

在鼻腔副鼻窦肿瘤中，最常见的部位是鼻腔，约占 50%，其次是上颌窦，占 30% ~ 45%，筛窦、额窦和蝶窦的恶性肿瘤较少，占 5% 或以下。

临床表现：鼻腔肿瘤的临床表现主要有鼻塞、出血等，副鼻窦肿瘤起病较为隐匿，晚期侵犯相邻结构出现鼻腔、副鼻窦区疼痛、面部肿胀、眼球突出，视力改变、牙痛、牙齿松动等症状。

体格检查：鼻腔通气阻塞，鼻镜发现鼻腔肿物，面部隆起、肿胀压痛、眼球不对称，牙齿叩痛、松动等体征。

影像检查：内镜发现鼻腔肿物，鼻腔副鼻窦 CT/MRI 发现占位改变。颈部 CT、MRI 伴或不伴有颈部淋巴结肿大。

病理诊断：鼻腔肿物或副鼻窦肿瘤累及鼻腔，内镜下活检明确诊断（金标准），肿瘤位于副鼻窦，内镜下无法获取肿瘤组织者，可以内镜下手术或者开放手术，治疗同时获取病理诊断。病理诊断是金标准。

鼻腔副鼻窦肿瘤病理类型比较复杂，主要有鳞癌、腺癌、腺样囊性癌、黑色素瘤、非何杰金淋巴瘤、未分化癌、嗅神经母细胞瘤、肉瘤（非横纹肌肉瘤）和髓外浆细胞瘤等。

【临床分期】

分期手段：间接镜和纤维镜的检查；鼻腔副鼻窦 CT/MRI 检查以及 PET/CT 检查均有助于了解原发肿瘤侵及范围及区域淋巴结的性质，对于晚期病变还可以帮助确定是否存在远地转移。颈部超声检查、胸部 CT 或 X 线胸片、腹部超声等明确有无远地转移。

鼻腔筛窦上颌窦上皮来源恶性肿瘤分期

美国癌症联合委员会（AJCC）2018 年第 8 版修订的鼻腔筛窦、上颌窦 TNM 分期系统如下：

1. 原发肿瘤（T）

鼻腔筛窦：

Tx：原发肿瘤不能评估；

Tis：原位癌；

T1：肿瘤局限在任何一个亚区，有或无骨质破坏；

T2：肿瘤侵犯一个区域内的 2 个亚区或侵犯至鼻筛复合体内的 1 个相邻区域，伴或不伴有骨质破坏；

T3：肿瘤侵犯眼眶的底壁或内侧壁、上颌窦、腭部或筛板；

T4a：中等晚期局部疾病，肿瘤侵犯任何以下一处：眼眶内容物前部、鼻部或颊部皮肤、微小侵犯至前颅窝、翼板、蝶窦或额窦；

T4b：非常晚期局部疾病，肿瘤侵犯任何以下一处：眶尖、硬脑膜、脑组织、中颅窝、颅神经（除外三叉神经上颌支 V2）、鼻咽或斜坡。

上颌窦：

Tx：原发肿瘤不能评估；

Tis：原位癌；

T1：肿瘤局限在上颌窦的黏膜，无骨质的破坏或侵蚀；

T2：肿瘤导致骨质的破坏或侵犯至硬腭和（或）中鼻道，除外侵犯至上颌窦的后壁和翼板；

T3：肿瘤侵犯任何以下一处：上颌窦的后壁骨质、皮下组织、眼眶的底壁或内侧壁、翼腭窝、筛窦；

T4a：中等晚期局部疾病，肿瘤侵犯眼眶内容物前部、颊部皮肤、翼板、颞下窝、筛板、蝶窦或额窦；

T4b：非常晚期局部疾病，肿瘤侵犯下列任何一个部位：眶尖、硬脑膜、脑组织、中颅窝、颅神经（除外三叉神经上颌支 V2）、鼻咽或斜坡。

2. 区域淋巴结（N）

Nx：区域淋巴结不能评估；

N0：无区域淋巴结转移；

N1：同侧单个淋巴结转移，最大径≤3cm，无包膜外受侵（ENE）；

N2：同侧单个淋巴结转移，3cm＜最大径≤6cm，无 ENE；或同侧多个淋巴结转移，最大径≤6cm，无 ENE；或双侧或对侧淋巴结转移，最大径≤6cm，无 ENE；

N2a：同侧单个淋巴结转移，3cm＜最大径≤6cm，无 ENE；

N2b：同侧多个淋巴结转移，最大径≤6cm，无 ENE；

N2c：双侧或对侧淋巴结转移，最大径≤6cm，无 ENE；

N3：转移淋巴结最大径＞6cm，无 ENE；或者任意大小淋巴结伴有明显的临床 ENE 阳性；

N3a：转移淋巴结最大径＞6cm，无 ENE；

N3b：任意大小淋巴结伴有明显的临床 ENE 阳性。

3. 远处转移（M）

M0：无远处转移；

M1：有远处转移。

注：明显的淋巴结包膜外受侵（ENE）的情形包括：淋巴结侵犯皮肤；浸润到肌肉组织中；体格检查是肿瘤与周围组织固定；颅神经、臂丛、交感干、膈神经受侵同时伴有受侵神经功能损伤表现。

4. 临床分期

分期	T	N	M
0 期	Tis	N0	M0
Ⅰ期	T1	N0	M0
Ⅱ期	T2	N0	M0
Ⅲ期	T3	N0	M0
	T1	N1	M0
	T2	N1	M0
	T3	N1	M0
ⅣA 期	T4a	N0	M0
	T4a	N1	M0
	T1	N2	M0
	T2	N2	M0
	T3	N2	M0
	T4a	N2	M0
ⅣB 期	T4b	任何 N	M0
	任何 T	N3	M0
ⅣC 期	任何 T	任何 N	M1

【治疗原则】

（一）一般原则

早期鼻腔、筛窦鳞癌放疗和手术疗效相近，中晚期以手术联合放疗的综合治疗为主。上颌窦癌的治疗原则，对所有 T 分期的肿瘤进行完整的手术切除并行术后治疗，或术前放疗后手术完整切除是治疗的关键。对于 T1~2N0 伴神经周围侵犯的肿瘤应考虑放疗或化/放疗（2B 类）。临床诊断颈部淋巴结阳性的患者应行颈淋巴结清扫。对于无法手术切除的肿瘤，联合应用放化疗或仅单纯根治性放疗（不能化疗者）。术后具有不良预后因素（例如：T3，T4，切缘阳性、神经周围侵犯或淋巴结包膜外受侵）的上颌窦癌患者应行原发灶和颈部的术后放疗或同步放化疗（2B 类）。

鼻腔副鼻窦的病理类型复杂，低分化鳞癌和未分化癌以放化疗综合治疗为主；腺癌、腺样囊性癌以手术联合放疗为主；嗅母细胞瘤手术复发率高，治疗采用根治性放疗或术后放疗；黏膜黑色素瘤以手术、放疗、化疗及免疫治疗综合治疗为主（参见黏膜黑色素瘤章节）；非何杰金淋巴瘤以化疗联合放疗的综合治疗为主；髓外浆细胞瘤以根治性放疗为主；肉瘤以手术联合放化疗综合治疗为主。

鼻腔、鼻窦癌的放疗推荐使用调强放疗。

身体状况差不能耐受根治性治疗，或已有远地转移而局部症状明显，或局部疾病进展迅速严重影响生活质量，可以进行姑息减症放疗。姑息放疗的剂量是根据使患者减症或耐受情况制定和完成的。

联合化疗问题，鼻腔、鼻窦未分化癌、嗅母细胞瘤、小细胞神经内分泌癌在局部治疗的同时应包括全身的系统治疗，可选择的同步放化疗方案有：卡铂 + VP16 或者顺铂 + VP16，不做同期放疗时，化疗方案可选择环磷酰胺 + 阿霉素 + 长春新碱。

（二）治疗选择

1. 鼻腔、筛窦上皮来源肿瘤

包括鳞癌、腺癌、小涎腺肿瘤、嗅母细胞瘤，未分化癌包括鼻腔筛窦未分化癌、小细胞癌，鼻腔筛窦神经内分泌癌。

（1）新诊断的 T1~2N0 病例

①手术完整切除（优选），术后放疗；或观察（仅限 T1 病变，2B）；有不良病理因素，考虑术后同步放化疗。

②根治性放疗。

（2）新诊断的 T3~4a 病例

①手术完整切除 + 术后放疗/同步放化疗。

②同步放化疗。

（3）T4b，或者不可手术切除的病变

①入组临床试验同步放化疗。

②一般情况好（PS 0~1），同步放化疗/诱导化疗 + 放疗/同步放化疗；PS 2 根治性放疗或同步放化疗；PS 3，姑息放疗，单药化疗或者支持治疗。

（4）经不完全切除术诊断（如息肉切除术、内镜下手术）并有肉眼肿瘤残留

①手术完整切除 + 术后放疗/放化疗。

②同步放化疗。

③根治性放疗。

（5）经不完全切除术诊断（如息肉切除术、内镜下手术）体检、影像和（或）内镜下无肿瘤残留表现

①根治性放疗。

②先行手术，术后放疗/术后同步放化疗，对切缘阴性，病理类型好，中央型和分化好的 T1 病变，再次手术后可以观察（2B）。

（6）术后同步放化疗指征　切缘阳性，高级别肿瘤，颅内侵犯。

备注：对于筛窦癌而言，颈部淋巴结转移少见，如果有，手术时需要行颈清扫，手术后要给予相应的辅助治疗。

2. 上颌窦癌

（1）T1～2N0 病例（除外腺样囊腺癌的其他上皮来源肿瘤）　首选手术完整切除，术后辅助治疗原则。

①切缘阴性：定期随访。

②切缘阳性：再次手术 + 术后放疗；或同步放化疗（2B）。

③神经周围侵犯：术后放疗；或同步放化疗（2B）。

（2）T1～2N0 腺样囊腺癌　手术切除，术后放疗，或者对切缘阴性或者无神经受侵的可以观察。

（3）T3～4N0，手术完整切除，术后辅助治疗原则

①有术后不良因素：放疗或同步放化疗，放疗包括原发灶和颈部淋巴结。

②无术后不良因素：病理为鳞状细胞癌和未分化癌时，原发灶和颈部淋巴结放疗。

术后不良因素：切缘阳性和淋巴结胞膜外受侵。

（4）T1～4a N +：原发灶切除 + 颈淋巴结清扫，术后治疗原则

①无不良因素：原发灶和颈部放疗。

②有不良因素：原发灶和颈部放疗或同步放化疗。

（5）T4b N0～3 选择

①临床研究。

②根治性放疗。

③同步放化疗。

（6）T1～2N0 以外的腺样囊性癌

上颌窦腺样囊性癌由于呈较强侵袭性生长特点，手术不易切净，复发率高，原则上均需要术后放疗。

（三）颈部淋巴结处理原则

（1）T1～2N0，组织学分化好的鼻腔、鼻窦癌病例可以不做颈部淋巴结预防照射。

（2）T3～4N0；任何 T，N +；组织学分化差；应做颈部淋巴结预防照射。

（四）同步放化疗或者根治性放疗后颈部淋巴结疗效评估和进一步处理原则

同步放化疗或根治性放疗后 4～8 周进行疗效评价。

1. 颈部肿瘤残存或进展

增强 CT/MRI 或者 FDG – PET/CT 检查评估疾病程度和有无远地转移。确认残存或进展，行颈清扫。

2. 颈部淋巴结有效

（1）8～12 周后行增强 CT/MRI，若淋巴结呈阴性，随访；若淋巴结呈阳性，行颈清扫手术或者第 12 周后行 FDG – PET/CT 检查，（如行 PET – CT 检查，参考下一条）。

（2）12 周后行 FDG-PET/CT 检查评估疾病程度和远地转移情况，如果淋巴结阴性或小于1cm，FDG-PET/CT 阴性，观察。如淋巴结 <1cm，FDG-PET/CT 阳性或者如果淋巴结 >1cm，FDG-PET/CT 阴性，可选择观察或颈清扫或 B 超引导下细针穿刺，由外科医生和患者共同决定是否颈清扫手术；如淋巴结 >1cm，FDG-PET/CT 阳性，行颈清扫手术。

（五）放射治疗适应证和禁忌证

放疗适应证：不能耐受手术和拒绝手术的患者。术后放射治疗适应证：病理 T3~4，淋巴结 N2~3，切缘阳性或安全距 <5mm，淋巴结包膜外受侵，脉管瘤栓，神经受侵。

放疗禁忌证：一般情况差，合并严重内科合并症，或者各种原因不能接受放疗体位要求；肿瘤有深溃疡合并感染，累及颈鞘或大血管，出血倾向明显；颈部淋巴结巨大，远转高危风险都情形可不首选放射治疗。可先行化疗或纠正内科并发症，一般情况好转后再行放射治疗。

（六）放疗前准备工作

1. 口腔处理

口腔处理特别是拔除牙齿应在放疗前 1~2 周完成，拔除牙齿要安排在定位前做。

（1）检查全口牙齿、牙周和黏膜情况，了解患者既往口腔保健方法、习惯、效果和对口腔疾病的认知情况，根据患者口腔现状给予详细的口腔卫生指导。

（2）全口洁齿。

（3）治疗牙龈炎和慢性牙周炎。

（4）充填龋坏牙齿，磨光尖锐粗糙的牙尖，去除不良修复体。

（5）拔除残冠/残根，牙周炎以及反复感染的病灶牙。

2. 上颌窦开窗

放疗前上颌窦开窗可以进行活检，明确病理类型及组织学分型。另外，开窗后引流炎性坏死物，减轻伴随的炎症及疼痛，同时，在放疗期间可以改善肿瘤乏氧状态，从而提高放疗的敏感性。对于上颌窦坏死物较多的患者，可放置引流管定期冲洗。上颌窦开窗常选择的部位是前壁犬齿窝，该处壁薄易于开窗和引流。

（七）放疗剂量

1. 术前放疗

术前放疗的剂量推荐 50Gy/5w。

2. 术后放疗

原发灶剂量范围 60~66Gy；有肿瘤残留的，残存肿瘤 70Gy。

颈部受侵淋巴结区域 60~66Gy，未受侵淋巴结区域 44~64Gy（1.6~2.0Gy/f）。

3. 根治性放疗

根治性放疗的剂量应大于或等于 66Gy（范围 66~74Gy），亚临床病变照射剂量 50~64Gy（1.8~2.0Gy/f）。

调强放疗年代建议同步推量调强放疗模式，特别是同步放化疗时，建议不采用超分割，后程加量等非常规分割模式。

颈部未受侵淋巴结区域剂量要求大于或等于 50Gy（每天 1.8~2.0Gy/f）。

淋巴瘤和髓外浆细胞瘤放疗剂量将参照相应章节。

【放疗方法及实施】

1. 体位固定

头垫合适角度的头枕，取下颌稍内收体位，尽量使眼眶下壁垂直创面，用头颈肩热解塑料面罩固定，在面罩上建立参考坐标系。

2. CT 模拟定位

在 CT 模拟机下以固定好的体位进行增强扫描，扫描范围从头顶皮肤扫描至锁骨头下缘下 2.0cm 水平，扫描层距为 2.5~3mm。

3. 靶区定义及勾画

参照治疗前的增强 CT、MRI 或 PET/CT 扫描的结果，在治疗计划系统中的定位 CT 增强扫描图像上勾画以下靶区，颈部淋巴引流区的勾画参考 Grégoire 等制订的标准。

（1）大体肿瘤靶区（GTV）　为影像学所见的原发肿瘤及颈部受累的淋巴结。对于术后患者，GTV 则为术后残留的原发肿瘤或受累的淋巴结。如术后无残留者，则勾画术区，定义为 GTVtb，（tb：瘤床）。

（2）临床靶区（CTV）　包括 GTV 及其周围潜在的亚临床病灶。此区域可分为 CTV1 和 CTV2 两个亚靶区。

①CTV1：高危临床靶区，包括原发部位 GTV/瘤床及其周围 1.0~1.5cm 的区域，以及受累淋巴结所在的引流区。

②CTV2：低危区域，即未被视为高危区域的潜在性亚临床病灶，一般包括 CTV1 外扩 0.5~1.0cm 的区域或相应解剖区域，以及需要预防照射的淋巴引流区。需要预防照射的淋巴区域与鼻腔、副鼻窦癌病理类型、临床分期以及受累淋巴结所在区域有关。

（3）计划靶区（PTV）　为补偿患者摆位误差、系统误差及器官移动的可能性，需要在 CTV 外扩 3~5mm 作为 PTV，GTV 外放 3mm 作为 PGTV。要求 PTV1、PTV2 或 PGTV 需覆盖 CTV1、CTV2 或 GTV。

4. 正常组织器官勾画及剂量限制

（1）危及器官（OAR）勾画　包括脑颞叶、脑干、脊髓、视交叉、视神经、中耳、耳蜗、口腔、颞颌关节、下颌骨和腮腺。

（2）计划危及器官体积（PRV）　在危及器官轮廓外扩 3mm 作为 PRV，目的是考虑到危及器官移动的可能性以及在整个治疗过程中的一些不确定因素的影响。

（3）危及器官的限制剂量　以 TD5/5 作为 OAR 的最大耐受剂量，即：颞叶 60Gy，脑干 50~55Gy，脊髓 40~45Gy，视交叉、视神经 54Gy，中耳 50~55Gy，耳蜗 30Gy，口腔 40Gy，下颌骨和颞颌关节 50Gy，腮腺平均体积受照射 26Gy。

5. 治疗计划设计

首选调强放射治疗，尽可能推荐患者到具有调强放射治疗条件的单位治疗。

（1）三维适形放疗

①术前放疗：可设 3~7 个射野以一定夹角进行照射，可以改变各射野权重和利用楔形板达到满意的剂量分布，总剂量为 50Gy/25f。

②术后放疗：计划分为两个阶段，第一段对 PTV1 设野，可设 3~7 个射野以一定夹角进行照射，可以改变各射野权重和利用楔形板达到满意的剂量分布，总剂量为

50Gy/25f。第二段对 PTV2 设野，同样可设 3～5 个射野以一定夹角照射，剂量为（10～16）Gy/（5～8）f。

③根治性放疗：第一段对 PTV1 设野，可设 5～9 个射野以一定夹角进行照射，可以改变各射野权重和利用楔形板达到满意的剂量分布，总剂量为 50Gy/25f。第二段对 PTV2 设野，同样可设 5～7 个射野以一定夹角照射，剂量为（20～24）Gy/（10～12）f。晚期肿瘤如果侵犯皮肤及皮下，表面欠剂量，可采用电子线补量。

（2）调强放射治疗　推荐同步加量调强放疗。

①同步加量（SIB）调强放疗：该技术是在整个放疗期间的每一次治疗中，对不同靶区给予不同的分次剂量，是目前最常用的一种技术。

根治性放疗的处方剂量可设定为：

PGTV = 69.96Gy/33f，2.12Gy/f。

PTV1 = 60.06Gy/33f，1.82Gy/f。

PTV2 = 50.96Gy/28f，1.82Gy/f。

术后放疗（无肉眼肿瘤残留）的处方剂量可设定为：

PGTVtb = 66Gy/33f，2.0Gy/f。

PTV1 = 60.06Gy/33f，1.82Gy/f。

PTV2 = 50.96Gy/28f，1.82Gy/f。

②序贯加量（SEB）调强放疗：该技术是对各个 PTV 分别设计单独的治疗计划，分 2～3 个阶段实施治疗。以局部晚期鼻腔筛窦癌根治性放疗为例，可分 3 个阶段分别对 PTV1、PTV2 和 PGTV 进行治疗，其处方剂量如下：

第一阶段：PTV1 = 50Gy，2Gy/f，第 1～5 周；

第二阶段：PTV2 = 10Gy，≥2.0Gy/f，第 6 周；

第三阶段：PGTV = 10Gy，≥2.0Gy/f，第 7 周（根治性放疗）。

6. 治疗计划评估

（1）DVH 参数是否满足处方剂量要求　PTV 最大剂量：PTV 接受 >110% 的处方剂量的体积应小于5%；PTV 最小剂量：PTV 接受 <95% 的处方剂量的体积应小于3%。PTV 外的任何地方不能出现 >110% 的处方剂量。危及器官限量应依据各个中心制定的危及器官限制剂量，从而尽可能减轻正常组织的毒性反应，尽管这些限制剂量大多是根据经验制定的。

（2）适形度和均匀性　对于 DVH 参数相同的，选择适形度和均匀性较好的计划。

（3）冷点和高剂量的位置　以上两个方面接近的计划，选择冷点远离原发肿瘤，高于处方剂量的区域远离神经、黏膜、血管的计划。

7. 验证及质量评估

物理师完成治疗计划后，主管医师、副主任以上医师评价并确认计划。物理师、医师均需在计划上签字。首次治疗时，主管医师应与物理师及技师共同参与摆位并进行加速器上的治疗验证，拍摄并留取验证片，有条件的单位采用 CBCT 技术，保证治疗的准确进行。以后每周拍摄验证片。采用 IMRT 治疗时物理师还需行剂量验证。

放射治疗实施中，医师应每周检查患者，并核查放射治疗单、监测血象及观察治疗反应，及时给予对症治疗。

【疗效及毒副反应】

1. 疗效

来自 1988~1998 年的 SEER 数据库的结果表明：鼻腔鳞癌的 5 年总体生存率为 61.6%，腺癌为 66.4%，腺样囊腺癌为 51.8%，嗅母细胞瘤为 63.6%。中国医学科学院肿瘤医院 113 例嗅母细胞癌结果显示：5 年总生存率、局部区域控制率和无远转生存率分别为：65%、73% 和 67%，术前放疗组 91%，术后放疗组 82%，根治性放疗组 50%（p < 0.001）。

副鼻窦肿瘤：手术联合常规放射治疗，5 年生存率为 38%~53%，局部复发率为 21%~52%，远地转移率为 15%~34% 不等。手术联合调强放射治疗，5 年生存率为 45%~89%，4 年局部复发率为 25%~32%，远地转移率为 18%~20.7% 不等。

主要影响预后的因素包括病理类型、临床分期、发生部位和颈部淋巴结转移。采用放疗技术的不同对肿瘤控制影响不大。高、中、低和未分化鳞癌的 5 年生存率分别为 75.3%、61.9%、47.6% 和 36.8%。

2. 毒副反应

治疗相关的毒副反应与放疗技术明显相关，放疗相关的急性反应包括：眼部反应、放射性皮肤炎、鼻腔部黏膜反应、口干、口腔及口咽黏膜反应、味觉减退和丧失等，放疗结束后急性期的放疗反应基本可以减轻和消退。放疗后晚期并发症主要为干燥综合征、泪腺管梗阻、视力减退、白内障、皮肤和皮下纤维化等。

为了减少治疗相关的毒副反应，除了尽可能的选用剂量分布更为合理的放疗技术外，还要注意放疗前的准备工作，以及放疗中和放疗后的眼、口腔、鼻腔及皮肤的护理工作。

【操作注意事项】

（1）多种影像学手段检查，准确分期。

（2）完善的放疗前、中、后处理和患者教育。

（3）准确掌握治疗原则，结合患者情况、临床分期、肿瘤负荷、远转风险制定最佳治疗方案。

（4）准确确定肿瘤侵犯范围、掌握局部侵犯规律、颈部淋巴结分区定义、准确勾画靶区。

（5）全面评估计划，挑选最合适的治疗计划，并通过计划验证。

（6）全程管理，根据肿瘤消退情况、CBCT 监测治疗中心和靶区变化情况适时调整放疗计划。

【随访】

疗效随访从放/化疗结束后开始直至患者肿瘤复发、转移和死亡。首次放疗 1 个月后，第 1 年，每 1~3 个月 1 次；第 2 年，每 2~4 个月 1 次；第 3~5 年，每 4~6 个月 1 次；5 年以上，每 6~12 个月 1 次。

随访项目：血常规、生化、颅底至锁骨上水平的 CT/MRI 检查、胸部胸片或 CT、腹部 B 超或 CT（B 超可疑时要用腹部 CT 证实）、甲状腺功能检查（颈部放疗患者）。

（易俊林）

第三节 口 咽 癌

【诊断标准】

临床表现：口咽癌通常有咽部不适、咽部异物感、疼痛等症状，晚期肿瘤可合并吞咽困难、呼吸困难、张口困难、言语不清、痰中带血等，营养不良导致疲乏、贫血，合并感染时有口腔臭味。颈部可伴有肿大淋巴结。

体格检查：可发现口咽部黏膜粗糙、肿物，可局限或者侵犯周围邻近结构出现相应体征。颈部可触及肿大淋巴结。

影像检查：内镜检查发现口咽部肿物、肿物与周围结构的关系、黏膜受侵情况。CT、MRI 检查明确肿瘤范围和淋巴结转移状态，胸腹 CT、超声、骨扫描，必要时 PET - CT 检查除外远地转移。

病理诊断：口咽肿物活检获得病理诊断，这是诊断金标准。免疫组织化学检查 P16，明确 HPV 相关口咽癌（HPV +）或非 HPV 相关口咽癌。

【临床分期】

HPV 相关口咽癌和 HPV 不相关口咽癌，两种病理类型由于致病原因、临床特征、生物学行为、对放化疗敏感性、预后都有明显差别，根据 2018 年第 8 版 AJCC 分期标准，将两者分开分期。

（一）非 HPV 相关口咽癌

1. 原发肿瘤（T）

Tx：原发肿瘤无法评价；

Tis：原位癌；

T1：肿瘤最大径≤2cm；

T2：肿瘤最大径＞2cm，但≤4cm；

T3：肿瘤最大径＞4cm，或侵犯会厌的舌面；

T4：中等晚期或非常晚期局部疾病；

T4a：中等晚期局部疾病，肿瘤侵犯喉、舌的外部肌肉、翼内肌、硬腭或下颌骨*；

T4b：非常晚期局部疾病，肿瘤侵犯翼外肌、翼板、鼻咽侧壁、颅底或包绕颈动脉。

＊：原发舌根或会厌谷的肿瘤侵犯至会厌舌面黏膜并不意味着侵犯喉。

2. 区域淋巴结（N）

临床 N（cN）：

cNx：区域淋巴结无法评价；

cN0：无区域淋巴结转移；

cN1：同侧单个淋巴结转移，最大径≤3cm，并且 ENE（-）*；

cN2：同侧单个淋巴结转移，最大径＞3cm，但≤6cm，并且 ENE（-）；或同侧多个淋巴结转移，最大径≤6cm，并且 ENE（-）；或双侧或对侧淋巴结转移，最大径≤6cm，并且 ENE（-）；

cN2a：同侧单个淋巴结转移，最大径＞3cm，但≤6cm，并且 ENE（-）；

cN2b：同侧多个淋巴结转移，最大径≤6cm，并且 ENE（－）；

cN2c：双侧或对侧淋巴结转移，最大径≤6cm，并且 ENE（－）；

cN3：单个淋巴结转移，最大径＞6cm，并且 ENE（－）或任何淋巴结转移，并且临床明显 ENE（＋）[**]；

cN3a：单个淋巴结转移，最大径＞6cm，并且 ENE（－）；

cN3b：任何淋巴结转移，并且临床明显 ENE（＋）；

[*]：ENE 是指淋巴结包膜外侵犯。

[**]：临床明显的淋巴结包膜外受侵（ENE）的情形包括：淋巴结侵犯皮肤；浸润到肌肉组织中；体格检查是肿瘤与周围组织固定；颅神经、臂丛、交感干、膈神经受侵同时伴有受侵神经功能损伤表现。

病理 N（pN）：

pNx：区域淋巴结无法评价；

pN0：无区域淋巴结转移；

pN1：同侧单个淋巴结转移，最大径≤3cm，并且 ENE（－）；

pN2：同侧单个淋巴结转移，最大径≤3cm，并且 ENE（＋）；或最大径＞3cm，但≤6cm，并且 ENE（－）；或同侧多个淋巴结转移，最大径≤6cm，并且 ENE（－）；或双侧或对侧淋巴结转移，最大径≤6cm，并且 ENE（－）；

pN2a：同侧单个淋巴结转移，最大径≤3cm，并且 ENE（＋）；或最大径＞3cm，但≤6cm，并且 ENE（－）；

pN2b：同侧多个淋巴结转移，最大径≤6cm，并且 ENE（－）；

pN2c：双侧或对侧淋巴结转移，最大径≤6cm，并且 ENE（－）；

pN3：单个淋巴结转移，最大径＞6cm，并且 ENE（－）；或同侧单个淋巴结转移，最大径＞3cm，并且 ENE（＋）；或多发同侧、对侧或双侧淋巴结转移，并且 ENE（＋）；或任何大小对侧单个淋巴结转移，并且 ENE（＋）；

pN3a：单个淋巴结转移，最大径＞6cm，并且 ENE（－）；

pN3b：同侧单个淋巴结转移，最大径＞3cm，并且 ENE（＋）；或多发同侧、对侧或双侧淋巴结转移，并且 ENE（＋）；或任何大小对侧单个淋巴结转移，并且 ENE（＋）。

3. 远处转移（M）

M0：无远处转移；

M1：有远处转移。

4. 临床分期

分期	T	N	M
0 期	Tis	N0	M0
Ⅰ 期	T1	N0	M0
Ⅱ 期	T2	N0	M0
Ⅲ 期	T1~2	N1	M0
	T3	N0~1	M0
ⅣA 期	T1~3	N2	M0
	T4a	N0~2	M0

分期	T	N	M
ⅣB 期	T4b	任何 N	M0
	任何 T	N3	M0
ⅣC 期	任何 T	任何 N	M1

（二）HPV 相关口咽癌（p16＋）

1. 原发肿瘤（T）

Tx：原发肿瘤无法评价；

T0：无原发肿瘤证据；

Tis：原位癌；

T1：肿瘤最大径≤2cm；

T2：肿瘤最大径＞2cm，但≤4cm；

T3：肿瘤最大径＞4cm，或侵犯会厌的舌面；

T4：中等晚期局部疾病，肿瘤侵犯喉、舌的外部肌肉、翼内肌、硬腭或下颌骨或更远*；

＊：舌根或会厌谷的原发肿瘤侵犯至会厌舌面黏膜并不意味着侵犯喉。

2. 区域淋巴结（N）

临床 N（cN）：

cNx：区域淋巴结无法评价；

cN0：无区域淋巴结转移；

cN1：同侧单个或多个淋巴结转移，最大径≤6cm；

cN2：对侧或双侧淋巴结转移，最大径≤6cm；

cN3：转移淋巴结最大径＞6cm。

病理 N（pN）：

pNx：区域淋巴结无法评价；

pN0：无区域淋巴结转移；

pN1：淋巴结转移数目≤4 个；

pN2：淋巴结转移数目＞4 个。

3. 远处转移（M）

M0：无远处转移；

M1：有远处转移。

4. 临床分期

（1）总体分期（临床）

分期	T	N	M
Ⅰ 期	T0～2	N0～1	M0
Ⅱ 期	T0～2	N2	M0
	T3	N0～2	M0
Ⅲ 期	T0～3	N3	M0
	T4	N0～3	M0
Ⅳ 期	任何 T	任何 N	M1

（2）总体分期（病理）

分期	T	N	M
Ⅰ期	T0～2	N0～1	M0
Ⅱ期	T0～2	N2	M0
	T3～4	N0～1	M0
Ⅲ期	T3～4	N2	M0
Ⅳ期	任何 T	任何 N	M1

【总体治疗原则】

参照 NCCN 2019。

（一）非 HPV 相关口咽癌

1. T1～2N0～1

（1）可首选根治性放疗，完全缓解者，随诊。有肿瘤残存者，挽救手术。

（2）原发灶行手术切除 + 同侧或双侧颈淋巴结清扫；术后无不良预后因素者，随诊；如有高危不良预后因素（淋巴结包膜外受侵伴或不伴切缘阳性），手术后同步放化疗或放疗；只有切缘阳性者，可以考虑再切除或同步放化疗或放疗。有其他不良预后因素者，术后放疗或同步放化疗。

（3）T2N1 患者，选择放疗与化疗联合治疗，可选同步放化疗或诱导 + 同步放化疗，达到临床完全缓解的患者，随诊；如有肿瘤残存者，挽救手术。

（4）加入临床研究。

2. T3～4aN0～1

（1）同步放化疗，完全缓解者，随诊。有肿瘤残存者，挽救手术。

（2）原发灶经口或开放手术切除 + 颈淋巴结清扫，无不良预后因素者，术后放疗；有淋巴结包膜外受侵和/或切缘阳性者，术后同步放化；其他预后不良因素者，术后放疗或者术后同步放化。

（3）诱导化疗 + 放疗或同步放化疗，达到完全临床缓解者，随诊；有肿瘤残存，挽救手术。

（4）加入临床研究。

3. T1～4bN2～3

（1）同步放化疗或者诱导化疗（Ⅲ类证据）+ 同步放化疗，原发灶临床完全缓解，颈部淋巴结残存者行颈清扫；颈部淋巴结临床完全缓解者，4～8 周后再评价，若淋巴结阴性，随诊；若淋巴结阳性，颈部手术治疗。同步放化疗后，原发灶残存者，行原发灶手术，颈部必要时行清扫手术。

（2）原发灶手术切除 + 颈部淋巴结清扫，N2a～bN3 者行原发灶切除 + 单侧或者双侧颈清扫，N2c 者行原发灶切除双侧颈清扫。术后根据有无不良预后因素，给予放疗或同步放化，参考 T3～4N1 手术治疗者。

（3）或者选择参加临床研究。

4. 新诊断的 T4bN0～3 和淋巴结不能切除者以及不适宜手术者

（1）首选临床研究。

（2）根据一般状况评分给予治疗推荐。

①一般状况评分 0～1 分的患者，给予同步放化疗或者诱导化疗 + 放疗/同步放化疗。

②一般状况评分 2 分的患者，给予根治性放疗加或不加同期化疗。

③一般状况评分 3 分的患者，给予姑息放疗或者单药全身化疗或者最好的支持治疗。

5. 初治后复发或残存肿瘤患者

（1）既往未放疗过的局部区域复发患者。

①可手术切除者，选择手术切除，术后无不良预后因素，观察；有不良预后因素，参考初次手术患者术后有不良预后因素处理原则。

②选择同步放化疗，如有可能对残存肿瘤给予治疗。不能手术切除者，参考新诊断不能手术切除患者的原则。

（2）既往接受过放射治疗的局部区域复发或第二原发癌患者。

①可手术切除者，手术切除加或不加术后再放疗或者化疗或同步放化疗，优先考虑临床研究。

②不能手术切除者，再程放疗加或不加全身化疗。

③给予全身化疗或最好的支持治疗。

（3）伴有远地转移的复发或者残存患者。

①只有远地转移者，参考新诊断的远地转移患者治疗原则或者加入临床研究。

②伴有局部区域失败患者：优先参加临床研究；也可参考新诊断的原地转移患者的治疗原则；患者根据原发病灶的范围和症状的严重程度先行局部区域治疗，根据疗效和区域治疗结果再考虑全身治疗。

6. 初始诊断 M1 患者

（1）首选临床研究。

（2）根据原发灶部位考虑局部区域治疗。

（3）根据一般状况评分给予治疗推荐全身治疗。

①一般状况评分 0～1 分的患者，给予顺铂 + 5 氟尿嘧啶 + 西妥昔单抗（1 类证据）；或者联合化疗；或者单药全身治疗；较少转移灶患者可以手术/放疗/放化疗。

②一般状况评分 2 分的患者，给予单药全身治疗或者最好的支持治疗。

③一般状况评分 3 分的患者，给予最好的支持治疗。

7. 同步放化疗或者根治性放疗后颈部淋巴结疗效评估和进一步处理原则

同步放化疗或根治性放疗后 4～8 周进行疗效评价。

（1）颈部肿瘤残存或进展　增强 CT/MRI 或者 FDG – PET/CT 检查评估疾病程度和有无远地转移。确认残存或进展，行颈清扫手术。

（2）颈部淋巴结有效

①8～12 周后行增强 CT/MRI 检查，若淋巴结阴性，随访；若淋巴结阳性，行颈清扫手术或者第 12 周后行 FDG – PET/CT 检查（如行 PET – CT 检查，参考下一条）。

②12 周后 FDG – PET/CT 检查评估疾病程度和远地转移情况，如果淋巴结阴性或小于 1cm，FDG – PET/CT 阴性，观察。如淋巴结 <1cm，FDG – PET/CT 阳性或者淋巴结 >1cm，FDG – PET/CT 阴性，可选择观察/或颈清扫手术/或 B 超引导下细针穿刺，由外科医生和患者共同决定是否颈清扫；如淋巴结 >1cm，FDG – PET/CT 阳性，行颈清扫手术。

8. 术后预后不良因素包括

淋巴结包膜外受侵，切缘阳性，病理 T3 或 T4，N2 或 N3，Ⅳ区 或 Ⅴ区淋巴结转移，外周神经受侵，血管瘤栓，血管淋巴管受侵。

（二）HPV 相关口咽癌

2019 年以前 HPV 相关口咽癌和非 HPV 相关口咽癌治疗采取相同原则，2019 年 NCCN 做了区分。

1. T1～2N0

（1）原发灶行手术切除±同侧或双侧颈淋巴结清扫；术后无不良预后因素者，随诊；如有高危不良预后因素（淋巴结包膜外受侵伴或不伴切缘阳性），手术后同步放化疗，或者放疗（2B）；只有切缘阳性者，可以考虑再切除，或同步放化疗，或放疗（2B）。有其他不良预后因素者，术后放疗或同步放化（2B）。

（2）可首选根治性放疗，完全缓解者，随诊。有肿瘤残存者，挽救手术。

（3）临床研究。

2. T1～2N1（单个淋巴结 <3cm）

（1）原发灶行手术切除+同侧或双侧颈淋巴结清扫；术后无不良预后因素者，随诊；如有高危不良预后因素（淋巴结包膜外受侵伴或不伴切缘阳性），手术后同步放化疗，或者放疗（2B）；只有切缘阳性者，可以考虑再切除，或同步放化疗，或放疗（2B）。有其他不良预后因素者，术后放疗或同步放化（2B）。

（2）可首选根治性放疗。

（3）同步放化疗，仅限于 T2。

（4）临床研究。

3. T1～2N1（单个淋巴结 >3cm；或同侧多个小于 6cm；或 T1～2N2，T3N0～2）

（1）同步放化疗。同步放化疗后评估疗效，参考非 HPV 相关中同步放化疗或者根治性放疗后颈部淋巴结疗效评估和进一步处理原则以及初治后复发或残存肿瘤患者的治疗原则。

（2）原发灶切除+同侧或双侧颈部淋巴结清扫。CN1（单侧），单侧或双侧颈淋巴结清扫；CN2（双侧），双侧淋巴结清扫，术后无不良预后因素，观察；如有高危不良预后因素（淋巴结包膜外受侵和/或切缘阳性），手术后同步放化疗；有其他不良预后因素者，术后放疗或同步放化。

（3）诱导化疗（Ⅲ类），诱导化疗后放疗或同步放化疗。根治性治疗后疗效评价，参考非 HPV 相关中同步放化疗或者根治性放疗后颈部淋巴结疗效评估和进一步处理原则以及初治后复发或残存肿瘤患者的治疗原则。

（4）临床研究。

4. T1～3N3，T4N0～3

（1）首选同步放化疗。同步放化疗后评估疗效，参考非 HPV 相关中同步放化疗或者根治性放疗后颈部淋巴结疗效评估和进一步处理原则以及初治后复发或残存肿瘤患者的治疗原则。

（2）原发灶切除+同侧或双侧颈部淋巴结清扫。CN1 或 N3（单侧），单侧或双侧颈淋巴结清扫；CN2～3（双侧），双侧淋巴结清扫。术后无不良预后因素，观察；如有高危不良预后因素（淋巴结包膜外受侵和/或切缘阳性），手术后同步放化疗；有其他不良预后因素者，术后放疗或同步放化。

（3）诱导化疗（Ⅲ类），诱导化疗后放疗或同步放化疗。根治性治疗后疗效评价，参考非 HPV 相关中同步放化疗或者根治性放疗后颈部淋巴结疗效评估和进一步处理原则以及初治后复发或残存肿瘤患者的治疗原则。

（4）临床研究。

【放射治疗原则】

1. 放射治疗适应证和禁忌证

放疗适应证：所有期别口咽癌都可选择放射治疗。

术后放射治疗适应证：淋巴结包膜外受侵，切缘阳性，病理 T3 或 T4，N2 或 N3，Ⅳ区或Ⅴ区淋巴结转移，外周神经受侵，血管瘤栓，血管淋巴管受侵。

放疗禁忌证：一般情况差，合并严重内科合并症，或者各种原因不能接受放疗体位要求；肿瘤有深溃疡合并感染，累及颈鞘或大血管，出血倾向明显；颈部淋巴结巨大，远转高危风险等情形可不首选放射治疗。可先行化疗或纠正内科并发症，一般情况好转后再行放射治疗。

2. 根治性放射治疗和同步放化疗

原发灶 GTVp 和阳性淋巴结 GTVnd 70Gy/33~35f/6.5~7w，高危区（CTV1）：原发灶周围可能侵犯的范围（原发灶外放 1.5~2.0cm）和阳性淋巴结引流区及外放一站，60Gy/30~33f/6~6.5w；低危区（CTV2）：可疑转移区域或潜在转移危险区域；50Gy/25~28f/5~5.5w。

3. 术后放射治疗

残存肿瘤（GTVp）：同根治性放射治疗。

高危区（CTV1）：肿瘤瘤床外放 1.0~1.5cm 和病理阳性淋巴结区域，60~66Gy/30~33f/6~6.5w。

低危区（CTV2）：潜在转移危险区域；50Gy/25~28f/5~5.5w。

降低 HPV 相关口咽癌的放疗剂量目前仅限于临床研究中。

4. 放射治疗技术

口咽癌由于其解剖部位特殊，与周围重要器官和功能组织的关系密切，首选调强放射治疗或三维适形放射治疗技术，达到提高肿瘤剂量，减少正常组织损伤的目的。

5. 放疗前准备工作

口腔处理特别是拔除牙齿应在放疗前 1~2 周完成，拔除牙齿要安排在定位前做。

（1）检查全口牙齿、牙周和黏膜情况，了解患者既往口腔保健方法、习惯、效果和对口腔疾病的认知情况，根据患者口腔现状给予详细的口腔卫生指导。

（2）全口洁齿。

（3）治疗牙龈炎和慢性牙周炎。

（4）充填龋坏牙齿，磨光尖锐粗糙的牙尖，去除不良修复体。

（5）拔除残冠/残根，牙周炎以及反复感染的病灶牙。

【放疗方法及实施】

1. 体位固定

头垫合适角度的头枕，头稍过伸位，头颈肩热解塑料面罩固定，在面罩上建立参考坐标系。

2. CT 模拟定位

在 CT 模拟机下以固定好的体位进行增强扫描，扫描范围从头顶皮肤扫描至锁骨头下缘下 2.0cm 水平，扫描层距为 2.5~3mm。

3. 靶区定义及勾画

参照治疗前的增强 CT、MRI 检查或 PET/CT 扫描的结果，在治疗计划系统中的定位 CT 增强扫描图像上勾画以下靶区，颈部淋巴引流区的勾画参考 Grégoire 等制订的标准。

（1）大体肿瘤靶区（GTV） 为影像学所见的原发肿瘤及颈部受累的淋巴结。对于术后患者，GTV 则为术后残留的原发肿瘤或受累的淋巴结。如术后无残留者，则勾画术区，定义为 GTVtb，（tb：瘤床）。

（2）临床靶区（CTV） 包括 GTV 及其周围潜在的亚临床病灶。此区域可分为 CTV1 和 CTV2 两个亚靶区。

①CTV1：高危临床靶区，包括原发部位 GTV/瘤床及其周围 1.0~1.5cm 的区域，以及受累淋巴结所在的引流区。

②CTV2：低危区域，即未被视为高危区域的潜在性亚临床病灶，一般包括 CTV1 外扩 0.5~1.0cm 的区域或相应解剖区域，以及需要预防照射的淋巴引流区。需要预防照射的淋巴区域与临床分期以及受累淋巴结所在区域有关。

对于偏一侧的早期扁桃体癌，T1~2N0 患者，对侧颈部淋巴引流区可以不做预防照射。

（3）计划靶区（PTV） 为补偿患者摆位误差、系统误差及器官移动的可能性，需要在 CTV 外扩 0.3~0.5cm 作为 PTV，GTV 外放 0.3cm 作为 PGTV。要求 PTV1、PTV2 或 PGTV 需覆盖 CTV1、CTV2 或 GTV。

4. 正常组织器官勾画及剂量限制

（1）危及器官（OAR）勾画 包括脑颞叶、脑干、脊髓、视交叉、视神经、中耳、耳蜗、口腔、颞颌关节、下颌骨和腮腺。

（2）计划危及器官体积（PRV） 在危及器官轮廓外扩 0.3cm 作为 PRV，目的是考虑到危及器官移动的可能性以及在整个治疗过程中的一些不确定因素的影响。

（3）危及器官的限制剂量 以 TD5/5 作为 OAR 的最大耐受剂量，即：颞叶 60Gy，脑干 50~55Gy，脊髓 40~45Gy，视交叉、视神经 54Gy，中耳 50~55Gy，耳蜗 30Gy，口腔 40Gy，下颌骨和颞颌关节 50Gy，腮腺平均体积受照射 26Gy。

5. 治疗计划设计

首选调强放射治疗，尽可能推荐患者到具有调强放射治疗条件的单位治疗。

（1）三维适形放疗

①根治性放疗：第一段对 PTV1 设野，可设 5~9 个射野以一定夹角进行照射，可以改变各射野权重达到满意的剂量分布，总剂量为 50Gy/25f。第二段对 PTV2 设野，同样可设 5~7 个射野以一定夹角照射，剂量为（20~24）Gy/（10~12）f。晚期肿瘤如果侵犯皮肤及皮下，表面欠剂量，可采用电子线补量。

②术后放疗：计划分为两个阶段，第一段对 PTV1 设野，可设 5~7 个射野以一定夹角进行照射，可以改变各射野权重达到满意的剂量分布，总剂量为 50Gy/25f。第二段对 PTV2 设野，同样可设 3~5 个射野以一定夹角照射，剂量为（10~16）Gy/（5~8）f。

（2）调强放射治疗　推荐同步加量调强放疗。

①同步加量（SIB）调强放疗：该技术是在整个放疗期间的每一次治疗中，对不同靶区给予不同的分次剂量，是目前最常用的一种技术。

根治性放疗的处方剂量可设定为：

PGTV = 69.96Gy/33f，2.12Gy/f。

PTV1 = 60.06Gy/33f，1.82Gy/f。

PTV2 = 50.96Gy/28f，1.82Gy/f。

术后放疗（无肉眼肿瘤残留）的处方剂量可设定为：

PGTVtb = 66Gy/33f，2.0Gy/f。

PTV1 = 60.06Gy/33f，1.82Gy/f。

PTV2 = 50.96Gy/28f，1.82Gy/f。

②序贯加量（SEB）调强放疗：该技术是对各个 PTV 分别设计单独的治疗计划，分 2～3 个阶段实施治疗。以局部晚期鼻腔筛窦癌根治性放疗为例，可分 3 个阶段分别对 PTV1、PTV2 和 PGTV 进行治疗，其处方剂量如下：

第一阶段：PTV1 = 50Gy，2Gy/f，第 1～5 周；

第二阶段：PTV2 = 10Gy，≥2.0Gy/f，第 6 周；

第三阶段：PGTV = 10Gy，≥2.0Gy/f，第 7 周（根治性放疗）。

6. 治疗计划评估

①DVH 参数是否满足处方剂量要求　PTV 最大剂量：PTV 接受 >110% 的处方剂量的体积应小于 5%；PTV 最小剂量：PTV 接受 <95% 的处方剂量的体积应小于 3%。PTV 外的任何地方不能出现 >110% 的处方剂量。危及器官限量应依据各个中心制定的危及器官限制剂量，从而尽可能减轻正常组织的毒性反应，尽管这些限制剂量大多是根据经验制定的。

②适形度和均匀性　对于 DVH 参数相同的，选择适形度和均匀性较好的计划。

③冷点和高剂量的位置　以上①②两个方面接近的计划，选择冷点远离原发肿瘤，高于处方剂量的区域远离神经、黏膜、血管的计划。

7. 验证及质量评估

物理师完成治疗计划后，主管医师、副主任以上医师评价并确认计划。物理师、医师均需在计划上签字。首次治疗时，主管医师应与物理师及技师共同参与摆位并进行加速器上的治疗验证，拍摄并留取验证片，有条件的单位采用 CBCT 技术，保证治疗的准确进行。以后每周拍摄验证片。IMRT 治疗物理师还需行剂量验证。

放射治疗实施中，医师应每周检查患者，并核查放射治疗单、监测血象及观察治疗反应，及时给予对症治疗。

【疗效及毒副反应】

1. 疗效

口咽癌疗效相对较好，特别是 HPV 相关口咽癌。早期口咽癌通过手术和放射治疗都能达到治愈效果，较大样本的荟萃分析显示经口肿瘤切除和放射治疗的 5 年疾病特异生存率达到 90% 左右。

影响口咽癌预后的因素有：原发肿瘤分期、淋巴结状态、吸烟、HPV 状态。其中，

HPV 状态是最有预测价值的指标。2016 年 O'Sullivan B 分析了 1907 例 HPV + 口咽癌，根据第七版 AJCC 分期，临床 I 、II 、III 、IV A 和 IV B 期的 5 年生存率分别为 88%、82%、84%、81% 和 60%；N0，N1 ~2a，N2b 和 N3 分别为 80%、87%、83% 和 59%。系统回顾显示 HPV + 和 HPV − 的总生存率分别为 62% ~95% 和 26% ~74%。2011 年，Ang KK 针对 RTOG0129 临床研究显示 III/IV 期口咽癌，接受同样的治疗，HPV +/− 的 3 年生存率分别为：82.4% 和 57.1%。采用分类回归分析方法，将患者分为 III 类，低危组（HPV +；吸烟 <10 包年或者吸烟 >10 包年，N0 ~2a）3 年生存率为 93%；中危组（HPV +；吸烟 >10 包年，N2b ~3 或者吸烟 <10 包年，T2 ~3）3 年生存率为 70.8%；高危组（HPV −；吸烟 >10 包年或者吸烟 <10 包年，T4）3 年生存率为 46.2%。

2. 毒副反应及处理

（1）急性和慢性黏膜炎，口腔干燥。处理：使用金喉健喷喉液喷喉，或康复新液含服。也可以放射期间使用阿米福汀静脉滴注。

（2）皮肤反应。复方维生素 B_{12} 液外用喷涂，或外用比亚芬涂抹。

（3）牙齿反应。处理：放射治疗前预防性口腔牙齿处理，拔出龋齿；放射期间使用含氟牙膏刷牙，使用含有抗菌的漱口液漱口。

（4）严重营养不良发生率 <10%，患者每天最少需要进食 2000 千卡热量，必要时可鼻饲。

【操作注意事项】

（1）多种影像学手段检查，准确分期。

（2）完善的放疗前、中、后处理和患者教育。

（3）准确掌握治疗原则，结合患者情况、临床分期、肿瘤负荷、远转风险制定最佳治疗方案。

（4）准确确定肿瘤侵犯范围、掌握局部侵犯规律、颈部淋巴结分区定义、准确勾画靶区。

（5）全面评估计划，挑选最合适治疗计划，并通过计划验证。

（6）全程管理，根据肿瘤消退情况、CBCT 监测治疗中心和靶区变化情况适时调整放疗计划。

【随诊】

第 1 年，每 2 ~3 个月复查；第 2 ~3 年，每 3 ~6 个月复查；第 4 ~5 年，每 6 ~12 个月复查。如果怀疑复发，但是活检阴性，每个月检查，直到问题解决。85% ~90% 的局部复发在 3 年内。

（易俊林）

第四节 口 腔 癌

口腔是由上下嘴唇、牙龈颊部、牙槽、颊黏膜和上下牙龈（包括牙槽脊）、牙齿后三角、硬腭、口腔底部和舌前 2/3 组成。舌的神经支配：第 XII 对颅神经支配运动，第

Ⅴ对颅神经支配舌感觉，第Ⅶ对颅神经的鼓索神经支配舌前2/3味觉，舌后1/3是由第Ⅸ对颅神经支配。

【颈淋巴结分区】

ⅠA区：颏下区；

ⅠB区：下颌骨下区；

Ⅱ区：上颈静脉区，从颅底延伸到舌骨下；

Ⅲ区：中颈静脉区，从舌骨延伸到环状软骨下界；

Ⅳ区：下颈静脉区，从环状软骨下界延伸到锁骨；

Ⅴ区：脊髓附件节点后三角区；

Ⅵ区：气管旁、气管前、喉前淋巴结、气管食管淋巴结。

1. 淋巴引流

（1）上唇→耳周和腮腺周围淋巴结和ⅠB区淋巴结。

（2）口腔底部、下唇和下齿龈→Ⅰ区、Ⅱ区和Ⅲ区淋巴结。

（3）前口腔、舌→ⅠA区、ⅠB区和Ⅱ区，也直接到Ⅲ~Ⅳ区。

（4）常见双侧淋巴引流。

2. 肿瘤浸润深度增加T分期，增加淋巴结受累的危险性和病死率。浸润深度的测量：根据与肿瘤最靠近的完整的鳞状上皮基底膜建立一条水平线，再根据肿瘤最深处做一条垂直线，浸润深度即这条垂直线的长度。

3. 淋巴结受侵的危险

（1）唇 T1和T2有5%淋巴结转移可能；T3和T4有33%淋巴结转移可能。

（2）口腔底部 T1和T2有10%~20%淋巴结转移可能；T3和T4有33%~67%淋巴结转移可能。

（3）口腔内舌 T1和T2有20%淋巴结转移可能；T3和T4有33%~67%淋巴结转移可能。

（4）颊黏膜 T1和T2有10%~20%淋巴结转移可能；T3和T4有33%~67%淋巴结转移可能。

4. 淋巴结包膜外侵是口腔癌预后的高危因素，预后差，需要综合治疗。（CSCO头颈部肿瘤诊疗指南2019版；Bernier J. N Engl J Med 2004；Cooper JS. Int J Radiat Oncol Biol Phys. 2012）病理学淋巴结包膜外侵分为微小包膜外侵和明显包膜外侵，微小包膜外侵定义为镜下包膜外侵犯2mm以内，明显包膜外侵为镜下包膜外侵犯大于2mm，或肉眼可见的包膜外侵犯。临床诊断淋巴结包膜外侵的标准包括：皮肤侵犯，肌肉及周围组织侵犯，颅神经、臂丛、交感神经干、膈神经受累以及影像证实包膜外侵犯。

5. 90%肿瘤为鳞状细胞癌，较少见肿瘤包括：未成年唾液腺癌（常见硬腭癌和腺样囊腺癌、黏液表皮样癌、腺癌），罕见淋巴肉瘤、黑色素瘤和肉瘤。

【诊断标准】

1. 临床诊断及疗前处理

（1）有诱发口腔癌的危险因素 包括烟草、酒精、差的口腔卫生、蒌叶和槟榔果。口腔黏膜白斑可能演变成癌（4%~18%），红斑症可能癌变（30%）。

（2）检查 触诊，直接鼻咽镜、喉镜检查。

（3）活组织检查和/或淋巴结活检。

（4）实验室检查 血常规、肝肾功能。

（5）影像学检查 头颈部 CT/MRI 检查，对于晚期病变做下颌骨立体重建影像；对于Ⅲ～Ⅳ期病变建议 PET 检查，或胸部 CT、腹部 CT 或超声检查。

（6）放射治疗前 10～14 天，预防性牙齿护理和拔出龋齿和习惯氟化物托盘。

（7）语言和吞咽评价。

（8）营养评估。

（9）戒烟宣教。

2. 分期（NCCN 2019 分期）

T 分期

Tx：原发肿瘤不能评估；

Tis：原位癌；

T1：肿瘤≤2cm，DOI* ≤5mm；

T2：肿瘤 >2cm、≤4cm，DOI≤10mm；或肿瘤≤2cm，5mm < DOI≤10mm；

T3：肿瘤 >4cm，DOI≤10mm；或肿瘤≤4cm，DOI >10mm；

T4：中等晚期或非常晚期局部疾病；

T4a：中等晚期：肿瘤 >4cm，DOI >10mm；或肿瘤侵犯相邻结构（侵犯颌骨骨皮质，上颌窦或面部皮肤）；注：齿龈癌时肿瘤仅表浅地侵蚀骨/牙槽窝，不足归为 T4；

T4b：非常晚期局部疾病：肿瘤侵犯咀嚼肌间隙、翼板，或颅底，和/或包绕颈动脉。

*DOI：肿瘤浸润深度。

N 分期

Nx：区域淋巴结不能评估；

N0：无区域淋巴结转移；

N1：同侧的一个淋巴结转移，且最大径≤3cm，且 ENE* （-）；

N2a：同侧的一个淋巴结转移，且 3cm < 最大径≤6cm，且 ENE （-）；

N2b：同侧的多个淋巴结转移，且最大径≤6cm，且 ENE （-）；

N2c：双侧或对侧的淋巴结转移，且最大径≤6cm，且 ENE （-）；

N3a：任一转移淋巴结最大径 >6cm，且 ENE （-）；

N3b：任何临床明显 ENE （+）的淋巴结转移。

*ENE：淋巴结包膜外侵。

M 分期

M0：无远处转移；

M1：有远处转移。

临床分期

分期	T	N	M
0 期	Tis	N0	M0
I 期	T1	N0	M0

分期	T	N	M
Ⅱ期	T2	N0	M0
Ⅲ期	T3	N0	M0
	T1~3	N1	M0
ⅣA期	T4a	N0~1	M0
	T1~4a	N2	M0
ⅣB期	任何T	N3	M0
	T4b	任何N	M0
ⅣC期	任何T	任何N	M1

【治疗原则】

1. 推荐治疗

（1）唇癌

①T1N0 期：手术，如果结合部受侵或病理检查分化差→放射治疗；对于切缘阳性或周围神经侵犯→术后放疗及颈部淋巴结解剖清除或放疗，放疗包括外照射和近距离放射治疗或两者合用。

②T2N0 期：手术或放射治疗（外照射、近距离放射或两者结合应用），如果切缘阳性或周围神经侵犯→术后放射治疗和颈部的淋巴结解剖清除或放疗。

③T3~4N0 期：原发灶切除，如果肿瘤位于中线可双侧或单侧颈淋巴结解剖清除。如果骨侵犯建议优先考虑手术和重建术。如果切缘阳性→术后放化疗。如果切缘近、周围神经浸润和/或淋巴脉管间浸润→术后放疗。

序贯放化疗：如果原发灶经过放化疗结果＜CR→补救手术切除和颈部淋巴结解剖清除。

④T1~4N+：原发灶切除和同侧广泛颈淋巴结解剖清除±对侧选择性颈淋巴结解剖清除（如果是中线位肿瘤）；对于 N2c 期病变建议双侧颈淋巴结解剖清除。切缘阳性，淋巴结外侵→术后放化疗切缘近，周围神经侵犯，淋巴管脉管间浸润和/或多个淋巴结阳性→术后放疗或术后放化疗。

序贯放化疗：如果颈部肿瘤残存→放疗后→颈部淋巴结解剖清除。如果原发灶经过放化疗结果＜CR→补救手术切除和颈部解剖清除（观察中）。

（2）口底癌

①T1/浅层 T2N0 期：手术或放射治疗。切缘近或阳性→术后放疗（近距离放疗或口腔内体腔管放射）。

②切除肿瘤 T2N0 和 T3~4N0 期：手术切除原发灶及单侧颈淋巴结或双侧清除（中线位肿瘤）。切缘阳性→术后放化疗。切缘近，周围神经侵犯，淋巴管脉管间浸润→术后放疗。

③T1~4N+期：手术切除原发灶和同侧广泛颈淋巴结解剖清除±对侧颈部解剖清除（如果是中线位肿瘤）或双侧颈淋巴结解剖清扫（N2c）。切缘阳性，淋巴结外侵→术后放化疗。切缘近，周围神经侵犯，淋巴管脉管间浸润和/或多个淋巴结阳性→术后放疗或放化疗。

④不能切除肿瘤 T2～4N0/＋期：同步放化疗。如果颈部肿瘤残存推荐→放疗后颈部肿块解剖清除。如果原发灶放化疗后＜CR，补救手术切除和颈部解剖清除残余病灶（观察中）。

（3）舌癌

①T1/浅表 T2N0 期：手术治疗或放射治疗。病灶厚度＞2mm，需要颈淋巴结解剖清除或放疗。浸润深度≥5mm 未行颈部淋巴结清扫者，建议行双颈部I～Ⅲ区颈部淋巴引流区照射。切缘近或阳性，周围神经浸润和/或淋巴脉管间浸润→术后放疗或放化疗。

②肿瘤大/T2N0 期：广泛切除原发灶 ± 双侧或单侧选择性颈淋巴结解剖清除（根据病变侵犯深度和部位）。切缘阳性→术后放化疗。切缘近，周围神经浸润和/或淋巴脉管间浸润→术后放疗。如果不能手术→根治性放疗（外照射 ± 近距离放疗或口腔管放射）。

③T3～4N0/T1～4N＋期：手术切除原发灶和同侧广泛颈部解剖 ± 对侧选择性颈部解剖（如果肿瘤位于中线）或双侧颈部解剖淋巴结清除（N2c）。切缘阳性或淋巴结外侵→术后放化疗。切缘近，周围神经浸润和/或淋巴脉管间浸润和/或多个淋巴结阳性→术后放疗或放化疗。

两者选一：序贯或同步放化疗。如果颈部有残存肿瘤→放疗后→颈部解剖清除残存。如果原发灶在放化疗后肿瘤＜CR→补救手术治疗和颈部解剖清除。（建议）

（4）颊黏膜癌

①T1/浅表 T2N0 期：外科手术或放射治疗（特别对结合部侵犯）。切缘阳性，肿瘤厚度＞6mm，浸润深度＞5mm，或周围神经侵犯→术后放疗，颈部淋巴结解剖清除或放疗。T2 病变需要颈部治疗，放射治疗包括外照射治疗、近距离放射治疗或外照射结合近距离放射治疗。

②大肿瘤 T2/T3～4N0 期：原发灶的广泛局部切除和双侧或单侧选择性淋巴结解剖清除（根据病变侵犯深度和病变部位）。切缘阳性→术后放化疗。切缘近，周围神经浸润和/或淋巴管脉管间癌浸润→术后放疗。

如果不能手术或浅表→根治性放射治疗（外照射 ± 近距离放射） ± 序贯化疗（T3～4 期病变）。

③T1～4N＋期：原发灶切除和同侧广泛颈淋巴结解剖清除 ± 对侧选择性颈部解剖清除淋巴结或双侧颈淋巴结解剖清除（N2c）。切缘阳性或淋巴结外侵→术后放化疗。切缘近，周围神经浸润和/或淋巴管脉管间癌浸润和/或多个淋巴结阳性→术后放疗或放化疗。

如果原发灶在放化疗后结果＜CR，补救手术和颈部解剖清除（有待考虑）。

（5）牙龈和硬腭癌

①T1/浅表、T2N0 期：外科手术，上颈解剖清除或放射治疗。切缘近或阳性→术后放射治疗。

肿瘤大 T2 和 T3～4N0 期：原发灶切除和双侧选择性颈淋巴结解剖清除或不做（根据分期和肿瘤位置）。切缘阳性→术后放化疗。切缘近，周围神经浸润和/或淋巴管脉管间癌浸润→术后放疗。

如果不能手术或病变表浅→根治性放疗 ± 序贯化疗（对于 T3～4 病变）。

②T1～4N＋期：原发灶手术切除和同侧广泛颈淋巴结解剖清除 ± 对侧选择性颈淋巴结解剖清除或双侧颈淋巴结解剖清除（对于 N2c）。切缘阳性或淋巴结外侵→术后放

化疗。切缘近，周围神经浸润和/或淋巴管脉管间癌浸润和/或多个淋巴结阳性→术后放疗或放化疗。

如果原发灶放化疗后结果＜CR→手术补救治疗和颈部解剖清除（有待考虑）。

（6）磨牙后三角区

T1/T2N0 期：外科手术或放射治疗（特别对扁桃体柱、颊黏膜或软腭浸润者），上颈部淋巴结解剖清除或放疗。对于切缘近或阳性者→术后放疗。

T3～4N0 期：原发灶手术切除 ± 双侧选择性颈淋巴结解剖清除（根据分期和肿瘤位置）。切缘阳性→术后放化疗。切缘近，周围神经浸润和/或淋巴管脉管间癌浸润→术后放疗。

T1～4N + 期：原发灶手术切除和同侧广泛颈淋巴结解剖清除 ± 对侧选择性颈淋巴结解剖清除（N2c）。

切缘阳性或淋巴结外侵→术后放化疗。切缘近，周围神经浸润和/或淋巴管脉管间癌浸润和/或多个淋巴结阳性→术后放疗或放化疗。

如果原发灶经过放化疗仍有残存（＜CR）→补救手术切除和颈部解剖清除（有待考虑）。

2. 综合治疗

（1）放化疗和改变分次

①RTOG 90 - 03（FU，IJROBP 2000）268 例局部晚期口腔癌、口咽癌、声门上喉癌，或下咽癌随机研究：70Gy/2Gy；81.6Gy/1.2Gy，2 次/日；分程 67.2Gy/1.6Gy，2次/日（2 周休息）；序贯补充放疗 72Gy（1.8Gy/f，最后 12 个治疗日每天补充1.5Gy）。比标准治疗分程每日两次治疗，序贯补充放疗和连续每日两次放疗改善 2 年局部控制率（54%），无病生存率（38%～39%）和总生存率（51%～54%）。改变分次的放疗方法增加了急性副反应。

②Adelstein（JCO 2003）295 例不能切除的口腔癌、口咽癌、喉癌、下咽癌随机研究：70Gy/2Gy；放化疗（70Gy/2Gy 和顺铂 × 3 周期）；分段放化疗（30Gy/2Gy→30Gy/2Gy 同时顺铂/5 - FU × 3 周期），连续顺铂放化疗改善 3 年总生存率（37%：放疗 23%：分程放化疗 27%）和无病生存率（51%：放疗 33%：分程放化疗 41%），但是增加3～4 级毒性反应（89%：放疗 52%：分程放化疗 77%）。

③Brizel（NEJM 1998）116 例 T3～4N0/ + 或 T2N0（舌根）口腔癌、咽喉癌、下咽癌、喉癌、鼻咽癌和鼻腔副窦癌随机研究：放疗（75Gy/1.25Gy，2 次/日）：同步放化疗（70Gy/1.25Gy，2 次/日，40Gy 时休息 1 周，第 1、6 周顺铂/5 - FU 化疗）。多数患者接受 2 周期辅助顺铂/5 - FU 化疗。放化疗改善 3 年局部控制率（44%→70%），无病生存率（41%→61%）和总生存率（34%→55%），而且并无明显的增加毒性反应。

（2）术后放疗和术后放化疗

①Ang（IJROBP 2001）213 例局部晚期口腔癌、口咽癌、喉癌和下咽癌手术切除后，对有危险因素的接受术后放疗的随机研究：危险因素包括：>1 淋巴结组，≥2 淋巴结，结节 ≥3cm，微小病灶，切缘阳性，周围神经浸润，口腔位置和淋巴结外浸润，低度危险 = 无危险因素→不放疗；中度危险 = 1 个危险因素（但是无淋巴结外浸润）→57.6Gy/1.8Gy/7 周放疗或 5 周内序贯补量。5 年局部控制率/总生存率，低度危险组 90%/83%、中度危险组 94%/66%、高度危险组 68/42%。总治疗时间 <11 周，

提高了局部控制率，序贯补量组有改善总生存率趋势。

②EORTC 22931（Bernier，NEJM 2004）334 例可手术的Ⅲ/Ⅳ期口腔癌、口咽癌、喉癌和下咽癌随机研究：术后放疗（66Gy/2Gy）：术后放化疗（66Gy/2Gy 和顺铂 100mg/m²，放疗的第 1、22、43 天给药）。低度危险组患者接受 54Gy 放疗，研究组中分期范围：pT3~4N0，T1~2N2~3 和 T1~2N0~1 附带有淋巴结外浸润、切缘阳性或周围神经浸润，放化疗改善 3/5 年无病生存率（41%/36%→59%/47%），3/5 年总生存率（49%/40%→65%/53%）和 5 年局部控制率（69%→82%），但是增加了 3~4 级毒性反应（21%→41%）。

③RTOG 95 – 01（Cooper，NEJM 2004）459 例可手术的口腔癌、口咽癌、喉癌或下咽癌（≥2 个淋巴结受累），淋巴结外浸润，或切缘阳性随机研究：术后放疗（60~66Gy/2Gy）：术后放化疗（60~66Gy/2Gy 和顺铂×3 周化疗），放化疗改善 2 年无病生存率（43%→54%），局部控制率（72%→82%），并且有改善总生存率趋势（57%→63%），但是增加了 3~4 级毒性反应率（34%→77%）。

3. 放射治疗技术

（1）定位和放射野设计　患者仰卧，头部热塑膜固定，压低舌头远离上腭，肩下伸，必要时双手拉紧通过双脚的带子，热塑膜上靶区内，激光灯投影点上放置金属铅豆。患者进行 CT 定位扫描。外照射：3D/IMRT 治疗对任何期别的病变均可用。

（2）唇癌

①唇癌可以接受 100~250keV 中电压 X 线或 6~12MeV 电子线外照射治疗，或近距离放射治疗，或两者结合使用。

②外照射放疗：根据病变部位设单野治疗，使用中电压 X 线治疗病变区外放 1~1.5cm；使用电子线治疗病变区外放 2~2.5cm。使用面积大于治疗野的铅挡放于唇后，尽量减少射线对唇后下颌骨和口腔的损伤。

③对于 T1 和 T2 期、结合部病变，以及 T3 和 T4，N+，或分化差的肿瘤颈部需要治疗。

④T3 和 T4 期肿瘤采取常规对穿侧野 4~6MV X 线治疗，射野边缘为肿瘤边缘外放 1~1.5cm。下界：甲状腺颊部，后界：棘突后。

⑤N+ 期时下颈野邻接对穿侧野下界。如果后组淋巴链需要放射，但照射剂量达到 42~45Gy 时，后界前移避开脊髓，后部区电子线补量。

⑥使用常规 3 野技术，前野中线遮挡脊髓，及小挡块遮挡喉。

⑦推荐使用 3D – CRT 或 IMRT 技术，特别是对于更多晚期病变和更好地减少周围正常组织的损伤。

⑧如果需要可以使用楔形板和补偿滤过板，已达到更理想的治疗剂量分布。

⑨后装植入治疗使用暂时性 ¹⁹²Ir 粒子源（在欧洲是线型源）间隔 1cm 放置近距离放射治疗，纱布卷放置在唇与牙龈之间。

⑩外照射剂量：T1~2N0 = 50Gy/2Gy→补量到 56~60Gy（T1 期病变也可以采取 45Gy/3Gy/f 治疗）；T3N0 = 50Gy/2Gy→补量到 60~80Gy，及Ⅰ/Ⅱ区放疗；T4/N+ = 50Gy/2Gy→补量到 66~70Gy 和Ⅰ~Ⅴ区的治疗。

⑪对于 T1~2 期病变，单独使用近距离治疗时，剂量是 60~80Gy，0.8~1Gy/小时。

⑫如果外照射结合近距离照射，在外照射 50~54Gy 后 2~4 周，低剂量率近距离

治疗补量15~30Gy。

⑬高剂量率^{192}Ir射线源后装近距离治疗可以替代低剂量率治疗。

（3）口底癌

①口底放射耐受性低，增加了软组织损伤和骨放射性坏死的危险

②早期浅表T1~2病变接受近距离治疗或体腔管放射治疗比较适合：低剂量率近距离照射剂量在60~80Gy；口腔内限光筒电子线放射治疗剂量在3Gy/f，45Gy/3w。

③病变大：外照射结合近距离补量治疗。

④对于晚期病变和为了减少正常结构的受照射剂量，常规推荐使用3D-CRT或IMRT技术。应用近距离放射治疗或口腔内限光筒电子线放射治疗补量。

⑤使用侧野对穿技术，上界在舌背上1~1.5cm（肿瘤上2cm），Ⅰ区淋巴结；如果肿瘤浸润深度>1.5mm，射野后界在棘突后及Ⅱ区淋巴结放射，下界在甲状腺凹部，如果可能下唇除外。当N+时，邻接对穿侧野设下颈野治疗。

⑥对于大多数晚期病变照射剂量限定为：66~70Gy，1.8~2Gy/f（不包括接受化疗和伴随补量的患者），高危险区60Gy，预防区50Gy。

⑦接受化疗的患者，外照射剂量应该在70Gy/2Gy。

⑧作为外照射补量，可以使用间隙近距离治疗（25~30Gy）或口腔内限光筒电子线治疗（15~24Gy）。

⑨术后放射治疗，治疗区包括瘤床（原发灶原部位）和颈部淋巴结清除区，行双侧颈部Ⅰ~Ⅲ区颈部淋巴引流区照射，N2~3的患者，根据淋巴结转移位置、大小及肿瘤负荷情况选择性行Ⅰ~Ⅴ区颈部淋巴引流区照射。

⑩术后外照射剂量在（50~54）Gy/（1.8~2）Gy，然后对高危险区补量到60~66Gy。

（4）舌癌

①选择近距离治疗或口腔管放射。

②使用口腔内假体分离舌与硬腭。

③对于晚期病变和为了减少邻近的组织和器官的放射损伤，推荐使用3D-CRT或IMRT技术。近距离治疗和口腔管治疗作为补量手段使用。

④对穿侧野，上界是舌背上1~1.5cm，或肿瘤上缘上2cm；下界是甲状腺颊部；后界是棘突后；前界是肿瘤前2cm。当N+时：邻近对穿侧野下界的下颈区需要放射。

⑤3D-CRT或IMRT治疗的临床靶区包括整个口腔舌。对于早期舌癌，DOI≥4mm未行颈部淋巴结清扫者，建议行双颈部Ⅰ~Ⅲ区颈部淋巴引流区照射。对于局部晚期舌癌，N0~1患者，行双颈部Ⅰ~Ⅲ区颈部淋巴引流区照射。N2~3的患者，根据淋巴结转移位置、肿瘤负荷情况选择性行Ⅰ~Ⅴ区颈部淋巴引流区照射。

⑥剂量相同于口底癌。

（5）颊黏膜癌

①放置口腔内扩张器金属线同侧缝合遮挡舌体，为肿瘤定位可以插入金属粒子到肿瘤周围。

②治疗上常常使用混合的光子和电子线（常常用两野楔形板调整的光子线）和近距离治疗或口腔内限光筒电子线治疗补充放射。

③治疗野前界和上界距离病变边缘2cm，后界在棘突后。如果淋巴结需要治疗，下界在甲状腺颊部。

④如果可能，口和唇的联合部应该遮挡。

⑤术后放射治疗区域包括：瘤床、手术瘢痕和同侧ⅠB和Ⅱ区淋巴结。

⑥淋巴结阳性患者，需要接受双侧颈部（上颈和下颈）放疗。

⑦剂量相同于其他口腔病变。

（6）齿龈和硬腭癌

①因为外照射有骨放射性坏死危险，宁可近距离放射而不是外照射治疗。

②对于齿龈病变，如果存在周围神经浸润，从椎间孔到颞下颌关节的一侧下颌骨都需要治疗；上齿龈癌常容易侵犯上颌骨及上颌窦，照射野在满足肿瘤情况的同时，应包括同侧上颌窦。

③放射野覆盖原发灶及外扩2cm区域和上中颈淋巴结区。

④对于T3/4N+期的患者，下颈需要治疗。

⑤照射剂量限制：无伴随化疗的治疗方案，T1＝60～66Gy；T2＝66～70Gy；T3～4＝73Gy；接受化疗的患者，70Gy/2Gy。

⑥术后外照射治疗剂量1.8～2Gy/f，50～54Gy→补量到60～66Gy（高危险区）。

（7）磨牙后三角区癌

①对于单侧病变，同侧混合线（X线和电子线）或应用楔形板的双野成角放射治疗。

②射野覆盖原发灶及边缘外放2cm区和上颈淋巴结区。上界包括软腭；对于T3/4或N+患者，下颈需要治疗。

③照射剂量同口腔癌剂量。

4. 调强放射治疗

3D－CRT或IMRT治疗可提供更加完善的正常组织保护以及更理想的靶区剂量。靶区定义：GTV＝临床上可及的肿块/影像学上可见的肿块（原发灶和淋巴结）；CTV1＝原发灶及边缘外放0.5～2cm区域、淋巴结、GTV（微小扩散的实际存在的解剖边界）；CTV2＝选择有可能转移的区域。

（1）剂量限制（UCSF）

GTV＝70Gy/2.12Gy/33f

CTV1＝59.4Gy/1.8Gy/33f

CTV2＝54Gy/1.64Gy/33f

也可以选择

GTV＝66Gy/2.2Gy/30f

CTV1＝60Gy/2Gy/30f

CTV2＝54Gy/1.8Gy/30f

术后IMRT剂量（UCSF）：GTV（残存病变）＝70Gy；CTV1＝60～66Gy；CTV2＝54Gy。

（2）危及器官限量

①脊髓≤40～45Gy；

②脑干≤54Gy；

③腮腺≤20Gy（50%体积/一侧腮腺）；

④下颌骨≤70Gy。

5. 并发症

（1）放疗并发症　包括黏膜炎、皮炎、口腔干燥、味觉障碍、软组织纤维化、甲状腺功能减退和少见的软组织或骨放射性坏死（常见于近距离治疗病例）、咽皮肤瘘、或颈动脉破裂。

（2）外科手术并发症　出血、气道梗阻、感染和伤口愈合延迟、狭窄、骨及软骨炎、瘘管、语言功能不全、吞咽功能不全。

（3）避免营养不良，患者每天需要≥2000Cal 热量，必要时鼻饲给养。

（4）阿米福汀可以降低口腔干燥和黏膜炎的发生率和程度。阿米福汀的副作用是低血压、恶心（Peters，IJROBP 1993 & Brizel，JCO 2000）。

6. 随诊

（1）病史和检查　第1年每1~3个月检查1次；第2年每2~4个月检查1次；第3~5年每6个月检查1次；每年检查1次胸片，如果颈部接受照射，每6~12个月检查1次 TSH（促甲状腺素）。

（2）如果怀疑复发，但是活检阴性，每个月检查1次，密切观察，直到问题解决。

（孙　艳）

第五节　喉　癌

喉位于颈前中央，成人相当于第4~6颈椎水平。解剖学上分为声门上区、声门区和声门下区。

【诊断标准】

1. 临床表现

声门上癌病变初期出现吞咽疼痛，病变广泛时也表现出声音嘶哑，后期可能出现体重减轻、不规则呼吸、吞咽疼痛和吸气困难。声门癌早期声音嘶哑、甲状软骨区咽喉痛、耳痛、晚期气道梗阻。

2. 检查

（1）舌骨与甲状软骨之间触诊表现为甲状腺凹部增宽、固定、边界不清，预示会厌前间隙受侵。

（2）喉镜检查　直接喉镜和间接纤维喉镜检查注意喉室、梨状窝顶和环状软骨后区，此区应该仔细检查，声门下区容易遗漏；检查可以直视 T1 和 T2 期病变（取得活组织）常常能够提供咽后壁的图像，观察声带的运动频率的微细改变；声带部分固定或完全固定；舌骨下会厌溃疡；舌会厌溪饱满（会厌前间隙受侵间接影像）。

（3）CT 扫描（建议组织学检查前增强扫描 1~2mm 层厚，喉区 2mm 间隔，其他部位 3mm 间隔）　CT 扫描适用于中期和晚期的病变，对于喉外颈部软组织浸润、甲状腺或环状软骨浸润，会厌前脂肪间隙消失，正常的低密度区改变。早期软骨受累以冠状或矢状 CT 扫描为佳。CT 扫描可提供清晰的会厌前和声门旁脂肪间隙，软组织浸润、颈部或舌根区病变，同时也可以显示声门下区病变情况。

（4）MRI　对于小部分 CT 扫描可疑的患者针对性扫描。

（5）PET - CT　不是常规检查手段，对于Ⅲ~Ⅳ病变建议采用。

（6）实验室检查　血常规、血生化、肿瘤标记物。

【临床分期】

NCCN 2019 分期，包括声门上癌、声门癌、声门下癌。

T 分期

Tx：原发肿瘤不能被确定；

Tis：原位癌。

（1）声门上癌

T1：肿瘤局限在声门上区一侧，声带活动正常；

T2：肿瘤累及声门上区一个以上邻近结构的黏膜，或声带，或声门上区（如：侵及舌根黏膜、会厌、梨状窝内侧壁，不伴有喉固定）；

T3：肿瘤限于喉内，声带固定和/或侵犯以下的任何一个结构：环后区、会厌前间隙、声门旁间隙，和/或微小的甲状软骨侵犯；

T4：中等晚期或非常晚期局部疾病；

T4a：中等晚期局部疾病：肿瘤侵犯甲状软骨，和/或侵犯喉外（如：气管、颈部软组织，舌深层非固有肌肉，带状肌，甲状腺，或食管）（可切除）；

T4b：非常晚期局部疾病：肿瘤侵犯椎前间隙，包绕颈动脉，或侵犯纵隔结构（不可切除）。

（2）声门癌

T1：肿瘤局限在声带，可以累及前、后联合，声带活动正常；

T1a：肿瘤局限在一侧声带；

T1b：肿瘤侵犯双侧声带；

T2：肿瘤累及声门上区和/或声门下区，或声带活动受限；

T3：肿瘤局限于喉内，声带固定；

T4：中等晚期或非常晚期局部疾病；

T4a：中等晚期局部疾病：肿瘤侵犯甲状软骨，和/或侵犯喉外组织（如：气管、颈部软组织，舌深层非固有肌肉，带状肌，甲状腺，或食管）（可切除）；

T4b：非常晚期局部疾病：肿瘤侵犯椎前间隙，包绕颈动脉，或侵犯纵隔结构（不可切除）。

（3）声门下癌

T1：肿瘤局限于声门下区；

T2：肿瘤累及声带，声带活动正常或受限；

T3：肿瘤局限于喉内，声带固定；

T4：中等晚期或非常晚期局部疾病；

T4a：中等晚期局部疾病：肿瘤侵及环状软骨或甲状软骨，和/或侵及喉外组织（如：气管、颈部软组织，舌深层非固有肌肉，带状肌，甲状腺，或食管）（可切除）；

T4b：非常晚期局部疾病：肿瘤侵犯椎前间隙，包绕颈动脉，或侵犯纵隔结构（不可切除）。

N 分期

Nx：区域淋巴结无法确定；

N0：无区域淋巴结转移；

N1：同侧的一个淋巴结转移，且最大径≤3cm，且 ENE* （-）；

N2a：同侧的一个淋巴结转移，且 3cm < 最大径≤6cm，且 ENE （-）；

N2b：同侧的多个淋巴结转移，且最大径≤6cm，且 ENE （-）；

N2c：双侧或对侧的淋巴结转移，且最大径≤6cm，且 ENE （-）；

N3a：任一转移淋巴结最大径 >6cm，且 ENE （-）；

N3b：任何临床明显 ENE （+）的淋巴结转移。

*ENE：淋巴结包膜外侵。

M 分期

M0：无远处转移；

M1：远处转移。

临床分期

分期	T	N	M
0 期	Tis	N0	M0
I 期	T1	N0	M0
II 期	T2	N0	M0
III 期	T3	N0	M0
	T1 ~ 3	N1	M0
IVA 期	T4a	N0 ~ 1	M0
	T1 ~ 4a	N2	M0
IVB 期	任何 T	N3	M0
	T4b	任何 N	M0
IVC 期	任何 T	任何 N	M1

【治疗原则】

1. 治疗推荐

（1）Tis 期（原位癌）

①内窥镜下切除。

②根治性局部放射治疗。

（2）T1 ~ 2N0 期

①根治性局部放射治疗。

②声带切除。

③部分喉切除 ± 选择性颈部淋巴结解剖清除。

a. 切缘阳性→术后放化疗。

b. 切缘近，周围神经浸润，淋巴管血管间隙浸润→术后放射治疗。

（3）T1～2N＋/T3N0/＋期（可切除需要全喉切除）RTOG91－11建议

①同步放化疗或放疗联合靶向治疗（不能耐受化疗）。（Bonner NEJM 2006）

②T3，N2～3有保喉意愿患者，可以选择诱导化疗，影像评估达到CR或PR，可选择保器官根治性放疗或放化疗。

③放化疗后如果没有达到CR或PR→补救手术切除加颈部淋巴结解剖清除。

④如果有颈部残存肿块，或疗前的N2～3，放射治疗后颈部可考虑手术切除残余肿瘤。

⑤全喉和同侧或双侧颈淋巴结广泛清扫（N0～1）。

⑥切缘阳性或淋巴结外侵→术后放化疗。

⑦切缘近、周围神经浸润、淋巴管血管间隙浸润、多个淋巴结阳性≥1cm、声门下浸润、T3～4肿瘤和或软骨浸润→术后放疗或放化疗。

（4）T4N0/＋期（可切除）

①全喉切除和同侧或双侧颈淋巴结解剖清除（N0～1）。

②双侧颈淋巴结广泛清扫（N2～3）。

③切缘阳性或淋巴结外侵→术后同步放化疗（RTOG91－11建议）。

④切缘近、周围神经浸润，淋巴管血管间隙浸润、多个淋巴结阳性≥1cm、声门下浸润，T3～4和/或软骨浸润→术后放疗或同步放化疗（RTOG91－11建议）。

（5）T3～4或N＋期（不可切除）

①同步放化疗。

②不能耐受化疗→建议放疗联合靶向治疗或根治性放疗加局部补充放疗。（Bonner NEJM 2006）

2. 综合治疗

（1）放化疗RTOG 91－11（Forastierre，NEJM 2003） 247例Ⅲ/Ⅳ期喉癌随机分组，单独放疗组、诱导化疗组、同步放化疗组。单独放疗组70Gy/2Gy（所有组放疗剂量与分次相同）；诱导化疗方案是顺铂/5－FU×2周期→评估，如果病变进展或＜PR，患者接受喉切除手术和术后放疗；如果PR/CR→接受第3周期化疗→放疗；同步放化疗组方案顺铂×3周期化疗。所有的cN2患者都接受放疗后8周内的颈淋巴结解剖清除。同步放化疗增加了部分患者喉的保存率（88%比较化疗后再放疗患者的保喉率为75%，单独放疗保喉率为70%）和局部控制率（78%比较化疗后放疗为61%，单独放疗为56%）。化疗抑制远处转移和改善无病生存率。2年和5年生存率无差别（74%～76%/54%～56%），但同步放化疗增加了黏膜毒性。

Bonner（NEJM 2006） 424例局部晚期可切除或不可切除的Ⅲ/Ⅳ期口咽、喉或声门下鳞状细胞癌患者，随机分组为放疗组、放疗＋西妥昔单抗（放疗前给药1周和放疗期间每周给药）选择放疗70Gy/2Gy；（72～76.8）Gy/1.2Gy或补加72Gy。西妥昔单抗提高3年局部控制率（34%→47%）和总生存率（45%→55%）。单独放疗组和放疗联合靶向治疗组的5年总生存率分别为34.6%和45.6%。西妥昔单抗毒副反应相似，主要是痤疮样皮疹和输液反应。

（2）术后放疗和术后放化疗 Ang（IJROBP 2001）213例局部晚期口腔癌、口咽癌、喉癌和下咽癌手术治疗，对于有危险因素的病例给予术后放疗。危险因素包括：＞1淋巴结组，≥2淋巴结，淋巴结＞3cm，微小病灶，切缘阳性，周围神经浸润，口腔位置，淋巴结外侵。

①低危险 = 无危险因素→不需放疗。

②中度危险 = 1 个危险因素（但是无淋巴结外侵）→57.6Gy/1.8Gy。

③高危险 = 淋巴结外侵或≥2 个危险因素→放疗 63Gy/1.8Gy/7w 或 5 周加局部补量。

5 年局部控制率/总生存率：低危险组分别为 90%/83%；中度危险组分别为 94%/66%；高度危险组分别为 68%/42%。总治疗时间 <11 周增加局部控制率，随后补量有改善总生存率的趋势。

EORT 22931（Bernier，NEJM 2004）334 例可手术的Ⅲ/Ⅳ期口腔癌、口咽癌、喉癌和下咽癌随机分组术后放疗 66Gy/2Gy 与术后放化疗（66Gy/2Gy，顺铂 100mg/m^2，第 1、22、43 天），所有患者接受颈部 54Gy 放疗（对于低危险患者）。对于分期 pT3 ~ 4N0/ +，T1 ~ 2N2 ~ 3,T1 ~ 2N0 ~ 1 伴有淋巴结外侵，切缘阳性或周围神经侵犯患者接受同步放化疗，可改善 3 年/5 年无病生存率（41%/36%→59%/47%）、3 年/5 年总生存率（49%/40%→65%/53%）和 5 年局控率（69%→82%）。但是增加了 3 - 4 级毒性反应（21%→41%）。

RTOG 95 - 01（Cooper NEJM 2004）459 例可手术口腔癌、口咽癌、喉癌和下咽癌≥2 淋巴结受侵，淋巴结外浸润或切缘阳性随机分术后放疗 [（60 ~ 66）Gy/2Gy] 和术后放化疗 [（60 ~ 66）Gy/2Gy，顺铂化疗 3 周期，同 EORTC 22931]，放化疗改善 2 年无病生存率（43%→54%），局部控制率（72%→82%），有改善总生存率的趋势（57%→63%），但是增加了 3 ~ 4 级毒性反应（34%→77%）。

3. 放射治疗技术

3D - CRT 或 IMRT 治疗，首先 CT 定位：患者仰卧，头过仰肩下伸或双手拉带子使双肩下伸，头颈肩热塑膜固定，放标记点在放射区域内→CT 扫描范围头顶到主动脉弓上缘。

（1）声门上喉癌（常规放疗多用水平对穿侧野）

①T1N0 期：原发灶加Ⅱ、Ⅲ组淋巴结（颈部淋巴结转移率高及转移发生早）。

上界：第一颈椎横突水平，如果口咽或咽旁受侵，则上界包括颅底；

下界：环状软骨下缘；

前界：颈前缘，但如果前联合或会厌前间隙受侵，前界应放在颈前缘前 1 ~ 2cm；

后界：颈椎棘突。

②T2 ~ 3/N + 期：病变增加了微小结节的转移危险，所以要加下颈区放射。下颈区锁骨上野的上界与双侧水平野的下界共线，但在共线与体中线相交处的下方应挡铅（2cm×2cm）~（3cm×3cm）（最好在侧野挡铅），以避免颈髓处在两野剂量重叠处而造成剂量超量；下界沿锁骨下缘走行；外界在肩关节内侧。声门下区病变在声门上区勾画的基础上包括双侧Ⅵ区淋巴结。

（2）声门癌（常规放疗多用水平对穿侧野）

①T1N0 期：5cm×5cm 大小的放射野治疗。

上界：甲状软骨上缘；

下界：环状软骨底缘；

前界：皮肤缘前 1cm；

后界：脊椎前缘。

②T2N0 期：6cm×6cm 大小放射野治疗，下界环状软骨下第 1 气管环。

③T3~4N0 期

上界：向上扩展到下颌骨角上 2cm；

后界：棘突后；

下界：肿瘤下界下 1.5~2cm，相对侧野到下颈野（前后方向）治疗，当侧野对穿治疗剂量达到 40~45Gy 后挡脊髓，后颈部电子线补量到 50Gy，肿瘤消退满意。原发灶照射 70Gy，然后化疗。如果不能耐受化疗补剂量到 72Gy。3D 或 IMRT，靶区勾画同声门上区癌。IMRT 治疗靶区定义：GTV = 影像所见的原发肿瘤及转移的淋巴结；CTV1 包括 GTV、全部喉结构、梨状窝、舌会厌溪、声门旁间隙、会厌前间隙和整个甲状软骨，以及高危淋巴引流区（声门上区病变应包括双侧颈部 Ⅱ~Ⅳ 区淋巴引流区）；CTV2 包括下颈锁骨上预防照射区域。将相应的靶区外放 3mm 即为 PTV，分次剂量及总剂量按 PTV 给量，PGTV：2.12Gy/f，总剂量：70Gy/33f；PTV1：1.82Gy/f，总剂量：60Gy/33f；PTV2：1.8Gy/f，总剂量：（50~54）Gy/（28~30）f。IMRT：GTV = 临床和/或放射影像中的肿块，CTV1 = GTV 及边缘外放 0.5~2cm，CTV2 = 颈部预防区。不推荐对 T1~2N0 期的声门癌给予调强放射治疗。

④T1~4N+ 期：单侧上颈淋巴结转移者，同侧下颈、锁骨上区要作预防性照射；双侧上颈淋巴结转移者，双侧下颈及锁骨上区均要作预防性照射。

（3）声门下区癌常规放射，放射治疗范围应该包括原发肿瘤或瘤床，下颈、锁骨上淋巴结引流区、气管和上纵隔。

上界：根据病变侵犯的范围而定。

下界：接近隆突水平，包括气管、上纵隔。

4. 照射剂量

Tis 和 T1~2N0 声门癌，单次剂量 >2Gy，UCSF（美国加州大学旧金山分院）使用 2.25Gy/f，Tis：56.25~58.5Gy。T1N0：63Gy。T2N0：65.25Gy。术后放射治疗剂量 60Gy。如果采用单纯放化疗，推荐剂量是 70Gy/2Gy；如果患者不能耐受化疗，分次放射治疗剂量≥72Gy。

5. 剂量限制

脊髓≤40~45Gy（50% 体积），脑干≤50~54Gy（50% 体积），下颌骨≤70Gy。气管造瘘口限制在≤50Gy，除非该部位有肿瘤浸润，明显的声门下扩散或临时气管造瘘，后期补量 60~66Gy。

6. 并发症

（1）放疗并发症 包括声嘶、吞咽痛、呛咳、黏膜炎、皮炎；晚期常见并发症包括为软组织纤维化、甲状腺功能减退；罕见有喉皮肤瘘、颈动脉破裂。

（2）外科术前并发症 包括出血、气道梗阻、感染和创伤并发症。

（3）术后并发症 包括喉狭窄、软骨炎、瘘管周围感染、吸气困难。

为避免患者营养失调，患者每天需要≥2000 卡路里热量，必要时鼻饲。阿米福汀可以减轻口腔干燥和黏膜炎，但是有明显的副作用（低血压、恶心）。（Peters，IJROBP 1993 & Brizel，JCO 2000）

7. 随诊

第一年每 1~3 个月病史和物理检查一次，第二年每 2~4 个月检查一次，第 3~5

年每 6 个月检查一次，以后每年检查一次。胸片每年一次，TSH 每 6～12 个月一次（对于颈部放射的患者）。如果怀疑复发，但是活检阴性，应该至少 1 个月内的密切随诊，直到问题解决。

（孙 艳）

第六节 下 咽 癌

下咽是口咽的延续部分，解剖学上相当于第 3～6 颈椎水平，临床上分为梨状窝区、环后区和咽后壁区。

【诊断标准】

1. 临床表现

病变初期吞咽疼痛，病变广泛时也表现出声音嘶哑，后期可能出现体重减轻、不规则呼吸、吞咽疼痛和呼吸困难，声音嘶哑、甲状软骨区咽喉痛、耳痛、晚期气道梗阻。

2. 局部区域检查

（1）临床及喉镜检查　舌骨与甲状软骨之间触诊表现甲状腺凹部增宽、固定、边界不清，预示会厌前间隙受侵。喉镜检查：直接喉镜和间接纤维喉镜检查注意喉室、梨状窝顶和环状软骨后区，此区应该仔细检查，声门下区容易遗漏；检查可以直视 T1 和 T2 期病变（取得活组织）常常能够提供咽后壁的图像，观察声带的运动频率的微细改变；声带部分固定或完全固定；舌骨下会厌溃疡；沟谷饱满（会厌前间隙受侵间接影像）。

（2）影像检查　包括 CT、MRI 或 PET/CT 扫描。组织学检查前增强扫描 1～2mm 层厚，喉区 2mm 间隔，其他部位 3mm 间隔。CT 扫描适用于中期和晚期的病变，对于喉外颈部软组织浸润、甲状腺或环状软骨浸润，会厌前脂肪间隙消失，正常的低密度区改变。早期软骨受累以冠状或矢状 CT 扫描为佳。CT 扫描可提供优秀的会厌前和声门旁脂肪间隙，软组织浸润、颈部或舌根区病变，同时也可以显示声门下区病变情况。MRI 扫描对于了解软组织、软骨及邻近侵犯范围提供更多信息。PET/CT 扫描不是常规检查手段。

3. 分期检查

下咽癌发病与饮酒和吸烟有明确相关性，有 10%～30% 的病人存在下咽与消化道的双原发肿瘤，因此在分期检查时需要完善胃镜检查和胸部 CT 扫描，分期检查还包括腹部 CT 或超声检查。对于 Ⅲ～Ⅳ 期病变建议行 PET/CT 扫描。

4. 实验室检查

血常规、血生化、肿瘤标记物及甲状腺功能。

【临床分期】

分期（NCCN 2019 分期）

（1）T 分期

Tx：原发肿瘤不可评估；

Tis：原位癌；

T1：肿瘤局限于下咽的一个亚区，和/或最大径≤2cm；

T2：肿瘤侵犯≥1个亚区，或最大径>2cm但≤4cm，并无半喉固定；

T3：肿瘤最大径>4cm，或有半喉固定，或侵犯食管；

T4：中等晚期或非常晚期局部疾病；

T4a：中等晚期局部疾病，侵犯甲状/环状软骨、舌骨、甲状腺或中央区软组织；

T4b：非常晚期局部疾病，侵犯椎前筋膜，包绕颈动脉，或侵犯纵隔结构。

注：中央区软组织包括喉前带状肌和皮下脂肪。

（2）N分期

Nx：区域淋巴结不能评估；

N0：无区域淋巴结转移；

N1：同侧的一个淋巴结转移，且最大径≤3cm，且ENE*（−）；

N2a：同侧的一个淋巴结转移，且3cm<最大径≤6cm，且ENE（−）；

N2b：同侧的多个淋巴结转移，且最大径≤6cm，且ENE（−）；

N2c：双侧或对侧的淋巴结转移，且最大径≤6cm，且ENE（−）；

N3a：任一转移淋巴结最大径>6cm，且ENE（−）；

N3b：任何临床明显ENE（+）的淋巴结转移。

＊ENE：淋巴结包膜外侵。

（3）M分期

M0：无远处转移；

M1：远处转移。

（4）临床分期

分期	T	N	M
0期	Tis	N0	M0
Ⅰ期	T1	N0	M0
Ⅱ期	T2	N0	M0
Ⅲ期	T3	N0	M0
	T1~3	N1	M0
ⅣA期	T4a	N0~1	M0
	T1~4a	N2	M0
ⅣB期	任何T	N3	M0
	T4b	任何N	M0
ⅣC期	任何T	任何N	M1

【治疗原则】

1. 推荐治疗

下咽癌总体预后差，同时患者对于保器官具有很高的要求。因此，鼓励各个分期的患者进入临床研究。

（1）T1N0/T2N0期

①根治性放疗。

②部分喉咽切除术，同侧或双侧选择性淋巴结解剖清除（N0），术后有高危因素行术后放疗。

（2）T1N+/T2～3N0～3期

①诱导化疗达到CR→根治性放疗或放化疗。

②诱导化疗达到PR→根治性放化疗，或选择外科手术及术后放疗/放化疗（根据术后危险因素）。

③诱导化疗未达到PR→外科手术术后放疗/放化疗（根据术后危险因素），不能手术者行同步放化疗或单纯放疗。

④部分或全喉咽切除术+颈清扫术，术后放疗/放化疗（根据术后危险因素）。

⑤同步放化疗。

（3）T4aN0～3期

①全喉咽切除术+颈清扫术，术后放化疗/放疗（根据术后危险因素）。

②诱导化疗，原发达到CR和颈部淋巴结无进展→根治性放疗或放化疗。

③诱导化疗，原发达到PR和颈部淋巴结无进展→根治性放化疗。

④诱导化疗未达到PR→外科手术术后放疗/放化疗（根据术后危险因素），不能手术者行同步放化疗或单纯放疗。

⑤同步放化疗。

（4）T4b/N+期：（不可切除）

①同步放化疗。

②如果不能耐受化疗→根治性放疗加局部补量放疗。

2. 放射治疗技术

3D-CRT/IMRT放射治疗区应包括原发灶+（Ⅱ～Ⅴ）区淋巴结+咽后淋巴结区（包括全部侧咽间隙、口咽、下咽部、喉部、颈段食管入口及上、中颈部和咽后淋巴结引流区）。如果采取常规放射治疗技术，侧野上界：颅底和乳突；下界：病变下延1cm（或环状软骨下1cm）；下颈前后野。后部咽喉壁肿瘤，前界：不需要延伸到皮肤缘外。气管插管位于下颈，射野包括整个残喉和术前病变边缘外放1.5～2cm。如果没有残存肿瘤，两侧对穿野治疗时，野衔接区要遮蔽脊髓；如果肿块处在照射野衔接区，需要调整侧野的角度，匹配前后方向射野可能有助于避免肿块上分野，中线挡铅是必须的。楔形板和补偿滤过板可能也是需要的。此区的放射治疗推荐使用IMRT。

3. 照射剂量

早期，1.8～2Gy/f，照射50～54Gy后，局部补充照射到70～85Gy。对于晚期病变，如果采取放化疗，照射剂量70Gy，2Gy/f，如果患者不能耐受化疗，伴随后补量到72Gy。

术后放疗：1.8～2Gy/f，50～54Gy，对高危险区和瘤床区跟随补量到60～66Gy。

IMRT（UCSF）：GTV=70Gy，2.12Gy/f，CTV1=59.4Gy，1.8Gy/f，CTV2=54Gy，1.64Gy/f。

4. 剂量限制

脊髓≤40～45Gy（50%体积），脑干≤50～54Gy（50%体积），下颌骨≤70Gy。气管造瘘口限制在≤50Gy，除非该部位有肿瘤浸润，明显的声门下扩散或临时气管造瘘，后期补量60～66Gy。

5. 并发症

（1）放射并发症 声嘶、吞咽痛、黏膜炎、皮炎；晚期常见并发症口腔干燥、味觉障碍、软组织纤维化、甲状腺功能减退；罕见有喉皮肤瘘、颈动脉破裂。

（2）外科术前并发症 出血、气道梗阻、感染和创伤并发症。

（3）术后并发症 喉咽狭窄、软骨炎、瘘管周围感染、吸气困难。

为避免患者营养失调，患者每天需要≥2000卡路里热量，建议建立肠内营养，鼻饲或胃造瘘。阿米福汀可以减轻口腔干燥和黏膜炎，但有明显的副作用（低血压、恶心）（Peters，IJROBP 1993 & Brizel，JCO 2000）。

6. 随诊

第一年每1~3个月病史和物理检查一次，第二年每2~4个月检查一次，第3~5年每6个月检查一次，以后每年检查一次。胸部CT每年一次，TSH每6~12个月一次（对于颈部放射的患者）。复查期间应注意第二原发肿瘤的鉴别，特别是原发食道癌及肺癌。如果怀疑复发，但是活检阴性，应该至少1个月内的密切随诊，直到问题解决。

（孙 艳）

第七节 涎腺肿瘤

【诊断标准】

涎腺又称唾液腺，分为大唾液腺和小唾液腺（又称副唾液腺），大唾液腺有三对：腮腺、颌下腺和舌下腺；小唾液腺主要分布在口腔、副鼻窦以及气管等处黏膜下。涎腺肿瘤是指发生于上述唾液腺腺体和间质的肿瘤，多数是发生在大唾液腺，其中腮腺发生率最高。

涎腺肿瘤组织学形态多种多样，病理类型较为复杂，可分别良性、恶性和介于良、恶性之间的混合瘤。国际卫生组织（WHO）于2005年对涎腺肿瘤组织病理学进行分类，分为腺瘤、癌、非上皮性肿瘤、恶性淋巴瘤、继发性肿瘤、未分类的肿瘤和瘤样病变等七大类。虽然大多涎腺肿瘤是良性的，但在腮腺肿瘤中仍有20%为恶性；颌下腺和小涎腺中恶性肿瘤的发生率分别为50%和80%。涎腺癌可分为24种不同的病理类型，按恶性程度大致可分为低、中和高度恶性三组。为了防止肿瘤细胞的种植，一般情况下大涎腺肿瘤手术前是不做切取活检的，而是采取细针吸取病变组织进行细胞学检查。术中冷冻切片是应用最为广泛的涎腺肿瘤病理活检方法，可以明确肿瘤性质，达到诊断与手术治疗同期进行的目的。

【临床分期】

临床检查、颈部涎腺超声、CT/MRI检查以及PET/CT检查均有助于了解原发肿瘤侵及范围及区域淋巴结的性质，对于晚期病变还可以帮助确定是否存在远地转移。胸部CT或X线胸片、腹部超声、心电图及实验室血生化检查与治疗选择有关，也应完成。

涎腺肿瘤根据原发肿瘤的位置分为：腮腺癌、颌下腺癌及舌下腺癌和小涎腺癌。

美国癌症联合委员会（AJCC）2019年第8版修订的涎腺癌TNM分期方案如下。

1. 原发肿瘤（T）

Tx：原发肿瘤不能评估；

T0：无原发肿瘤证据；

T1：肿瘤最大径≤2cm，无肿瘤腺体实质外侵犯[*]；

T2：2cm＜肿瘤最大径≤4cm，无肿瘤腺体实质外侵犯[*]；

T3：肿瘤最大径＞4cm和（或）有肿瘤腺体实质外侵犯[*]；

T4a：中等晚期局部疾病，肿瘤侵犯皮肤、下颌骨、外耳道和（或）面神经；

T4b：非常晚期局部疾病，肿瘤侵犯颅底和（或）翼板和（或）包绕颈动脉。

[*]：肿瘤腺体实质外侵犯指临床或肉眼可见有软组织侵犯的证据，仅显微镜的证据在分级上不足以构成软组织外侵犯。

2. 区域淋巴结（N）

Nx：区域淋巴结不能评估；

N0：无区域淋巴结转移；

N1：同侧的一个淋巴结转移，且最大径≤3cm，且ENE[*]（－）；

N2a：同侧的一个淋巴结转移，且3cm＜最大径≤6cm，且ENE（－）；

N2b：同侧的多个淋巴结转移，且最大径≤6cm，且ENE（－）；

N2c：双侧或对侧的淋巴结转移，且最大径≤6cm，且ENE（－）；

N3a：任一转移淋巴结最大径＞6cm，且ENE（－）；

N3b：任何临床明显ENE（＋）的淋巴结转移。

[*]ENE：淋巴结包膜外侵。

3. 远处转移（M）

M0：无远处转移；

M1：有远处转移。

4. 临床分期

分期	T	N	M
0 期	Tis	N0	M0
Ⅰ期	T1	N0	M0
Ⅱ期	T2	N0	M0
Ⅲ期	T3	N0	M0
	T1～3	N1	M0
ⅣA 期	T4a	N0～N1	M0
	T1～4a	N2	M0
ⅣB 期	T4b	任何 N	M0
	任何 T	N3	M0
ⅣC 期	任何 T	任何 N	M1

【治疗原则】

（一）一般原则

涎腺肿瘤的主要治疗方法是外科手术，辅以术后放疗或放化疗，根据病理类型及分期仔细制订手术和术后放疗方案。一般不推荐术前放疗。放射治疗是涎腺恶性肿瘤重要的辅助治疗手段。

腮腺肿瘤因面神经穿过其中，如果肿瘤没有直接侵犯面神经则应予以保留。大部分腮腺肿瘤位于浅叶中，如果术前面神经功能正常，大多数患者的面神经都能得到保留。如果术前已有面瘫或肿瘤直接侵犯到面神经而无法分离，则应牺牲面神经。腮腺深叶恶性肿瘤需要先行浅叶切除，辨别并分离面神经后再切除腮腺深叶的肿瘤。腮腺深叶恶性肿瘤术后需要放疗，因为在切除肿瘤时保留的安全边缘是有限的。有不良预后因素的肿瘤术后应行放射治疗；也可行放化疗（2B 类证据）。如果有切缘阳性、离切缘过近、神经或神经周围侵犯（通常见于腺样囊性癌）、淋巴结转移等不良预后因素，在肿瘤切除后都应进行放射治疗。同样对中或高级别肿瘤、淋巴/血管受侵、淋巴结包膜外受侵等情况，也都应推荐行术后放疗。

对于手术不能切除的肿瘤，单纯放疗（不予化疗）可作为根治性治疗手段；但是放化疗（顺铂）也是一种选择（2B 类证据）。对放化疗方案尚未达成共识，因为尚无运用该方法治疗手术不可切除的涎腺肿瘤的临床试验报道。晚期肿瘤采用化疗可起到姑息性治疗作用。一些小型研究显示，多种药物（例如紫杉醇）和联合用药（如顺铂、多柔比星、环磷酰胺；卡铂和紫杉醇）对某些组织学类型的恶性涎腺肿瘤也有一定作用，如涎腺导管癌。

放疗通常采用的射线种类和形式是光子或光子/电子线混合射线的外照射，以 4～6MV 高能 X 线为主。对于腮腺癌放疗的临床研究还有大量来自快中子外照射和涎腺内粒子植入，特别是腺样囊性癌，获得了满意的临床效果。

（二）放疗适应证及禁忌证

1. 术后放疗

（1）术后放疗指征

①病理类型为高中度恶性肿瘤，组织学分级中等或低分化癌，腺样囊性癌；

②肿瘤位于腮腺深叶；

③病理切缘阳性，或安全边缘有限（＜5mm）；

④淋巴结包膜外侵，或淋巴结转移≥N2；

⑤神经周围、淋巴/血管受侵；

⑥肿瘤腺体实质以外侵犯；

⑦复发肿瘤再次手术后。

（2）放疗剂量

①原发灶：光子或光子/电子线治疗：≥60Gy（1.8～2.0Gy/f）或中子治疗：18nGy（1.2nGy/f）。

②颈部淋巴结区域光子或光子/电子线治疗：44～64Gy（1.6～2.0Gy/f）或中子治疗：13.2nGy（1.2nGy/f）。

2. 根治性放疗

（1）根治性放疗指征

①不能手术 T4b 病例；放疗或放化疗（2B 类证据）。

②由于合并其他疾病不能耐受手术或拒绝手术，体力状况评分 PS：0～2。

③术后复发不能完整切除可行根治性放疗；放疗或放化疗（2B 类证据）。

（2）放疗剂量

①T4b 肿瘤或术后肉眼肿瘤残留原发灶以及受侵淋巴结：光子或光子/电子线治疗：≥70Gy（1.8~2.0Gy/f）或中子治疗：19.2nGy（1.2nGy/f）。

②未受侵淋巴结区域：光子或光子/电子线治疗：44~64Gy（1.6~2.0Gy/f）或中子治疗：13.2nGy（1.2nGy/f）。

3. 有放疗史的复发或第二原发肿瘤治疗

（1）可以切除病例

①推荐手术。

②再次放疗±化疗。

③推荐参加临床试验。

（2）不可切除病例

①再次放疗±化疗。

②推荐参加临床试验。

③化疗。

4. 姑息性放疗

（1）由于合并其他疾病不能耐受手术，体力状况评分 PS：3。

（2）复发无根治可能病例，有明显临床症状，放疗姑息减症。

5. 有远地转移治疗

（1）推荐参加临床试验。

（2）体力状况评分 PS：0~2，化疗。

（3）密切观察（发展缓慢的疾病）。

（4）选择性转移灶切除（3 类证据）。

（5）体力状况评分 PS：3，最佳支持治疗。

【放疗方法及实施】

1. 体位固定

取头后伸仰卧位，头垫合适角度的头枕，用头颈肩热解塑料面罩固定，在面罩上建立参考坐标系。

2. CT 模拟定位

在 CT 模拟机下以固定好的体位进行增强扫描，扫描范围从前床突扫描至锁骨头下缘下 2.0cm 水平，扫描层距为 2.5~3mm。

3. 靶区定义及勾画

参照治疗前的增强 CT、MRI 或 PET - CT 扫描的结果，在治疗计划系统中的定位 CT 增强扫描图像勾画靶区，颈部淋巴引流区的勾画参考 Grégoire 等制订的标准。

（1）大体肿瘤靶区（GTV） 为影像学所见的原发肿瘤及颈部受累的淋巴结。对于术后患者，GTV 则为术后残留的原发肿瘤或受累的淋巴结。如术后无残留者，则不必勾画 GTV。

（2）临床靶区（CTV） 包括 GTV 及其周围潜在的亚临床病灶或显微镜下病灶。

CTV 可分为 CTV1 和 CTV2 两个靶区：

CTV1：为高危区域，包括原发部位 GTV/瘤床及其周围 1cm 的区域以及受累淋巴结所在的引流区。

CTV2 为低危区域，即未被视为高危区域的潜在性亚临床病灶，一般包括 CTV2 外扩 0.5 ~ 1cm 的区域和需要接受预防照射的淋巴引流区。需要预防照射的淋巴区域与涎腺癌病理类型、临床分期以及受累淋巴结所在区域有关，具体规定如下：

①T1 ~ 2N0 病变：低度恶性涎腺癌的 CTV1 不需包括淋巴引流区。

②T3 ~ 4N0 和病理高中度恶性腮腺癌：未行颈淋巴清扫术时，CTV1 应包括同侧Ib、Ⅱ、Ⅲ区和咽后淋巴引流区。

③N + 腮腺癌：除了同侧受累淋巴结所在区，CTV1 还应包括远端的淋巴结引流区。

④颌下腺、舌下腺癌，CTV1 应包括肿瘤所在区和邻近的淋巴结引流区。

⑤腭部小涎腺癌，CTV1 要包括双侧的淋巴引流区。

⑥口腔及其他部位小涎腺癌的淋巴结预防照射可按照所在部位淋巴结引流区定义。

（3）计划靶区（PTV） 为补偿患者摆位误差、系统误差及器官移动的可能性，需要在 CTV 外扩 3 ~ 5mm 作为 PTV，GTV 外放 3mm 作为 PGTV。要求 PTV1、PTV2 或 PTV$_{GTV}$需覆盖 CTV1、CTV2 或 GTV。

4. 正常组织器官勾画及剂量限制

（1）危及器官（OAR）勾画包括脑颞叶、脑干、脊髓、视交叉、视神经、中耳、耳蜗、口腔、颞颌关节、下颌骨和腮腺。

（2）计划危及器官体积（PRV） 在危及器官轮廓外扩 3mm 作为 PRV，目的是考虑到危及器官移动的可能性以及在整个治疗过程中的一些不确定因素的影响。

（3）危及器官的限制剂量 以 TD5/5 作为 OAR 的最大耐受剂量，即：颞叶 60Gy，脑干 50 ~ 55Gy，脊髓 40 ~ 45Gy，视交叉、视神经 54Gy，中耳 50 ~ 55Gy，耳蜗 30Gy，口腔 30Gy，下颌骨和颞颌关节 60Gy，对侧腮腺平均体积受照射 26Gy。

5. 治疗计划设计

（1）三维适形放疗

①术后放疗：第一段对 PTV1 设野，可设 2 ~ 3 个射野以一定夹角进行照射，可以改变各射野权重和利用楔形板达到满意的剂量分布，总剂量为 50Gy/25f。第二段对 PTV2 设野，同样可设 2 ~ 3 个射野以一定夹角照射，总剂量为（10 ~ 16）Gy/（5 ~ 8）f。

②根治性放疗：第一段对 PTV1 设野，可设 2 ~ 3 个射野以一定夹角进行照射，可以改变各射野权重和利用楔形板达到满意的剂量分布，总剂量为 50Gy/25f。第二段对 PTV2 设野，同样可设 2 ~ 3 个射野以一定夹角照射，总剂量为（20 ~ 24）Gy/（10 ~ 12）f。晚期肿瘤如果侵犯外耳和皮肤，表面剂量低，可采用电子线补量。

③姑息放疗：可设 2 ~ 3 个射野以一定夹角进行照射，可以改变各射野权重和利用楔形板达到满意的剂量分布，总剂量为 50 ~ 66Gy。

④处方剂量

根治性放疗：

GTV：70 ~ 84Gy/7w，2.0 ~ 2.12Gy/f。

CTV：（50 ~ 60）Gy/（5 ~ 6）w，1.8 ~ 2.0Gy/f。

术后放疗：

原发灶：≥60Gy，2.0Gy/f。对于切缘阳性或肉眼残留者，一般要求达66~70Gy。

颈部：受累淋巴区域为≥60Gy（包膜受侵需≥66Gy）；未受累淋巴区域为≥50Gy，1.6~2.0Gy/f。

（2）调强放射治疗　目前，绝大多数调强放疗计划系统都是采取逆向计划设计，即系统根据靶区设定的目标剂量和危及器官的目标限制剂量进行剂量运算，自动优化治疗计划。IMRT的靶区处方剂量和剂量分割有多种整合方式，但主要有以下两种。

①序贯加量（SEB）：调强放疗该技术是对各个PTV分别设计单独的治疗计划，分2~3个阶段实施治疗。以局部晚期喉癌根治性放疗为例，可分3个阶段分别对PTV1、PTV2和PGTV进行治疗，其处方剂量如下：

第一阶段：PTV1 = 50Gy，2Gy/f，第1~5周；

第二阶段：PTV2 = 10Gy，≥2.0Gy/f，第6周；

第三阶段：PGTV = 10Gy，≥2.0Gy/f，第7周（根治性放疗）。

②同步加量（SIB）调强放疗　该技术是在整个放疗期间的每一次治疗中，对不同靶区给予不同的分次剂量，是目前最常用的一种技术。

根治性放疗的处方剂量可设定为：

PTV = 59.4Gy/33f，1.8Gy/f；

PGTV = 70Gy/33f，2.12~2.13Gy/f。

术后放疗（无肉眼肿瘤残留）的处方剂量可设定为：

PTV1 = 54Gy/30f，1.8Gy/f；

PTV2 = 66Gy/30f，2.2Gy/f。

6. 验证及质量评估

物理师完成治疗计划后，主管医师、副主任以上医师评价并确认计划。物理师、医师均需在计划上签字。首次治疗时，主管医师应与物理师及技师共同参与摆位并进行加速器上的治疗验证，拍摄并留取验证片，有条件的单位采用CBCT技术，保证治疗的准确进行。以后每周拍摄验证片。IMRT治疗物理师还需行剂量验证。

放射治疗实施中，医师应每周检查患者，并核查放射治疗单、监测血象及观察治疗反应，及时给予对症治疗。

【疗效及毒副反应】

涎腺癌的治疗是以手术及放疗联合为主，治疗结果与临床分期、病理类型、手术安全缘、淋巴结转移情况有关。

涎腺癌放射治疗的急性反应主要表现为口干、放射性皮肤炎、黏膜炎、疼痛、味觉改变等。放疗结束后急性期的放疗基本可以减轻和消退。口干情况恢复较慢，原因是同侧腮腺在手术和放疗的过程中难以保护，需要对侧腮腺的代偿才能逐渐恢复口腔唾液分泌和内环境。

放疗后晚期并发症主要为放射性龋齿、软组织、骨坏死、听力下降、慢性中耳炎等。三维适形放疗和IMRT用于涎腺癌的治疗已越来越普遍，与传统2D放疗相比，其优势在于良好的靶区剂量覆盖和更好的靶区周围正常组织保护，显著减少了放疗相关的毒副反应。特别是近年来发展起来的IMRT技术，其优势更为明显。从局部控制上，快中子和近期的 IMRT 都可取得满意的肿瘤局部和区域控制率，光子和快中子相结合可能会兼顾生物学上的更强肿瘤细胞的杀伤和剂量学上更好的正常组织的保护。面神经保护的联合治疗也将是今后需要更为关注的问题。远地转移是影响总生存的一个重要因素，联合化疗是否可以降低涎腺肿瘤的远地转移率进而提高总生存率尚不清楚，需要更多的临床研究。

【随访】

疗效随访从放/化疗结束后开始直至患者肿瘤复发、转移和死亡。首次放疗后 2 个月随访，此后每 3 个月随访一次（2 年内），每 6 个月评价一次（2~5 年），5 年后每年复查一次。

随访项目：血常规、生化、ECG、颈部增强 CT 或 MRI、胸部胸片或 CT、腹部 B 超或 CT（B 超可疑时要用腹部 CT 证实）。

（孙　艳）

第八节　头颈黏膜黑色素瘤

【诊断标准】

头颈黏膜黑色素瘤比较少见，根据美国国家癌症数据库统计的 84836 例恶性黑色素瘤患者中，1.3% 为黏膜相关，发生在头颈部的占 55%，发病率约为 0.7/1000000。发病年龄多在 60~70 岁，30 岁前患病罕见，男女发病率未见明显差异。AJCC 第七版才单独列出分期。

临床表现：通常表现为鼻衄、鼻塞以及有或无色素的息肉，口腔黏膜，齿龈色素沉着或者包块或溃疡出血晚期侵犯相邻结构出现鼻腔、副鼻窦区疼痛、面部肿胀、眼球突出，视力改变、牙痛、牙齿松动等症状。SMM 的颈部淋巴结转移率仅为 6%。

体格检查：鼻腔通气阻塞，鼻镜发现鼻腔肿物，黏膜色素沉着，面部隆起、肿胀压痛、眼球不对称、牙齿松动、齿龈肿物等体征。

影像检查：内镜发现鼻腔黏膜色素沉着，黏膜肿物，鼻腔副鼻窦 CT/MRI 检查发现占位改变。颈部 CT、MRI 伴或不伴有颈部淋巴结肿大。

病理诊断：内镜下活检明确诊断（金标准），肿瘤位于副鼻窦，内镜下无法获取肿瘤组织者，可以内镜下手术或者开放手术，治疗同时获取病理诊断。病理诊断是金标准。

【临床分期】

分期手段：间接镜和纤维镜的检查；鼻腔副鼻窦 CT/MRI 检查以及 PET－CT 检查均有助于了解原发肿瘤侵及范围及区域淋巴结的性质，对于晚期病变还可以帮助确定是否存在远地转移。颈部超声检查、胸部 CT 或 X 线胸片、腹部超声等明确有无远地转移。

头颈部黏膜黑色素瘤分期

美国癌症联合委员会（AJCC）2018 年第 8 版修订的头颈部黏膜黑色素瘤 TNM 分期系统如下：

1. 原发肿瘤（T）

T3：肿瘤局限于黏膜和紧邻黏膜的软组织，不考虑肿瘤的厚度和最大径，如息肉样的鼻腔病变；色素性或非色素性口腔、咽部和喉部肿瘤。

T4a：中等晚期局部疾病，肿瘤侵犯深层软组织、软骨、骨或表面皮肤。

T4b：非常晚期局部疾病，肿瘤侵犯脑、硬膜、颅底、后组颅神经（Ⅸ、Ⅹ、Ⅺ、Ⅻ）、咀嚼肌间隙、颈动脉、椎前间隙或纵隔结构。

2. 区域淋巴结（N）

Nx：区域淋巴结不能评估；

N0：无区域淋巴结转移；

N1：区域淋巴结转移。

3. 远处转移（M）

M0：无远处转移；

M1：有远处转移。

4. 临床分期

分期	T	N	M
Ⅲ期	T3	N0	M0
ⅣA 期	T4a	N0	M0
	T3 ~ 4a	N1	M0
ⅣB 期	T4b	任何 N	M0
ⅣC 期	任何 T	任何 N	M1

【治疗原则】

1. 鼻腔副鼻窦黏膜黑色素瘤

①T3N0：原发灶手术切除，强烈考虑行术后原发部位放射治疗。

②T4aN0：原发灶手术切除 + 术后原发灶放射治疗。

③T3 ~ 4aN1：原发灶手术切除 + 阳性淋巴结侧颈清扫，术后原发灶部位和颈部放射治疗。

④T4bN0：首选临床研究；根治性放射治疗；或者全身化疗。

⑤T4bN1：首选临床研究；最好的支持治疗；根治性放射治疗；或者全身化疗。

2. 口腔、口咽、下咽、喉黏膜黑色素瘤

①T3N0：原发灶手术切除 + 颈清扫，强烈考虑行术后放射治疗。

②T3N1 或 4aN0 ~ 1：原发灶手术切除 + 颈清扫，术后放射治疗。

③T4bN0：首选临床研究；根治性放疗和/或者全身化疗。

④T4bN1：首选临床研究；最好的支持治疗；根治性放疗；或者全身化疗。

3. 放化疗或者放疗后颈部淋巴结评估和处理

放化疗或放疗后 4 ~ 8 周进行疗效评价。

（1）颈部肿瘤残存或进展　增强 CT/MRI 或者 FDG - PET/CT 检查评估疾病程度和有无远地转移。确认残存或进展，行颈清扫。

（2）颈部淋巴结有效

①8～12周后行增强 CT/MRI，淋巴结阴性，随访；淋巴结阳性，颈清扫手术或者第12周后行 FDG - PET/CT 检查。（如行 PET - CT 检查，参考下一条）。

②12周后 FDG - PET/CT 检查评估疾病程度和远地转移情况，如果淋巴结阴性或小于1cm，FDG - PET/CT 阴性，观察。如淋巴结 <1cm，FDG - PET/CT 阳性或者淋巴结 >1cm，FDG - PET/CT 阴性，可选择观察/或颈清扫/或 B 超引导下细针穿刺，由外科医生和患者共同决定是否颈清扫；如淋巴结 >1cm，FDG - PET/CT 阳性，行颈清扫。

4. 原发不明的颈部淋巴结转移性黑色素瘤

根据颈部淋巴结区域，淋巴结切除，术后有高危因素者给予淋巴结所在区域放疗。

高危因素包括：转移淋巴结大于2个；单个大于3cm；淋巴结包膜外受侵；以前手术部位复发。

5. 放射治疗原则

（1）放射治疗适应证和禁忌证

放疗适应证：不能手术切除或者拒绝手术切除的患者。

术后放射治疗适应证：几乎所有的头颈黏膜黑色素瘤术后均需要放疗，鼻腔筛窦黏膜黑色素瘤不常规预防颈部，颈部有淋巴结转移时，考虑行颈部放疗。口腔黏膜黑色素瘤建议行颈部预防照射，参照口腔鳞癌标准设计预防照射区。原发不明颈部淋巴结转移黑色素瘤需要术后放疗的高危因素有：转移淋巴结大于2个；单个大于3cm；淋巴结包膜外受侵；以前手术部位复发。

放疗禁忌证：一般情况差，合并严重内科合并症，或者各种原因不能接受放疗体位要求；肿瘤有深溃疡合并感染，累及颈鞘或大血管，出血倾向明显；颈部淋巴结巨大，侵犯皮肤，破溃。可先行化疗或纠正内科并发症，一般情况好转后再行放射治疗。

（2）不能手术的局部晚期肿瘤

靶区和剂量：

GTV 原发肿瘤 + 阳性淋巴结，66Gy（2.2Gy/f）或 70Gy（2.0Gy/f）。

PTV1：高危区，60Gy（1.8～2.0Gy/f）。

PTV2：预防区，50Gy（1.8～2.0Gy/f）。

（3）术后放射治疗　理想的手术和放疗的间隔时间 <6 周。

靶区和剂量：

GTVtb：瘤床，66Gy（2.0～2.2Gy/f）。

PTV1：高危区，60Gy（1.8～2.0Gy/f）。

PTV2：预防区，50Gy（1.8Gy/f）。

（4）可选择的放疗分割模式　还包括 48～50Gy（2.4～3.0Gy/f）和 30～36Gy（6Gy/f）。

（5）术后颈部放疗的高危因素　包括转移淋巴结大于2个；单个大于3cm；淋巴结包膜外受侵；以前手术部位复发。

（6）放射治疗技术　首选调强放射治疗或三维适形放射治疗技术，减少正常组织损伤。

（7）放疗前准备工作　口腔处理特别是拔除牙齿应在放疗前1～2周完成，拔除牙齿要安排在定位前做。

①检查全口牙齿、牙周和黏膜情况，了解患者既往口腔保健方法、习惯、效果和

对口腔疾病的认知情况，根据患者口腔现状给予详细的口腔卫生指导。

②全口洁齿。

③治疗牙龈炎和慢性牙周炎。

④充填龋坏牙齿，磨光尖锐粗糙的牙尖，去除不良修复体。

⑤拔除残冠/残根，牙周炎以及反复感染的病灶牙。

【放疗方法及实施】

1. 体位固定

头垫合适角度的头枕，根据肿瘤部位和颈部淋巴结状态，选择头稍过伸位或下颌内收位，头颈肩热解塑料面罩固定，在面罩上建立参考坐标系。

2. CT 模拟定位

在 CT 模拟机下以固定好的体位进行增强扫描，扫描范围从头顶皮肤扫描至锁骨头下缘下 2.0cm 水平，扫描层距为 2.5~3mm。

3. 靶区定义及勾画

参照治疗前的增强 CT、MRI 或 PET - CT 扫描的结果，在治疗计划系统中的定位 CT 增强扫描图像上勾画以下靶区，颈部淋巴引流区的勾画参考 Grégoire 等制订的标准。

（1）大体肿瘤靶区（GTV） 为影像学所见的原发肿瘤及颈部受累的淋巴结。对于术后患者，GTV 则为术后残留的原发肿瘤或受累的淋巴结。如术后无残留者，则勾画术区，定义为 GTVtb（tb：瘤床）。

（2）临床靶区（CTV） 包括 GTV 及其周围潜在的亚临床病灶。此区域可分为 CTV1 和 CTV2 两个靶区。

①CTV1：高危临床靶区，包括原发部位 GTV/瘤床及其周围 1.5~2.0cm 的区域以及受累淋巴结所在的引流区。

②CTV2：低危区域，即未被视为高危区域的潜在性亚临床病灶，一般包括 CTV1 外扩 5~10mm 的区域或相应解剖区域，以及需要预防照射的淋巴引流区。需要预防照射的淋巴区域与临床分期以及受累淋巴结所在区域有关。

（3）计划靶区（PTV） 为补偿患者摆位误差、系统误差及器官移动的可能性，需要在 CTV 外扩 3~5mm 作为 PTV，GTV 外放 3mm 作为 PGTV。要求 PTV1、PTV2 或 PGTV 需覆盖 CTV1、CTV2 或 GTV。

4. 正常组织器官勾画及剂量限制

（1）危及器官（OAR）勾画 包括脑颞叶、脑干、脊髓、视交叉、视神经、中耳、耳蜗、口腔、颞颌关节、下颌骨和腮腺。

（2）计划危及器官体积（PRV） 在危及器官轮廓外扩 0.3cm 作为 PRV，目的是考虑到危及器官移动的可能性以及在整个治疗过程中的一些不确定因素的影响。

（3）危及器官的限制剂量 以 TD5/5 作为 OAR 的最大耐受剂量，即：颞叶 60Gy，脑干 50~55Gy，脊髓 40~45Gy，视交叉、视神经 54Gy，中耳 50~55Gy，耳蜗 30Gy，口腔 40Gy，下颌骨和颞颌关节 50Gy，腮腺平均体积受照射 26Gy。

5. 治疗计划设计

首选调强放射治疗，尽可能推荐患者到具有调强放射治疗条件的单位治疗。

（1）三维适形放疗

①根治性放疗：第一段对 PTV1 设野，可设 5~9 个射野以一定夹角进行照射，可以改变各射野权重达到满意的剂量分布，总剂量为 50Gy/25f。第二段对 PTV2 设野，同样可设 5~7 个射野以一定夹角照射，剂量为（20~24）Gy/（10~12）f。晚期肿瘤如果侵犯皮肤及皮下，表面欠剂量，可采用电子线补量。

②术后放疗：计划分为两个阶段，第一段对 PTV1 设野，可设 5~7 个射野以一定夹角进行照射，可以改变各射野权重达到满意的剂量分布，总剂量为 50Gy/25 次。第二段对 PTV2 设野，同样可设 3~5 个射野以一定夹角照射，剂量为（10~16）Gy/（5~8）f。

（2）调强放射治疗，推荐同步加量调强放疗

①同步加量（SIB）调强放疗：该技术是在整个放疗期间的每一次治疗中，对不同靶区给予不同的分次剂量，是目前最常用的一种技术。

根治性放疗的处方剂量可设定为：

PGTV = 69.96Gy/33f，2.12Gy/f；

PTV1 = 60.06Gy/33f，1.82Gy/f；

PTV2 = 50.96Gy/28f，1.82Gy/f。

术后放疗（无肉眼肿瘤残留）的处方剂量可设定为：

PGTVtb = 66Gy/33f，2.0Gy/f；

PTV1 = 60.06Gy/33f，1.82Gy/f；

PTV2 = 50.96Gy/28f，1.82Gy/f。

②序贯加量（SEB）调强放疗：该技术是对各个 PTV 分别设计单独的治疗计划，分 2~3 个阶段实施治疗。以局部晚期鼻腔筛窦癌根治性放疗为例，可分 3 个阶段分别对 PTV1、PTV2 和 PGTV 进行治疗，其处方剂量如下：

第一阶段：PTV1 = 50Gy，2Gy/f，第 1~5 周；

第二阶段：PTV2 = 10Gy，≥2.0Gy/f，第 6 周；

第三阶段：PGTV = 10Gy，≥2.0Gy/f，第 7 周（根治性放疗）。

6. 治疗计划评估

①DVH 参数是否满足处方剂量要求，PTV 最大剂量：PTV 接受 >110% 的处方剂量的体积应小于 5%；PTV 最小剂量：PTV 接受 <95% 的处方剂量的体积应小于 3%。PTV 外的任何地方不能出现 >110% 的处方剂量。危及器官限量应依据各个中心制定的危及器官限制剂量，从而尽可能减轻正常组织的毒性反应，尽管这些限制剂量大多是根据经验制定的。

②适形度和均匀性：对于 DVH 参数相同的，选择适形度和均匀性较好的计划。

③冷点和高剂量的位置：以上①②两个方面接近的计划，选择冷点远离原发肿瘤，高于处方剂量的区域远离神经、黏膜、血管的计划。

6. 验证及质量评估

物理师完成治疗计划后，主管医师、副主任以上医师评价并确认计划。物理师、医师均需在计划上签字。首次治疗时，主管医师应与物理师及技师共同参与摆位并进行加速器上的治疗验证，拍摄并留取验证片，有条件的单位采用 CBCT 技术，保证治疗的准确进行。以后每周拍摄验证片。IMRT 治疗物理师还需行剂量验证。

放射治疗实施中，医师应每周检查患者，并核查放射治疗单，监测血象及观察治疗反应，及时给予对症治疗。

【疗效及毒副反应】

1. 疗效

2019 年，Moya - Plana 等报道了法国 314 例头颈黏膜黑色素瘤的结果，5 年总生存率为 49.4%，无进展生存率为 24.7%。不能手术的患者没有 5 年生存率。T3 患者术后放疗提高局部控制率，未能提高生存率。2017 年，孙士然报道了中国医学科学院肿瘤医院 161 例头颈黏膜黑色素瘤的结果，5 年总生存率、局部区域控制率、无远转生存率分别为 44.4%、59.4%、49.3%。接受手术和手术 + 术后放疗的 5 年生存率分别为 50.0% 和 43.1%，但 5 年局部控制率分别为 42.5% 和 75.3%。根据 AJCC 第 7 版分期，临床Ⅲ期、ⅣA 期和ⅣB 期的 5 年总生存率分别为 65.2%、33.1% 和 14.3%。

2. 毒副反应及处理

（1）急性和慢性黏膜炎，鼻腔、口腔干燥。处理：使用金喉健喷喉液喷喉，或康复新液含服。也可以放疗期间使用阿米福汀静脉滴注。

（2）皮肤反应。复方维生素 B_{12} 液外用喷涂，或外用比亚芬涂抹。

（3）牙齿反应。处理：放射治疗前预防性口腔牙齿处理，拔出龋齿；放疗期间使用含氟牙膏刷牙，使用含有抗菌作用的漱口液漱口。

（4）口咽和下咽，喉部的黑色素瘤咽喉部疼痛，吞咽困难。

（5）喉部瘘管主要是外科并发症。

（6）下颌骨坏死少见，颈动脉破裂 <1%。

【操作注意事项】

（1）多种影像学手段检查，准确分期。

（2）完善的放疗前、中、后处理和患者教育。

（3）准确掌握治疗原则，结合患者情况、临床分期、肿瘤负荷、远转风险制定最佳治疗方案。

（4）准确确定肿瘤侵犯范围、掌握局部侵犯规律、颈部淋巴结分区定义、准确勾画靶区。

（5）全面评估计划，挑选最合适治疗计划，并通过计划验证。

（6）全程管理，根据肿瘤消退情况，CBCT 监测治疗中心和靶区变化情况适时调整放疗计划。

【随诊】

第 1 年，每 2~3 个月复查；第 2~3 年，每 3~6 个月复查；第 4~5 年，每 6~12 个月复查。如果怀疑复发，但是活检阴性，应每个月检查，直到问题解决。85%~90% 的局部复发在 3 年内。

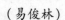
（易俊林）

第六章　胸部肿瘤

第一节　胸　腺　瘤

【诊断标准】

1. 临床表现

胸腺瘤是纵隔肿瘤中最常见的肿瘤之一，以良性者居多，多起源于胸腺上皮细胞或淋巴细胞，其发病率占纵隔肿瘤的 10%～20%，多发于前纵隔，男女发病率基本相同，通常在 40～50 岁最常见。一般生长缓慢，30%～40% 的病例无症状。肿瘤生长到一定程度后会出现临床症状，主要表现为肿瘤对周围器官的压迫和肿瘤本身特有的症状——副瘤综合征，局部压迫症状以咳嗽、吞咽困难等为主，严重的病例有胸骨后疼痛、呼吸困难、胸膜渗出、心包积液，上腔静脉阻塞压迫症等，一般提示为浸润型胸腺瘤，预后不良。扩张方式即使是浸润型胸腺瘤也是以胸内进展为主，可向颈部延伸侵犯甲状腺。侵及胸膜及心包时会出现胸腔积液、心包积液，也可直接侵犯周围组织及器官。副瘤综合征包括重症肌无力、单纯红细胞再生障碍性贫血、获得性丙种球蛋白缺乏症、肾炎肾病综合征、类风湿关节炎、红斑狼疮或硬皮病、巨食管症等，其中胸腺瘤伴发重症肌无力的发生率为 10%～46%，多发生在 30～40 岁。远处转移以胸膜、心包种植转移多见，淋巴结转移少见，血行转移更少见。

2. 辅助检查

（1）X 线检查　胸腺瘤的胸部正侧位 X 线诊断阳性率达到 80%，当正位片阴性时，侧位片阳性占 60%。X 线表现为肿块位于前纵隔，紧贴于胸骨后，绝大多数位于心基部，升主动脉前。包膜完整的肿块轮廓光滑，密度均匀或偶有斑点状钙化；如果肿瘤是浸润性生长则轮廓毛糙不规则，有明显分叶现象。临床上能初步断定其来源和良恶性。

（2）CT 或 MRI 检查　CT 诊断阳性率达 92.6%，可显示肿块的全貌，是判断肿瘤位置、范围、肿块内有无钙化；组织密度是否均匀及与周围组织结构关系的最佳方法，也可发现胸膜、心包、肺内种植转移的情况。

（3）手术探查　不能进行开胸探查术的病例，治疗前经皮针吸活检以明确病理是必要的。

（4）血液化验　LDH、β-HCG 和 AFP 等鉴别纵隔非精原生殖细胞瘤和淋巴瘤。

3. 病理

（1）大体标本　胸腺瘤多数为实质性结节状。切面灰白色或灰黄色，常见纤维组织分割成多个小体，可有出血坏死。约 60% 胸腺瘤包膜完整，与周围组织界限清楚，易被完整切除，这类称作非浸润型胸腺瘤。40% 包膜不完整或无包膜，与周围组织粘连或呈浸润性生长，称为浸润型胸腺瘤。

（2）组织学分类　2015 年 WHO 胸腺上皮肿瘤分类法将胸腺瘤分为 A 型、AB 型、

B 型、微小结节型、化生性胸腺瘤及其他罕见类型；将胸腺癌分为鳞状细胞癌、基底样癌、黏液样癌、淋巴上皮瘤样癌、透明细胞癌、腺癌、未分化癌等；另外胸腺的神经内分泌癌也属于原发于胸腺的一大类恶性上皮肿瘤。新的 WHO 分类以及与 Muller - Hermelink 分类的关系见表 6-1、表 6-2。

表 6-1　WHO 胸腺上皮肿瘤病理学和遗传学分类

胸腺瘤	胸腺癌（包括神经内分泌上皮肿瘤）
A 型（梭形细胞、髓质性）	鳞癌
AB 型（混合性）	基底细胞癌
B1 型（富于淋巴细胞、淋巴细胞性、皮质为主性、器官样）	黏液表皮样癌、淋巴上皮瘤样癌
B2 型（皮质性）	肉瘤样癌（癌肉瘤）
B3 型（上皮性、非典型性、鳞状样、分化好胸腺癌）	透明细胞癌腺癌
微小结节型胸腺瘤	乳头状腺癌
化生性胸腺瘤	具有 t（15；19）异位的癌
显微镜下胸腺瘤	分化好的神经内分泌癌
硬化性胸腺瘤	典型类癌
脂肪纤维腺瘤	不典型类癌
	分化差的神经内分泌癌
	大细胞神经内分泌癌
	小细胞癌、神经内分泌型
	未分化癌
	复合型胸腺上皮肿瘤，包括神经内分泌癌

表 6-2　WHO 分类与 Muller - Hermelink 分类对应关系

WHO 分类	Muller - Hermelink 分类
A 型胸腺瘤	髓质型胸腺瘤
AB 型胸腺瘤	混合型胸腺瘤
B1 型胸腺瘤	皮质为主型胸腺瘤
B2 型胸腺瘤	皮质型胸腺瘤
B3 型胸腺瘤	分化好的胸腺癌
胸腺癌	恶性胸腺瘤

4. 分期

目前胸腺肿瘤的分期标准主要推荐：改良的 Masaoka 分期和 TNM 分期。

改良的 Masaoka 分期。

Ⅰ 期：肿瘤局限在胸腺内，肉眼及镜下均无包膜浸润。

Ⅱa 期：肿瘤镜下浸润包膜。

Ⅱb 期：肿瘤肉眼可见侵犯邻近脂肪组织，但未侵犯至纵隔胸膜。

Ⅲ 期：肿瘤侵犯邻近组织或器官，包括心包、肺或大血管（Ⅲa 期不侵犯大血管，Ⅲb 期侵犯大血管）。

Ⅳa 期：肿瘤广泛侵犯胸膜和（或）心包。

Ⅳb 期：肿瘤扩散到远处器官。

注:

分期	T	N	M
I 期	T1ab	N0	M0
II 期	T2	N0	M0
IIIA 期	T3	N0	M0
IIIB 期	T4	N0	M0
IVA 期	任何 T	N1	M0
	任何 T	N0 ~ 1	M1a
IVB 期	任何 T	N2	M0 ~ 1a
	任何 T	任何 N	M1b

自 2018 年 1 月开始，美国癌症联合委员会（American Joint Committee on Cancer, AJCC）第 8 版 TNM 分期制定了胸腺瘤的新分期系统，见表 6 - 3。

表 6 - 3　AJCC 第 8 版胸腺瘤 TNM 分期

原发肿瘤	
Tx	原发肿瘤无法评估
T0	无原发肿瘤证据
T1	肿瘤局限在包膜内或浸润到前纵隔脂肪；可能侵及纵隔胸膜
T1a	肿瘤未侵及纵隔胸膜
T1b	肿瘤直接侵犯纵隔胸膜
T2	肿瘤直接侵犯心包（部分或全层）
T3	肿瘤直接侵犯邻近组织器官，如：胸壁、上腔静脉、头臂静脉、膈神经、肺，或心包外肺动脉或静脉
T4	肿瘤直接侵犯如下结构：心包内动脉、心肌、主动脉（升、降主动脉或主动脉弓）分支血管、气管、食管
淋巴结	
Nx	区域淋巴结无法评估
N0	无区域淋巴结转移
N1	前纵隔淋巴结转移
N2	胸内或颈淋巴结转移
远处转移	
M0	无胸膜、心包或远处转移
M1	有胸膜、心包或远处转移
M1a	分散的胸膜或心包结节
M1b	肺内结节或远处器官转移

【治疗原则】

胸腺瘤的治疗缺少大型随机对照的临床研究数据支持，治疗方式主要依据一般共识或者回顾性临床研究。其治疗原则如下（根据 Masaoka 分期制定）。

（1）外科手术　是胸腺瘤治疗的首选方法，尽可能地完整切除或尽可能多地切除肿瘤。完全切除需要切除包括心包、胸膜、肺甚至部分大血管结构等比邻组织结构。对于难以判断包膜完整，或难以保证肉眼 R0 切除时，应于瘤床放置金属标志。

（2）R0 切除　I 期及无包膜侵犯胸腺瘤/癌，无需辅助治疗。II ~ IV 期包膜侵犯胸腺瘤/癌，考虑术后放疗（II 期完整切除术后放疗的价值存在争议）。术后定期复查，一旦发现复发争取二次手术后再行根治性放疗。

（3）R1 切除　病理为胸腺瘤，术后应行辅助放疗。病理为胸腺癌，术后应行辅助放疗 ± 化疗。

（4）R2 切除　病理为胸腺瘤，术后应行根治性放疗 ± 化疗。病理为胸腺癌，术后应行根治性放疗 + 化疗。

（5）无法耐受手术的Ⅰ~Ⅱ期胸腺瘤/癌。

（6）（局部）晚期胸腺瘤（Ⅲ、Ⅳ期）　只要患者情况允许就不要轻易放弃治疗，应该积极给予放疗或放化疗，仍有获得长期生存的可能。具体为：

①不可手术切除的局部晚期Ⅲ期：无法切除胸腺瘤的确切定义尚存在争论，较为公认的是侵犯了中纵隔器官如气管、大血管和/或心脏并且含铂化疗无效的侵袭性肿瘤。应行根治性同步放化疗。

②可能手术切除的局部晚期Ⅲ期：行新辅助化疗后评价，如可行手术切除，则手术治疗。如不可手术切除，行根治性放疗 + 化疗。

③孤立转移或同侧胸膜寡转移：如术前评价可同时切除所有影像学所见转移灶，可直接手术，术后行化疗或放疗。如术前评价不可同时切除所有影像学所见转移灶，则按②处理。

④对于广泛转移者，行化疗，化疗同期联合放疗或者序贯放化疗也是合理的选择；铂类联合蒽环类化疗药物是最为常用的一线化疗方案。放疗剂量不得低于 54Gy。

（7）术前放疗　对于部分局部侵犯较晚的患者，估计化疗疗效不肯定时，经 MDT 讨论后，可行术前放疗，之后评价疗效行手术治疗或根治性放疗。

【临床操作标准】

1. 放射源

^{60}Co、高能 X 线、电子线。

2. 操作流程体位固定

（1）体位及固定　仰卧位，垫枕，颈部稍微伸展，双手抱肘置于额部。这种体位适合共面和/或非共面多野照射技术。胸热塑膜固定。

（2）模拟 CT 扫描，建议采用 3~5mm 的层厚，扫描范围从下颌至肾上极范围。为更好地区分靶区和正常结构，建议增强扫描。如有条件可使用四维 CT 扫描，以便在制定计划时可评估靶区的运动情况。必要时可同时行 MRI 定位扫描，将定位 CT 和定位 MRI 图像融合，也可做相同固定条件下的 PET - CT 定位扫描，将定位 CT 和定位 PET 图像融合，以便更好地区分和定义大体肿瘤。

（3）结合术前影像学资料和手术记录勾画靶区及危及器官，设计照射野，确认治疗计划。

3. 定位靶区

（1）肿瘤靶区（GTV）　胸腺肿瘤或术后（外科金属标记）残留病变为 GTV。

（2）临床靶区（CTV）　GTV 外界外放 1cm，或瘤床边缘外扩 0.5~1cm 形成 CTV，上下界外扩 1cm 及对受累部位应包括在术后靶区中，对于有纵隔淋巴结转移的患者，CTV 还应包括相应的淋巴引流区，如前纵隔淋巴结转移应包括前纵隔。双侧锁骨上区不需常规预防照射。

（3）计划靶区（PTV）　CTV 外放 0.5cm，在 CTV 基础上各方向上均匀外放形成 PTV。

4. 放疗剂量

（1）单纯放疗　包括胸腺瘤未能完全切除的患者、仅行活检的患者和晚期患者，给予 Dt：（60～70）Gy/（6～7）w 左右。每天 1.8～2Gy/f 的常规分割。

（2）手术完整切除的浸润性胸腺瘤 术后放疗剂量为 Dt：（45～50）Gy/（4～5）w，切缘镜下阳性的患者可给予总剂量 54Gy 的放疗。每天 1.8～2Gy/f 的常规分割。

5. 危及器官体积及限量

双肺 $V_{20} \leqslant 30\%$，脊髓 $\leqslant 45Gy$，心脏 $V_{40} \leqslant 30\%$，$V_{30} \leqslant 40\%$，食管 $V_{50} \leqslant 50\%$ 等。

6. 计划评估

至少 95% 的 PTV 满足上述靶区的处方剂量，PTV 接受 >110% 的处方剂量的体积应 <20%，PTV 接受 <93% 的处方剂量的体积应 <3%，PTV 外的任何地方不能出现 >110% 处方剂量。评估包括靶区和危及器官的剂量体积直方图（DVH）的评价和逐层评价。

【毒副反应】

（1）胸腺瘤合并重症肌无力时放疗应谨慎，放疗前应先用抗胆碱酯酶类药控制肌无力，放疗开始阶段剂量酌减，可以从 Dt 1Gy/f 起，缓慢增加放疗剂量至 2Gy/f，治疗中要密切观察肌无力的病情变化，一旦出现肌无力危象，要及时处理。

（2）不伴重症肌无力的胸腺瘤患者放疗时一般采用常规分割 2Gy/f，5 次/周，至少每周透视一次，了解肿块退缩情况，对肿块退缩明显的应在 30～40Gy 后及时修改计划缩野，避免肺体积过多受照。

（3）脊髓、心包剂量不超过其耐受剂量，减少并发症。

【随访】

非浸润型胸腺瘤和浸润型胸腺瘤的 5 年生存率分别为 85%～100% 和 33%～55%。胸腺癌的 5 年和 10 年生存率分别为：33%～50% 和 0～6.3%。手术切除程度、Masaoka 分期、组织学分级及分类、治疗模式等为主要的预后影响因素。

（毕 楠）

第二节 食 管 癌

食管癌发病率占全球所有恶性肿瘤的第 9 位，发展中国家发病率尤高。我国是高发国家，20 世纪 90 年代的调查显示食管癌死亡率占所有恶性肿瘤的第 4 位。主要高发区为华北三省交界地区、川北、鄂豫皖交界、闽南和广东北部、苏北地区、新疆哈萨克族聚居区等。河南林县尤其高发，年死亡率高达 200/10 万以上，发病率男性明显高于女性，高发年龄为 60～64 岁。

食管癌病因与吸烟、饮酒、亚硝胺、病毒感染及理化因素慢性损伤等因素有关，高发区以鳞癌最常见，多见男性，与吸烟、饮酒有一定关系，非高发区以腺癌常见（如北美及一些西欧国家），与 Barrett 食管、胃食管反流、食管裂孔疝有关。

【食管癌的分段、分类和分期】

（一）食管癌的分段

采用国际抗癌联盟与美国癌症联合会（UICC/AJCC）发布的第八版食管分段标准：

食管癌分段以肿瘤中心位置为标准。食管分为 4 段，分别为颈段、胸上段、胸中段、胸下段。颈段自环状软骨到胸腔入口（下界胸骨上切迹，距门齿 15~20cm）。胸内分三段：胸上段从胸腔入口到奇静脉弓下缘（距门齿 20~25cm）；胸中段为奇静脉弓下缘至下肺静脉下缘的部分（距门齿 25~30cm），胸下段为下肺静脉下缘至胃的部分（距门齿 30~40cm）。肿瘤累及食管胃交界部，肿瘤中心距离贲门不超过 2cm 时，按食管癌分期；肿瘤中心距离贲门远端 2cm 以外时，按胃癌分期。

（二）食管癌的分类

1. 早期食管癌

包括隐伏型、糜烂型、斑块型和乳头型。

2. 中晚期食管癌

包括髓质型、蕈伞型、溃疡型、缩窄型和腔内型等。

（三）食管癌的诊断及分期

1. 临床表现

吞咽食物时有胸骨后烧灼感、摩擦感、针刺痛，食物通过缓慢或滞留感。吞咽食物时有哽咽感、异物感、胸骨后疼痛一般是早期食管癌的症状，而出现明显的吞咽困难一般提示食管病变为进展期。声音嘶哑常见于喉返神经受压时，出现胸痛、呛咳、发热等，应考虑有食管穿孔的可能。

2. 治疗前分期检查

（1）血液生化检查 包括血常规、生化、瘤标。另外食管癌患者血液碱性磷酸酶或血钙升高考虑骨转移的可能，血液碱性磷酸酶、天门冬氨酸氨基转移酶、乳酸脱氢酶或胆红素升高考虑肝转移的可能。

（2）影像学检查

①食管 X 线钡餐检查：是可疑食管癌患者影像学诊断的首选。

②CT 检查：胸部 CT 检查目前主要用于食管癌临床分期、确定治疗方案和治疗后随访，增强扫描有利于提高诊断准确率。CT 能够观察肿瘤外侵范围，T 分期的准确率较高，可以帮助临床判断肿瘤切除性及制订放疗计划；对有远处转移者，可以避免不必要的探查术。

③超声检查：主要用于发现腹部脏器、腹部及颈部淋巴结有无转移。

④超声内镜检查：能够更准确地观察肿瘤外侵程度，提高 T 分期及 N 分期的准确率。

⑤MRI 和 PET – CT 检查：均不作为常规应用。MRI 和 PET – CT 检查有助于鉴别放化疗后肿瘤未控、复发和瘢痕组织；PET – CT 检查还能发现胸部以外更多的远处转移。

⑥内镜检查：是食管癌诊断中最重要的手段之一，对于食管癌的定性定位诊断和手术方案的选择有重要的作用。是拟行手术治疗的患者是必需的常规检查项目。

3. 治疗后分期

目前食管癌的分期采用国际抗癌联盟及美国癌症联合会（UICC/AJCC）发布的 2017 年第八版食管癌国际分期：

（1）食管癌 TNM 分期中 T、N、M 的定义（UICC/AJCC 2017）

①原发肿瘤（T）

Tx：原发肿瘤不能评估；

T0：没有原发肿瘤的证据；

Tis：重度不典型增生；

T1：肿瘤侵及黏膜固有层、黏膜肌层或黏膜下层；

T1a：肿瘤侵及黏膜固有层、黏膜肌层；

T1b：肿瘤侵及黏膜下层；

T2：肿瘤侵及肌层；

T3：肿瘤侵及食管纤维膜；

T4：肿瘤侵及邻近结构；

T4a：肿瘤侵及胸膜、心包、奇静脉、膈肌或腹膜；

T4b：肿瘤侵及其他邻近结构，如主动脉、椎体或气管。

②区域淋巴结（N）

Nx：区域淋巴结不能评估；

N0：无区域淋巴结转移；

N1：1～2枚区域淋巴结转移；

N2：3～6枚区域淋巴结转移；

N3：7枚以上区域淋巴结转移。

其中区域淋巴结定位为伴行食管的周围淋巴结，包括1、2、4、7、8、9、15、16、17、18、20，及颈部Ⅵ、Ⅶ组淋巴结。具体见表6-4。

表6-4　食管癌区域淋巴结分组

1R	右侧下颈段气管旁淋巴结区，位于锁骨上气管区域与肺尖之间
1L	左侧下颈段气管旁淋巴结区，位于锁骨上气管区域与肺尖之间
2R	右上气管旁淋巴结区，位于头臂干下缘和气管的交点与肺尖之间
2L	左上气管旁淋巴结区，位于主动脉弓顶与肺尖之间
4R	右下气管旁淋巴结区，位于头臂干下缘和气管交点与奇静脉的上缘之间
4L	左下气管旁淋巴结区，位于主动脉弓顶与隆突之间
7	隆突下淋巴结区，气管隆突下方
8U	上胸段食管旁淋巴结区，自肺尖至气管分叉
8M	中胸段食管旁淋巴结区，自气管分叉至下肺静脉下缘
8Lo	下胸段食管旁淋巴结区，自下肺静脉下缘至食管胃交界部
9R	右下肺韧带淋巴结区，位于右下肺韧带内
9L	左下肺韧带淋巴结区，位于下肺韧带内
15	膈肌淋巴结区，位于膈穹隆顶部及膈脚邻近或膈脚后方
16	贲门旁淋巴结区，紧邻胃食管交界区
17	胃左淋巴结区，沿胃左动脉走行分布
18	肝总动脉淋巴结区，位于近端肝总动脉周围
19	脾动脉淋巴结区，位于近端脾动脉周围
20	腹腔干淋巴结区，位于腹腔干根部周围
Ⅵ	气管前、气管旁、喉前（Delphian）、甲状腺周围淋巴结，从舌骨至胸骨切迹上，位于颈总动脉内
Ⅶ	气管前、气管旁、食管沟淋巴结，胸骨切迹至无名静脉下端

颈段食管旁Ⅵ，Ⅶ区淋巴结根据头颈部淋巴结命名法命名

③远处转移（M）

Mx：远处转移不能评估；

M0：无远处转移；

M1：有远处转移。

④病理级别（G）

Gx：病理级别不能评估；

G1：高分化；

G2：中分化；

G3：低分化及未分化。

⑤肿瘤位置（L）

X：位置未知；

上：颈段及胸上段；

中：胸中段；

下：胸下段。

（2）食管鳞癌的临床国际 TNM 分期和病理分期分别见表6-5、表6-6。

表6-5　食管鳞癌的临床国际 TNM 分期 cTNM（UICC/AJCC 201702）

分期	TNM
0	Tis，N0，M0
I	T1，N0~1，M0
II	T2，N0~1，M0
	T3，N0，M0
III	T3，N1，M0
	T1~3，N2，M0
IVA	T4，N0~2，M0
	任何 T，N3，M0
IVB	任何 T，任何 N，M1

表6-6　食管鳞癌的病理分期 pTNM（UICC/AJCC 2017）

分期	TNM
0	Tis，N0，M0，任何 L
I A	T1a，N0，M0，G1，任何 L
	T1a，N0，M0，Gx，任何 L
I B	T1a，N0，M0，G2~3，任何 L
	T1b，N0，M0，G1~3，任何 L
	T1b，N0，M0，Gx，任何 L
	T2，N0，M0，G1，任何 L
II A	T2，N0，M0，G2~3，任何 L
	T2，N0，M0，Gx，任何 L
	T3，N0，M0，任何 G，L下段
	T3，N0，M0，G1，L上中段

分期	TNM
ⅡB	T3，N0，M0，G2~3，L上中段
	T3，N0，M0，Gx，任何L
	T3，N0，M0，Gx，Lx
	T1，N1，M0，任何G，任何L
ⅢA	T1，N2，M0，任何G，任何L
	T2，N1，M0，任何G，任何L
ⅢB	T2，N2，M0，任何G，任何L
	T3，N1~2，M0，任何G，任何L
	T4a，N0~1，M0，任何G，任何L
ⅣA	T4a，N2，M0，任何G，任何L
	T4b，N2，M0，任何G，任何L
	任何T，N3，M0，任何G，任何L
ⅣB	任何T，任何N，M1，任何G，任何L

（3）食管腺癌的临床分期和病理分期分别见表6-7、表6-8。

表6-7　食管腺癌的临床分期 cTNM（UICC/AJCC 2017）

分期	TNM
0	Tis，N0，M0
Ⅰ	T1，N0，M0
ⅡA	T1，N1，M0
ⅡB	T2，N0，M0
Ⅲ	T2，N1，M0
	T3，N0~1，M0
	T4a，N0~1，M0
ⅣA	T1~4a，N2，M0
	T4b，N0~2，M0
	任何T，N3，M0
ⅣB	任何T，任何N，M1

表6-8　食管腺癌的病理分期 pTNM（UICC/AJCC 2017）

分期	TNM
0	Tis，N0，M0
ⅠA	T1a，N0，M0，G1
	T1a，N0，M0，Gx
ⅠB	T1a，N0，M0，G2
	T1b，N0，M0，G1~2
	T1b，N0，M0，Gx
ⅠC	T1，N0，M0，G3
	T2，N0，M0，G1~2
ⅡA	T2，N0，M0，G3
	T2，N0，M0，Gx
ⅡB	T1，N1，M0，任何G
	T3，N0，M0，任何G

分期	TNM
ⅢA	T1, N2, M0, 任何 G
	T2, N1, M0, 任何 G
ⅢB	T2, N2, M0, 任何 G
	T3, N1~2, M0, 任何 G
	T4a, N0~1, M0, 任何 G
ⅣA	T4a, N2, M0, 任何 G
	T4b, N0~2, M0, 任何 G
	任何 T, N3, M0, 任何 G
ⅣB	任何 T, 任何 N, M1, 任何 G

（4）食管癌的新辅助治疗后病理分期见表 6-9。

表 6-9　食管癌的新辅助治疗后病理分期 ypTNM（UICC/AJCC 2017）

分期	TNM
Ⅰ	T0~2, N0, M0
Ⅱ	T3, N0, M0
ⅢA	T0~2, N1, M0
ⅢB	T3, N1, M0
	T0~3, N2, M0
	T4a, N0, M0
ⅣA	T4a, N1~2, M0
	T4a, Nx, M0
	T4b, N0~2, M0
	任何 T, N3, M0
ⅣB	任何 T, 任何 N, M1

【规范化诊治流程】

食管癌规范化诊疗流程见图 6-1。

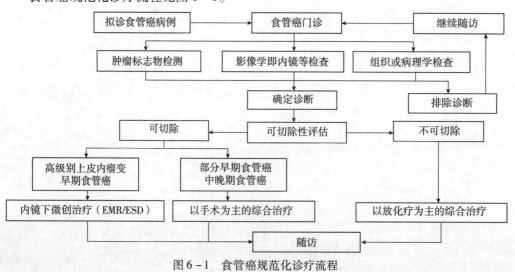

图 6-1　食管癌规范化诊疗流程

【治疗原则及方法】

（一）治疗原则

临床上应采取综合治疗的原则。即根据患者的机体状况，肿瘤的病理类型、侵犯范围（病期）和发展趋向，有计划地、合理地应用现有的治疗手段，以期最大幅度地根治、控制肿瘤和提高治愈率，改善患者的生活质量。对拟行放、化疗的患者，应做Karnofsky 或 ECOG 评分。

食管癌的治疗主要分为手术治疗、放射治疗和化学治疗。

（二）手术治疗

1. 下列情况可行手术治疗（手术适应证）

（1）Ⅰ、Ⅱ期和部分Ⅲ~ⅣA 期（T3N1M0 和部分 T4N1M0）食管癌。

（2）食管癌放疗后复发，无远处转移，一般情况能耐受手术者。

2. 下列情况不应进行手术治疗（手术禁忌证）

（1）诊断明确的ⅣA 期（侵及主动脉及气管的 T4b 病变）及ⅣB 期食管癌患者。

（2）心肺功能差或合并其他重要器官系统严重疾病，不能耐受手术者。

（三）放射治疗

食管癌放疗包括根治性放疗、同步放化疗、姑息性放疗、术前和术后放疗等。

1. 原则

（1）除急诊情况外，应在治疗前完成必要的辅助检查和全面的治疗计划。

（2）术前同步放化疗患者在完成治疗 4~6 周后行上消化道内镜检查及 CT 检查：如肿瘤消退，可手术或观察；如果持续存在或局部复发，应行食管切除术或其他姑息性手术；如远处转移则姑息治疗（化疗、内镜）。

（3）术后放疗设计应参考患者手术病理报告和手术记录。

（4）同步放化疗时剂量为（50~59.4）Gy/（5~6.5）w（1.8~2Gy/f）。单纯放疗时剂量为95% PTV（50~70）Gy/（5~7）w。术后放疗时剂量为95% PTV（45~50）Gy/（4~5）w。

（5）正常组织剂量限值：肺平均剂量≤13Gy，两肺 V_{20}≤30%，两肺 V_5≤60%；脊髓剂量：≤45Gy；心脏：V_{40}≤50%；术后胸腔胃：V_{40}≤40%~50%，D_{max}≤50Gy。

2. 靶区勾画

（1）单一放射治疗

①较早期食管癌（临床Ⅰ~ⅡA 期 T1~2N0M0）

GTV：以影像学（如食管造影片）和内窥镜（食管镜和/或腔内超声）或 PET – CT 可见的肿瘤长度；CT 片（纵隔窗和肺窗）显示原发肿瘤的（左右前后）大小为 GTV。

CTV：在 GTV 左右前后方向均放 0.8cm（平面），外放后根据解剖屏障做调整，病变上下（在 GTV 上下方向）各外放 3~5cm。

PTV：CTV +0.5cm。

②中晚期食管癌［原发肿瘤较大（≥T3）和/或 CT 扫描片显示肿大淋巴结Ⅱb – Ⅳ期］。

GTV：以影像学（如食管造影片）和内窥镜（食管镜和/或腔内超声）或 PET – CT

可见的肿瘤长度及 CT 片（纵隔窗和肺窗）显示原发肿瘤的（左右前后）大小为 GTV；CT 片显示的肿大淋巴结为 GTVnd。

CTV：包括（GTV 和 GTVnd）外扩 + 预防照射的淋巴引流区。在 GTV 和 GTVnd 左右前后方向均放 0.8cm（平面），外放后将解剖屏障包括在内时做调整，病变上下（在 GTV 上下方向各外放 3~5cm，在 GTVnd 上下方向各外放 1.5~2cm）。

预防照射的淋巴引流区：上段包括锁骨上、食管旁、2 区、4 区、7 区；中段包括食管旁、2 区、4 区、7 区；下段包括食管旁、4 区、7 区和胃左、贲门周围。

PTV：在 CTV 基础上各外放 5mm。

（2）术后放射治疗

①完全切除手术后（根治性手术）Ⅱa（T2~3N0M0~淋巴结阴性组）

胸上段（CTV）：上界至环甲膜水平；下界至隆突下 3cm。

包括吻合口、食管旁、气管旁、下颈、锁骨上、2 区、4 区、7 区等相应淋巴引流区。

胸中下段（CTV）：上界至胸 1 椎体上缘；下界至瘤床下缘 2~3cm；包括锁骨头水平气管周围的淋巴结及相应纵隔的淋巴引流区（如食管旁、气管旁、下颈、锁骨上、2 区、4 区、7 区等相应淋巴引流区）。

PTV：在 CTV 基础上均放 5mm。

②Ⅱb~ⅣA 期

上段食管癌患者的照射范围（CTV）与淋巴结阴性组相同：上界至环甲膜水平；下界至隆突下 3~4cm；包括吻合口、食管旁、气管旁、锁骨上、2 区、4 区、7 区等相应淋巴引流区。

中下段食管癌（CTV）：原发病变的长度 + 病变上下各外放 5cm + 相应淋巴引流区（按此标准勾画靶区时，中段食管癌患者的上界建议设在 T1 上缘，便于包括 2 区的淋巴引流区）。

PTV：在 CTV 基础上均放 5mm。

3. 放疗反应及处理

（1）放化疗常见副反应　消化道反应、骨髓抑制、全身乏力，照射区皮肤发黑、放射性食管炎、气管反应、放射性肺炎、穿孔等。

（2）放疗反应处理

①放射性肺炎处理：观察，若出现连续性发热、憋气症状除外感染后停止放疗，给予抗生素和激素治疗。

②放射性食管炎处理：消除患者误认为病情加重的思想负担，解释其原因；轻者观察，重者则给予输液和/或少量的激素和抗生素治疗。

③穿孔处理：明确穿孔原因，予抗炎、鼻饲或胃造瘘、促进蛋白合成药物治疗。

（四）化学治疗

食管癌化疗分为姑息性化疗、新辅助化疗（术前）、辅助化疗（术后）。

1. 原则

（1）必须掌握临床适应证。

（2）必须强调治疗方案的规范化和个体化。

2. 常用方案

（1）食管鳞癌　DDP + 5 - FU（顺铂加氟尿嘧啶）是最常用的化疗方案，其他可选择的有：DDP + TXT（顺铂加多西紫杉醇），DDP + PTX（顺铂加紫杉醇），Oxaliplatin + 5 - FU（奥沙利铂加氟尿嘧啶）。

（2）食管腺癌　ECF 方案（表阿霉素加顺铂加氟尿嘧啶）。

（五）食管癌分期治疗模式

1. Ⅰ期（T1N0M0、T1N1M0）

首选手术治疗。如心肺功能差或不愿手术者，可行根治性放疗。完全性切除的Ⅰ期食管癌，术后不行辅助放疗或化疗。内镜下黏膜切除仅限于黏膜癌，而黏膜下癌应该行标准食管癌切除术。

2. Ⅱ期（T2 ~ 3N0M0、T1 ~ 2N + 1M0）

首选手术治疗。如心肺功能差或不愿手术者，可行根治性放疗。完全性切除的T2N0M0，术后不行辅助放疗或化疗。对于完全性切除的 T3N0M0 和 T1 ~ 2N1M0 患者，术后行辅助放疗可能提高 5 年生存率。对于食管鳞癌，不推荐术后化疗。对于食管腺癌，可以选择术后辅助化疗。

3. Ⅲ期 ~ ⅣA 期（T3N + M0、T4N0 ~ + M0）

对于 T3N + M0 和部分 T4N0 ~ + M0（侵及心包、膈肌和胸膜）患者，目前仍首选手术治疗，与单一手术相比，术前同步放化疗可以提高患者的总生存率。

与单纯手术相比较，不推荐术前化疗，术前放疗并不能改善生存率。但是对于术前检查发现肿瘤外侵明显，外科手术不易彻底切除的食管癌，通过术前放疗可以增加切除率。

对于不能手术的Ⅲ期 ~ ⅣA 期患者，目前的标准治疗是同步放化疗（含铂方案的化疗联合放射治疗）。

对于以上Ⅲ期 ~ ⅣA 期患者，术后行辅助放疗可以提高 5 年生存率。对于食管鳞癌，不推荐术后化疗。对于食管腺癌，可以选择术后辅助化疗。

4. ⅣB 期（任何 T，任何 N，M1a；任何 T，任何 N，M1b）

以姑息治疗为主要手段，加或不加化疗，治疗目的为延长生命，提高生活质量。

姑息治疗主要包括内镜治疗（包括食管扩张、食管支架等治疗）和止痛对症治疗。

5. 局部复发治疗

局部复发者，未做过放化疗，首选放疗同步 5 - FU + 顺铂化疗及其他选择，包括内镜治疗。

对于吻合口复发患者，可考虑再切除。

放化疗后出现的局部复发，应判断是否能耐受手术及技术上是否能切除：不能耐受手术或放化疗后仍不可切除的复发病例，可给予近距离放疗、激光治疗、光动力学疗法，或其他支持治疗，包括食管扩张术；如可以，手术仍然是一种选择。若术后，又出现复发，则予姑息治疗。

（六）随访

对于新发食管癌患者应建立完整病案和相关资料档案，治疗后定期随访和进行相应检查。治疗后头两年每 3 个月检查 1 次，两年后每 6 个月 1 次，直到 4 年，以后每年 1 次。

（余　荣　董　昕）

第三节　小细胞肺癌

肺癌是全球范围内发病率最高的肿瘤，其中小细胞肺癌（Small Cell Lung Cancer, SCLC）是一种神经内分泌肿瘤，约占新确诊肺癌的 15% 左右，男性略高于女性。

吸烟是 SCLC 的首要危险因素，其次也与空气和遗传因素有关。近年来，欧美国家在控烟比较成功的背景下，SCLC 发病率呈现下降趋势。我国目前吸烟人口约 20% 左右。

【小细胞肺癌的诊断及分期】

1. 临床表现

SCLC 多为中心型，常伴有刺激性干咳、咳痰、咯血、胸闷气短等症状。当邻近组织受侵，则可出现声带麻痹、膈肌麻痹、吞咽困难、上腔静脉压迫综合征等。当出现远地转移，则可出现对应症状，如胸腔积液导致呼吸困难、骨转移导致骨痛、脑转移导致颅内高压相关症状。此外，神经内分泌癌相关的副癌综合征比 SCLC 常见，如 Lambert – Eaton 综合征、库欣综合征、抗利尿激素分泌异常综合征等。

2. 治疗前分期检查

（1）血液生化检查　包括血常规、生化、瘤标。其中，肿标包括较为特异性的神经元特异烯醇化酶（NSE）和促胃液素释放肽前体（Pro – GRP），此外癌胚抗原（CEA）、细胞角蛋白 19 可溶性片段（CYFRA21 – 1）也较为常用。

（2）影像学检查

①胸部 X 线检查：多用于体检筛查，由于敏感性不佳，发现异常应行胸部 CT。

②CT 检查：胸部 CT 是目前 SCLC 应用最广泛的影像检查，主要用于临床分期、确定治疗方案和治疗后随访，增强扫描有利于提高诊断准确率。除了病变累及纵隔、胸壁以及合并肺不张等情况，CT 在 T 分期和淋巴结转移（1cm 以上）的诊断中具有较好的准确性。腹部 CT 用于排除远处转移。

③MRI 检查：SCLC 容易出现脑转移，MRI 是首选的脑部检查手段。

④PET – CT 有利于发现全身其他远处转移，同时与 CT 相比，在区分肿瘤与肺不张、阻塞性炎症方面具有优势，但不能取代脑部 MRI。

⑤痰脱落细胞学检查：阳性率可达 79%，痰液标本需新鲜，送检 3 次以上。

⑥支气管镜检查：是 SCLC 获取病理诊断的主要手段，同时可检出黏膜病变。

⑦纵隔镜检查：是诊断纵隔淋巴结转移的金标准。

⑧视频辅助胸腔镜检查：主要用于纵隔镜检查后再次检查困难以及胸廓内转移病灶的探查。

⑨超声检查：主要用于发现腹部脏器、腹膜后及颈部淋巴结有无转移。

⑩全身骨显像（ECT）：是 SCLC 的常规检查，主要用于骨转移的诊断，对于已行 PET – CT 者，可不再进行。

3. 分期

目前 SCLC 的分期主要沿袭美国退伍军人肺癌协会（VALG）的两分期标准，主要基于放疗在 SCLC 治疗中的重要地位。AJCC TNM 系统能更加精确评估肿瘤范围，在临床研究中推荐使用。

局限期：病变局限于一侧胸腔，有/无同侧肺门、同侧纵隔、同侧锁骨上淋巴结转移，可合并少量胸腔积液，轻度上腔静脉压迫综合征。对应 I ～ III 期，除外因体积过大无法耐受一个放疗计划的情况。

广泛期：凡病变超出局限期者，均列入广泛期。对应 IV 期，包括 T3 ～ T4 或因多个肺内结节导致无法耐受一个放疗计划的情况。

IASLC 推荐同时采用 UICC/AJCC 肺癌 TNM 分期（目前更新至第八版 UICC/AJCC 2017）

（1）原发肿瘤（T）

Tx：原发肿瘤不能评估；

T0：没有原发肿瘤的证据；

Tis：原位癌；

T1：肿瘤最大径≤3cm，周围包绕肺组织及脏层胸膜，支气管镜见肿瘤位于叶支气管开口远端，未侵及主支气管（仅局限于支气管壁的情况下，即使累及主支气管，为T1a）；

T1a（mi）：微侵袭腺癌；

T1a：肿瘤最大径≤1cm；

T1b：肿瘤最大径>1cm，且≤2cm；

T1c：肿瘤最大径>2cm，且≤3cm；

T2：肿瘤最大径>3cm，且≤5cm；或符合以下任一情况：侵犯主支气管，但未侵及隆突；侵及脏层胸膜；有阻塞性肺炎延伸至肺门，或者部分或全肺不张；

T2a：肿瘤最大径>3cm，且≤4cm；

T2b：肿瘤最大径>4cm，且≤5cm；

T3：肿瘤最大径>5cm，且≤7cm；侵及以下任何一个器官，包括：胸壁（包括肺上沟瘤）、膈神经、心包壁层；同一肺叶出现孤立性肿瘤。符合以上任何一个即归为 T3；

T4：肿瘤最大径>7cm；无论大小，侵及以下任何一个器官，包括：膈、纵隔、心脏、大血管、气管、喉返神经、食道、椎体、隆突；同侧不同肺叶出现孤立肿瘤。

（2）区域淋巴结（N）

Nx：区域淋巴结不能评估；

N0：无区域淋巴结转移；

N1：转移至同侧支气管周围淋巴结和/或同侧肺门淋巴结，包括原发肿瘤的直接侵犯。

pN1a：单站受累；

pN1b：多站受累；

N2：转移到同侧纵隔和/或隆突下淋巴结；

pN2a1：单站病理 N2，无 N1 受累，即跳跃转移；

pN2a2：单站病理 N2，有 N1 受累（单站或者多站）；

pN2b：多站 N2；

N3：转移到对侧纵隔、对侧肺门、同侧或对侧斜角肌或锁骨上淋巴结。

（3）远处转移（M）

Mx：远处转移不能评估；

M0：无远处转移；

M1：有远处转移；

M1a：胸膜播散（恶性胸腔积液、心包积液或胸膜结节），原发肿瘤对侧肺叶内有孤立的肿瘤结节；

M1b：远处单个器官单发转移；

M1c：多个器官或单个器官多处转移。

肺癌的国际 TNM 分期见表 6-10。

表 6-10　肺癌的国际 TNM 分期（UICC/AJCC 2017）

分期	TNM
0	Tis，N0，M0
ⅠA	T1a，N0，M0
	T1b，N0，M0
	T1c，N0，M0
ⅠB	T2a，N0，M0
ⅡA	T2b，N0，M0
ⅡB	T1～2，N1，M0
	T3，N0，M0
ⅢA	T1～2，N2，M0
	T3，N1，M0
ⅢB	T4，N0～1，M0
	T1～2，N3，M0
ⅢC	T3～4，N2，M0
	T3～4，N3，M0
ⅣA	任何 T，任何 N，M1a～b
ⅣB	任何 T，任何 N，M1c

【规范化诊治流程】

小细胞肺癌规范化诊疗流程见图 6-2。

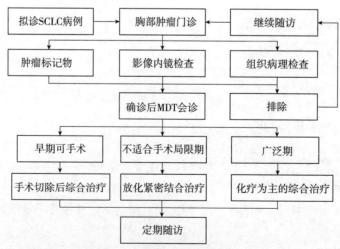

图 6-2　小细胞肺癌规范化诊疗流程

【治疗原则及方法】

1. 治疗原则

SCLC 的治疗为以化疗、放疗为主的综合治疗，可手术的病例不足 5%。

2. 手术治疗

经纵隔镜/PET－CT 确定为淋巴结阴性的 SCLC（T1～2，N0）可行肺叶切除术＋肺门纵隔淋巴结清扫术。

3. 放射治疗

SCLC 的放疗包括根治性放疗、同步放化疗、姑息性放疗等。

（1）原则

①除脊髓压迫、危及生命的上腔静脉综合征等急诊情况外，应在治疗前完成全面的病史采集和必要的辅助检查，进行准确的临床分期，制定合理的治疗策略。

②定位：上叶肿瘤或肺上沟瘤推荐头颈肩膜，其余采用胸部体膜固定，CT 模拟定位，病变活动度较大者需确定 ITV，有条件的单位应采用 4D－CT 或 4DPET－CT 定位。

③照射技术：胸部靶区建议采用三维适形或调强放疗技术。脑预防建议 CT 模拟定位，二维计划实施。

④胸部放疗总剂量：首选总剂量 45Gy/3w，单次剂量 1.5Gy，每天两次；或总剂量 60～70Gy，单次剂量 2.0Gy，每天一次。脑预防照射剂量：全脑 25Gy，单次剂量 2.5Gy，每天一次。脑转移的剂量：全脑 30Gy，单次剂量 3.0Gy，每天一次。广泛期胸部放疗可选择 30Gy，单次剂量 3.0Gy，每天一次。

⑤正常组织剂量限值（按 6 周计划评价）：单纯放疗，两肺 $V_{20}<30\%$；同步放化疗，两肺 $V_{20}<28\%$；术后放疗，肺叶切除，肺 $V_{20}<20\%$；全肺切除，肺 $V_{20}<10\%$；脊髓 PRV 剂量，$\leqslant45Gy$；心脏，$V_{40}\leqslant30\%$。

（2）靶区勾画

①根治性放射治疗

GTV：影像学（如胸部 CT）和内窥镜（气管镜）或 PET－CT 可见的原发灶范围。化疗后的原发灶按化疗后的可见病灶勾画（纵隔、胸壁等有明确受累的位置应考虑勾画在内）。受侵淋巴结靶区按化疗前受侵区域勾画。行 4D－CT 的患者在此基础上形成 ITV。

CTV：无论是原发灶，还是转移淋巴结的 CTV，均是在 GTV 基础上外扩 5mm，不做淋巴引流区域预防性照射。然后根据原发肿瘤周围的解剖屏障特点，对 CTV 适当修改。

PTV：CTV＋三维外扩 5mm（建议以本单位实际测量数据确定）。

②术后放射治疗

GTV：术后患者若有残存病灶即勾画影像学可见残存病灶为 GTV。

CTV：受累侧纵隔及肺门淋巴引流区，中央型病变应包括残端瘤床。

PTV：CTV＋三维外扩 5mm（建议以本单位实际测量数据确定）。

③脑预防照射：全脑水平对穿照射，射野建议颅骨外放 1cm。评价晶体及剂量线分布。

（3）放疗反应及处理

①放疗常见副反应：照射区皮肤反应、骨髓抑制、乏力、放射性食管炎、气道反

应、放射性肺炎等。

②放疗反应处理

a. 放射性肺炎处理：若出现连续性发热、咳嗽明显、憋气症状，应停止放疗，进行胸部 CT 检查，明确除外感染，诊断为放射性肺炎后及时给予抗生素和足量规律的激素治疗。

b. 放射性食管炎处理：轻者观察，重者则给予输液，可给予适量的短期激素和抗生素治疗，一般不停止放疗。

c. 气道反应：雾化吸入（可考虑布地奈德等短效激素）。

4. 化学治疗

SCLC 化疗分为单纯化疗、同步化疗、辅助化疗（术后）。

（1）原则

①掌握临床适应证。

②强调治疗方案的规范化和个体化。

（2）常用方案

①同步放化疗首选 EP 方案（依托泊苷 + 顺铂），其他可选择的有：EC（依托泊苷 + 卡铂）。

②一线单纯化疗或辅助化疗：EP 方案（依托泊苷 + 顺铂），EC（依托泊苷 + 卡铂），IP（伊立替康 + 顺铂），IC（伊立替康 + 卡铂），EL（依托泊苷 + 洛铂），Atezoli-zumab + 依托泊苷 + 卡铂为广泛期的可选方案。

5. SCLC 基于分期的治疗模式

（1）早期 SCLC（T1 ~ 2N0M0）　首选手术治疗。根据术后病理进行辅助治疗，pN0 的患者行术后辅助化疗 + 脑预防照射；N1 ~ N2 的患者行纵隔放疗 + 同步化疗 + 脑预防照射（早期患者是否能从预防性全脑放疗中获益尚存在争议）。若无法耐受或拒绝手术者，可行立体定向体部放疗后联合全身化疗（推荐），或按一般局限期治疗模式处理。

（2）分期超出 T1 ~ 2N0M0 的局限期　局限期 SCLC 应在化疗早期开始胸部放疗，对于一般情况好点病人，尽可能采取同步放化疗策略；对于肿瘤巨大，区域淋巴结广泛转移以及伴随肺不张等情况，可予 2 程化疗后，在第 3 程化疗时行同步胸部放疗，放疗时间不宜再推迟。胸部照射和全部化疗结束后治疗有效（CR + PR）的患者进行脑预防照射。

（3）广泛期　以化疗为主，对于化疗有效（CR + PR）的患者，推荐进行胸部放疗，每 3 个月复查脑 MR 或脑预防照射。

（4）复发或任何分期治疗后进展情况下的姑息放疗　以减轻症状，提高生活质量为主要目的。当出现脑转移、上腔静脉压迫综合征、脊髓压迫、骨转移、阻塞性肺不张，均应考虑局部放疗。

6. 随访

SCLC 治疗后，若无新发症状或症状稳定的条件下，随访和复查的时间间隔为：前 3 年每 3 个月 1 次，4 ~ 5 年每 6 个月 1 次，5 年之后每年 1 次。

（毕　楠）

第四节　非小细胞肺癌

肺癌是世界范围内发病率和死亡率最高的恶性肿瘤，中国也不例外，2015 年中国新发肺癌病例约 78.7 万例，男女发病比例约为 2∶1，因肺癌死亡人数约 63.1 万例。吸烟是肺癌的首要危险因素，85% ~90% 的肺癌与吸烟相关。肺癌整体预后较差，中国患者的 5 年生存率仅约 19%。肺癌患者常见的症状包括咳嗽、呼吸困难，体重减轻和胸痛。

非小细胞肺癌（Non – Small Cell Lung Cancer，NSCLC）占所有肺癌的 80% 以上。大部分患者需要综合治疗。放疗在 NSCLC 治疗中占有重要地位，总的应用率约为64.3%。近 20 年，随着放疗技术的进步，放疗的应用也越来越广泛，主要应用于：临床不可手术或拒绝手术的早期患者的根治性放疗；术前或术后患者包含放疗的综合治疗；不能手术的局部晚期患者的同步或序贯放化疗；晚期患者的姑息治疗等。

【非小细胞肺癌的诊断及分期】

1. 临床表现

肺癌早期可无明显症状，当病情发展到一定程度时，常出现刺激性干咳、痰中带血或血痰、胸痛、发热、气促等症状。当呼吸道症状超过 2 周，经对症治疗不能缓解，尤其是痰中带血、刺激性干咳，或原有的呼吸道症状加重，应高度警惕肺癌存在的可能性。当肺癌侵及周围组织或转移时，可出现如下症状：肿瘤侵犯喉返神经出现声音嘶哑；肿瘤侵犯上腔静脉，出现面、颈部水肿等上腔静脉梗阻综合征表现；肿瘤侵犯胸膜或心包引起胸膜腔、心包积液，往往为血性，大量积液可以引起胸闷气促；肿瘤侵犯胸膜及胸壁，可以引起持续剧烈的胸痛；上叶尖部肺癌可侵入和压迫位于胸廓入口的器官组织，如第一肋骨、锁骨下动、静脉、臂丛神经、颈交感神经等，产生剧烈胸痛，上肢静脉怒张、水肿、臂痛和上肢运动障碍，同侧上眼睑下垂、瞳孔缩小、眼球内陷、面部无汗等颈交感神经综合征表现；近期出现的头痛、恶心、眩晕或视物不清等神经系统症状和体征应当考虑脑转移的可能；持续固定部位的骨痛、血浆碱性磷酸酶或血钙升高应考虑骨转移的可能；右上腹痛、肝肿大、碱性磷酸酶、天门冬氨酸氨基转移酶、乳酸脱氢酶或胆红素升高应考虑肝转移的可能；皮下转移时可在皮下触及结节；血行转移到其他器官可出现转移器官的相应症状。

2. 诊断标准

诊断前应有详细的病史、体检、必要的辅助检查。

非小细胞肺癌包括鳞状细胞癌、腺癌、大细胞癌、腺鳞混合癌等。其诊断一般均要有病理学或细胞学的依据。常用的取得标本方法：细胞学（痰、胸水、胸腔积液）、纤维支气管镜检查、纵隔镜、锁骨上淋巴结活检、胸腔镜、CT 引导下肺穿刺活检、支气管内镜超声（EUBS）下活检、磁导航支气管镜。

个别无法得到病理的患者需要完整的临床资料和实验室检查、多种影像学检查（CT、PET 等），并由肺癌多学科联合会诊做出诊断。

3. 分期

分期检查项目应包括：脑增强核磁、锁骨上 B 超、胸及上腹部增强 CT（包括肾上腺）、骨扫描或 PET‐CT。血常规、生化、相关肿瘤标志物、肺功能、心电图虽不属于分期检查项目，但与选择治疗方案密切相关，也应一并进行。

分期：非小细胞肺癌的 TNM 分期采用国际肺癌研究协会（International Association for the Study of Lung Cancer，IASLC）2017 年第八版分期标准（IASLC 2017）。

（1）原发肿瘤（T）

Tx：未发现原发肿瘤，或通过痰细胞学或支气管灌洗发现癌细胞，但影像学及支气管镜无法发现；

T0：无原发肿瘤的证据；

Tis：原位癌；

T1：肿瘤最大直径≤3cm，周围包绕肺组织及脏层胸膜，支气管镜见肿瘤位于叶支气管开口远端，未侵及主支气管；

T1a（mi）：微侵袭腺癌；

T1a：肿瘤最大直径≤1cm；

T1b：肿瘤最大直径 >1cm 但≤2cm；

T1c：肿瘤最大直径 >2cm 但≤3cm；

T2：肿瘤最大直径 >3cm 但≤5cm；侵犯主支气管，但未侵及隆突；侵及脏层胸膜；有阻塞性肺炎或者部分/全肺不张；符合以上任何一个即归为 T2；

T2a：肿瘤最大直径 >3cm 但≤4cm；

T2b：肿瘤最大直径 >4cm 但≤5cm；

T3：肿瘤最大径 >5cm 但≤7cm；侵及以下任何一个器官，包括：胸壁、膈神经、心包；同一肺叶出现孤立性癌结节；符合以上任何一个即归为 T3；

T4：肿瘤最大径 >7cm；不论肿瘤大小，侵及以下结构者：纵隔、心脏、大血管、隆突、喉返神经、主气管、食管、椎体以及膈肌；原发肿瘤同侧不同肺叶出现孤立癌结节。

（2）淋巴结（N）分期

Nx：淋巴结转移情况无法判断；

N0：无区域淋巴结转移；

N1：转移至同侧支气管周围淋巴结和（或）同侧肺门淋巴结，包括原发肿瘤的直接侵犯；

pN1a：仅有单站受累；

pN1b：包括多站受累；

N2：转移到同侧纵隔和（或）隆突下淋巴结；

pN2a1：单站病理 N2，无 N1 受累，即跳跃转移；

pN2a2：单站病理 N2，有 N1 受累（单站或者多站）；

pN2b：多站病理 N2；

N3：转移到对侧纵隔、对侧肺门淋巴结、对侧或同侧斜角肌或锁骨上淋巴结。

（3）远处转移（M）

Mx：无法评价有无远处转移；

M0：无远处转移；

M1a：胸膜播散（恶性胸水、心包积液或胸膜结节），原发肿瘤对侧肺叶内有孤立的癌结节；

M1b：远处单个器官单发转移；

M1c：多个器官或单个器官多处转移。

（4）临床分期

分期	T	N	M
隐匿	Tx	N0	M0
0	Tis	N0	M0
ⅠA	T1a（mi）	N0	M0
	T1a	N0	M0
	T1b	N0	M0
	T1c	N0	M0
ⅠB	T2a	N0	M0
ⅡA	T2b	N0	M0
ⅡB	T1a～c	N1	M0
	T2a	N1	M0
	T2b	N1	M0
	T3	N0	M0
ⅢA	T1a～c	N2	M0
	T2a～b	N2	M0
	T3	N1	M0
	T4	N0，N1	M0
ⅢB	T1a～c	N3	M0
	T2a～b	N3	M0
	T3	N2	M0
	T4	N2	M0
ⅢC	T3	N3	M0
	T4	N3	M0
ⅣA	任何T	任何N	M1a
	任何T	任何N	M1b
ⅣB	任何T	任何N	M1c

【治疗原则及方法】

1. 治疗规范

（1）一般原则　非小细胞肺癌患者的治疗应当采取多学科综合治疗（MDT 多学科应包括肿瘤放疗科、肿瘤外科、肿瘤内科、呼吸内科、病理科和放射科医生等）模式与个体化治疗相结合的原则，即根据患者的机体状况、肿瘤的病理组织学类型和分子分型、侵及范围和发展趋势采取多学科综合治疗的模式，有计划、合理地应用手术、放疗、化疗、分子靶向治疗和免疫治疗等手段，以期达到最大程度地延长患者的生存时间、提高生存率、控制肿瘤进展和改善患者的生活质量。

放射治疗方案的确定应依据患者年龄、性别、体力状况、体重下降、内科合并症、吸烟、肺功能、分期等因素和患方意愿，来确定治疗的目的是根治还是姑息。

（2）治疗方法选择依据

①对于根治的患者：主要以临床分期选择治疗方法。

Ⅰ期：可以选择标准的手术治疗和立体定向体部放疗（Stereotactic Body Radiation Therapy，SBRT）新技术。肺叶切除手术是目前的标准治疗，5年生存率可达到68%～92%。但对于一些因基础疾病临床不可手术或拒绝手术的患者，放疗是首选的根治性治疗方式。放疗的方式包括常规分割放疗与SBRT等，常规分割放疗与SBRT相比，局部失败率高、治愈率低且治疗相关不良反应较多，因此这类患者首选SBRT治疗。对于拒绝手术的患者，日本数据显示ⅠA期及ⅠB期患者5年生存率（OS）分别为72%和62%。对于不可手术或拒绝手术的患者，澳大利亚CHISEL研究结果显示，SBRT组和常规分割组2年局控率分别为89%和65%（HR 0.32，95% CI：0.13～0.77，$P = 0.0077$），总生存明显优于常规分割组（中位OS两组分别为5年和3年；2年OS两组分别为77%和59%；HR 0.53，95% CI：0.30～0.94，$P = 0.027$）。

Ⅱ期：首选手术。此期大部分患者都有肺门淋巴结转移或肿瘤较大，应首选手术。对于不能手术切除或切缘阳性（R1、R2切除）患者，应建议行同步放化疗联合巩固维持免疫治疗，如果患者不能耐受同步放化疗，可以行序贯放化疗或单纯放疗。

Ⅲ期：不可手术患者推荐患者行根治性同步放化疗（首选），联合巩固维持免疫治疗；如果患者不能耐受同步放化疗，可以行序贯放化疗或单纯放疗；可手术ⅢA患者采用术后化疗±术后放疗模式；术前放化疗可用于LANSCLC具有较小N2淋巴结且拟行肺叶切除术的患者。建议采用三维适形放疗、调强放疗技术或图像引导放疗等先进的放疗技术，以减少肿瘤周围正常组织受照剂量，尽可能避免因可处理的急性毒性反应（3度食管炎或血液学毒性）而中断治疗或减少治疗剂量。接受放化疗的患者，潜在毒副反应会增大，治疗前应当告知患者。放疗设计和实施时，应当注意对肺、心脏、食管和脊髓的保护。治疗过程中应当尽可能避免因毒副反应处理不当导致的放疗非计划性中断。

同步放化疗方案：同步放化疗的方案为EP方案（足叶乙苷＋顺铂）、NP方案（长春瑞滨＋顺铂）、培美曲塞/顺铂或卡铂方案和含紫杉类方案。随机研究资料支持含顺铂的方案优于含卡铂的方案。同步放化疗之后巩固治疗推荐应用Durvalumab 10mg/kg，每2周1次，共用12个月。

Ⅳ期：对于单发脑转移、肾上腺转移的患者，应结合其他因素力争根治。对于有广泛转移的Ⅳ期NSCLC患者，部分患者可以接受原发灶和转移灶的放射治疗以达到姑息减症、提高生活质量的目的。当患者全身治疗获益明显时，可以考虑采用SBRT技术治疗残存的原发灶和寡转移灶，延长患者无病生存期（PFS），争取获得潜在根治效果。

②术后放疗：如果术后病理纵隔淋巴结阳性（pN2），术后应接受辅助化疗，具有高复发风险的患者行术后放疗，鼓励患者参加术后放疗的临床研究。

对于切缘阳性的肿瘤，如果患者的身体状况允许则推荐术后行放化疗联合巩固维持免疫治疗。放疗应尽早开始，因为局部复发是这部分患者最常见的复发模式。

2. 放疗方法及实施

（1）体位固定　根据患者的一般情况和治疗需要通常选取仰卧位。采取头枕、真空垫或胸部热塑膜等定位辅助器材固定体位。激光定位灯辅助摆位。

（2）定位（靶区）　模拟定位机定位，但是强烈推荐具备条件的单位采用 CT 模拟定位。放疗靶区应基于与放疗体位相同的 CT 图像。使用静脉造影剂以更好地勾画靶区，尤其是对于存在中央型肿瘤或者淋巴结转移的患者。伴有明显肺不张或静脉造影剂禁用的患者首选 PET – CT 定位，肺不张的患者可以参考 MRI 定位。PET – CT 及 MRI 能够明显改善靶区制定的准确性。

对准备进行诱导化疗的患者，应获取诱导化疗前的基线 CT 图像。对于肺功能受损的患者或初始肿瘤体积太大的患者，诱导化疗后放疗的靶区可以仅包括化疗后的肿瘤体积，以避免照射体积过大的肺毒性，而且有研究显示根据化疗后肿瘤勾画靶区并不增加局部复发率。

光子射线（X 射线、^{60}Co γ 线、质子线）的能量应当根据肿瘤的解剖部位和光束角度进行个体化的设定。一般使用 4～10MV 能量的光子射线，以使射线穿过低密度的肺组织进入肿瘤组织。如果患者有大的纵隔肿瘤或者肿瘤靠近胸壁，则可考虑使用 15MV 或者 18MV 能量的光子射线以获得更佳的剂量分布。

在某些情况下，比如受照的正常肺组织体积较大或肿瘤靠近重要器官组织（脊髓），可考虑使用调强放疗（IMRT）以提高肿瘤靶区的治疗剂量避免过度照射正常组织。与三维适形放疗相比，IMRT 能够显著降低放射性肺炎的发生风险并且改善患者的总生存。图像引导放射治疗（IGRT）的模式推荐有条件的单位开展应用。在严格的治疗规范下，可以使用质子治疗，但来自于美国 MD Anderson 的数据显示，质子治疗与 IMRT 相比对局部晚期非小细胞肺癌患者并无生存优势。

如果有必要并且条件可行，就应该控制患者的呼吸运动。解决肿瘤运动的可行方法包括：①包含运动的检查方法如慢速 CT 扫描、吸气和呼气屏气 CT、四维（4D）呼吸相关 CT。②使用外部呼吸信号或者使用内部基准标志的呼吸门控技术。③屏气方法，包括深吸气后屏气、主动呼吸控制（ABC）装置、不予呼吸监测的自我屏气方法。④依靠腹部压迫的强制性浅呼吸。⑤实时肿瘤跟踪技术。

（3）治疗计划　剂量应以 95% 的靶体积定义处方剂量，并常规进行组织密度校正。

①术前放疗，推荐使用 45～50Gy 的剂量并分割为每次 1.8～2Gy。有研究报道术前放疗使用大于 50Gy 的剂量具有安全性，并获得更好的生存结果。但是，这种放疗剂量只能由经验丰富的放疗团队实施。

②术后的放疗剂量应根据切缘状态制定。完全切除且切缘阴性推荐 50Gy/25f，镜下切缘阳性推荐 60Gy/30f；大体肿瘤残存：（66～70）Gy/（33～35）f＋同步化疗联合免疫治疗。手术后患者肺组织对于放疗的耐受性显著低于双肺完整的患者，应尽可能降低放疗的剂量。应更保守地考虑对正常肺组织的剂量限制。

③Ⅰ期肺癌放疗剂量 BED 应≥100Gy。

④局部晚期ⅢA、ⅢB 和ⅢC 期根治性单纯放疗的常用剂量为（60～70）Gy/（30～35）f。对于接受单纯放疗的Ⅰ～Ⅱ期患者或接受同步放化疗的Ⅲ期患者，放疗

剂量可能是一个影响总生存的重要因素。

⑤关于治疗体积，应当按照 ICRU – 62 指南，根据大体肿瘤靶区（GTV）、加上微小病灶的临床靶区（CTV）边缘、靶区运动的内靶区（ITV）边缘以及每日靶区定位误差边缘来制定计划靶区（PTV）。GTV 应限于 CT 或者 PET – CT 上可见的肿瘤（包括原发肿瘤和转移淋巴结）。

Ⅰ期肺癌拟接受 SBRT 治疗患者靶区勾画，建议选择 4D CT 扫描，MIP 图像上勾画靶区，先在纵隔窗上勾划肺内病灶，然后肺窗上进行调整，包括原发灶周围短毛刺，含有运动信息的 GTV 可以定义为 IGTV，根据各单位摆位误差情况外扩 3 ~ 5mm 形成 PTV。

Ⅱ期、Ⅲ期：推荐标准靶区勾画：GTV 包括 CT 上显示的原发肿瘤、短径大于 1cm 或 PET 上 SUV 值大于 2.5 的淋巴结，原发肿瘤区在肺窗中勾画，纵隔病变则在纵隔窗勾画→CTV（原发灶鳞癌外扩 6mm、腺癌外扩 8mm，包括阳性淋巴结，不预防照射淋巴引流区）→根据模拟机下肿瘤运动情况确定呼吸运动幅度（ITV）或者参考 4D CT（优先推荐）→PTV = CTV + 呼吸运动 + 摆位误差（5mm），主管医生可以根据靶区周围重要器官情况适当修改 CTV，如果患者有梗阻性肺不张，治疗中每 2 周胸透或胸片观察复张情况，及时进行再次定位和计划设计。

⑥关于淋巴结区域的 CTV，选择性淋巴结照射（ENI）的使用目前仍存争议，应当在综合考虑肿瘤体积、邻近正常组织的剂量学参数以及患者的合并症情况之后制定个体化的计划。研究证明仅给予累及野高剂量而不予 ENI 的放疗方式能够使用更高的照射剂量，且毒性反应可接受，孤立淋巴结复发风险低。

⑦对于接受术后放疗的患者，CTV 应当包含支气管干以及高危引流淋巴结站。

⑧有必要评估重要组织器官的剂量体积直方图（DVH），以限制肺、心脏、食管、臂丛神经和脊髓的受照剂量，从而尽可能减轻正常组织的毒性反应。这些限制大多是根据经验制定的。

⑨SBRT 的分割方案范围从单分割到 3 分割、4 分割以及 5 分割不等。最适合的分割数目可根据肿瘤体积和放疗总剂量来进行计算，当累积生物等效剂量（BED）≥ 100Gy 时能够为患者带来更多生存获益。SBRT 对周边正常组织的损伤会大于常规分割放疗，应当严格遵守 SBRT 正常组织的剂量限制。

（4）验证 物理师完成治疗计划后，主管医师、副主任以上医师评价并确认计划。物理师、医师均需在计划上签字。

首次治疗时，主管医师应与物理师及技师共同参与摆位并进行加速器上的治疗验证，拍摄并留取验证片，保证治疗的准确进行。以后每周拍摄验证片。IMRT 治疗物理师还需行剂量验证。SBRT 等大剂量分割照射，建议每天进行 IGRT 验证。

（5）质量评估 放射治疗实施中，医师每周检查患者，并核查放射治疗单，监测血象及观察治疗反应，及时对症处理。

（6）操作注意事项 如果患者开始治疗时有肺不张等情况，建议每周透视一次，了解肿块退缩及肺复张情况，有必要时及时更改放射野。

如果胸部和双锁骨上分野照射，要注意两照射野之间的间隙，避免脊髓超量。

3. 疗效及毒性作用

（1）疗效评估 疗效随访起止时间从同步放化疗结束后开始直至患者肿瘤进展、

死亡。首次放疗后 1 个月，此后 2 年内每 3 个月随访一次，2~5 年每 6 个月全身评价一次，直到患者死亡或临床怀疑病情进展。

（2）毒性作用

①血液毒性反应：在放化综合治疗中较常见。如果同步放化疗中出现 3 级或 3 级以上的非血液毒性，或 3~4 级发热性中性粒细胞下降或 4 级中性粒细胞下降持续 7 天以上，停止化疗。

②放射性肺炎：是放疗中较常见而且较严重的并发症。放射性肺炎的发生与患者的年龄、既往化疗史、肺脏本身的状态、肺接受照射的剂量、照射体积、剂量分割等诸多因素有关。临床症状出现在放射治疗开始后的 1~3 个月，早期的症状为低热、干咳、胸闷，较严重者有高热、气急、胸痛。查体在受照肺野区域可闻及啰音，有实变表现。部分患者有胸膜摩擦音和/或胸腔积液的表现。较严重者出现呼吸窘迫，甚至死亡。放射性肺炎的诊断还要参照病史、放射治疗计划、症状、血常规、影像学检查等综合判断。

急性放射性肺炎一般采用肾上腺皮质激素治疗。首次用足量，待临床症状改善并维持一段治疗后逐步减量（推荐甲强龙首次 60~80mg，症状控制 5~7 天逐渐减量至 1/4~1/3，必要时复查胸片或 CT，减量至 20~25mg 等量转换口服，逐减至停）。多数急性放射性肺炎患者同时伴有细菌感染，应该同时使用抗生素。也可采用吸氧、补充维生素 C、中药对症等辅助治疗。

③放射性肺纤维化：是一种晚期放射性肺损伤。常发生在放疗后 3 个月以后，在 1~2 年后趋于稳定。在影像学检查中明显。

④放射性食管炎：在纵隔放疗中很常见。一般出现于放疗开始后的 2~3 周。主要为食管黏膜反应。在放化同步治疗中出现还会提前，程度也会加重。患者表现为进食疼痛，胸骨后疼痛或烧灼感。食管炎一般采取对症治疗，如黏膜保护剂康复新液、洁维乐、爱维治，必要时应用激素、黏膜表面麻醉剂、止痛药（芬太尼）等。同时嘱患者进软食，避免酸、辣刺激性食物或过热的、硬的食物。晚期食管反应表现为食管狭窄、溃疡、穿孔或形成瘘管。

⑤心脏反应：在放疗期间产生的急性放射性心脏反应常常是亚临床的。心电图、心功能检查可发现心电图 ST－T 段改变以及心脏收缩力减弱。在放化同步治疗中需要关注某些化疗药物协同增加放射线对心脏的毒性。在制定胸部放疗治疗计划时需要把心脏作为危及器官进行评估。

⑥放射性脊髓炎：在脊髓耐受剂量限值内很少发生，发生的也常为一过性的脊髓损伤，在放疗结束后或数月后发现。临床表现为患者低头时出现背部自头侧向下的触电感，放射到双臂。若脊髓受照剂量在耐受剂量以内，患者的上述症状可自行消失。营养神经类药物可作辅助治疗使用。

⑦臂丛神经损伤：常见于上肺 SBRT、肺尖癌、锁骨上区淋巴转移的高剂量照射后。

⑧肋骨骨折：常见于 SBRT 或肋骨高剂量照射后，一般发生于放疗后数年，表现为照射野内肋骨骨折。可以是无症状，无骨痂形成，一般不需特殊处理。

⑨放射性皮肤损伤：轻重不等，多野适形放疗比常规对穿照射大大降低放射性皮

肤损伤。建议对症治疗，重组人表皮生长因子等。

4. 随访

放疗或放化疗结束后，2 年之内每 3 个月随访 1 次，2～5 年每半年 1 次，5 年之后每年 1 次。随访项目：血常规、生化、ECG、脑增强 MRI（无法行 MRI 检查时可以考虑 CT）、胸部增强 CT、腹部 B 超或增强 CT（B 超可疑时要用腹部 CT 证实）、双侧锁骨上 B 超、骨扫描（间隔 6 个月，如果已做 PET - CT，则可选择），如有条件 PET - CT 可选择。

（石安辉　朱广迎）

第七章 腹 部 肿 瘤

第一节 胃 癌

【诊断标准】

1. 胃镜活检

病理确诊为癌的病例进行规范性胃癌治疗。确定为复发或转移性胃癌时，争取获得活检病理诊断，并检测肿瘤组织基因状态。如因活检取材的限制，诊断为高级别上皮内瘤变时，建议再取活检或结合其他临床资料确定治疗方案。无病理学诊断者需结合多种影像学检查经多学科会诊后确定治疗方案。

2. 治疗前检查及分期

（1）治疗前检查 胃癌的治疗前基线检查主要包括胃镜、胸腹盆部 CT 检查、体格检查、实验室检查（胃肠道肿瘤标志物 CEA、CA199、AFP、CA125、CA72.4、CA242）。MRI、腹腔镜探查及 PET 分别作为 CT 疑诊肝转移、腹膜转移及全身转移时的备选手段。必要时还应进行转移灶的活检。

（2）分期

①胃癌 TNM 分期（AJCC/UICC 2018 年第八版）

原发肿瘤（T）

Tx：原发肿瘤无法评价；

T0：无原发肿瘤证据；

Tis：原位癌：上皮内肿瘤，未侵及固有层，高度不典型增生；

T1：肿瘤侵犯固有层，黏膜肌层或黏膜下层；

T1a：肿瘤侵犯固有层或黏膜肌层；

T1b：肿瘤侵犯黏膜下层；

T2：肿瘤侵犯固有肌层；

T3：肿瘤穿透浆膜下结缔组织，而尚未侵犯脏层腹膜或邻近结构；

T4：肿瘤侵犯浆膜（脏层腹膜）或邻近结构；

T4a：肿瘤侵犯浆膜（脏层腹膜）；

T4b：肿瘤侵犯邻近结构。

区域淋巴结（N）

Nx：区域淋巴结无法评价；

N0：无区域淋巴结转移；

N1：有 1~2 枚区域淋巴结转移；

N2：有 3~6 枚区域淋巴结转移；

N3：7 枚及更多区域淋巴结转移；

N3a：7~15 枚区域淋巴结转移；

N3b：16 枚及更多区域淋巴结转移。

远处转移（M）

M0：无远处转移；

M1：有远处转移。

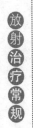

临床分期（cTNM）

分期组	T	N	M
0 期	Tis	N0	M0
I 期	T1	N0	M0
	T2	N0	M0
ⅡA 期	T1	N1~3	M0
	T2	N1~3	M0
ⅡB 期	T3	N0	M0
	T4a	N0	M0
Ⅲ期	T3	N1~3	M0
	T4a	N1~3	M0
ⅣA 期	T4b	任何 N	M0
ⅣB 期	任何 T	任何 N	M1

病理分期（pTNM）

分期组	T	N	M
0 期	Tis	N0	M0
ⅠA 期	T1	N0	M0
ⅠB 期	T1	N1	M0
	T2	N0	M0
ⅡA 期	T1	N2	M0
	T2	N1	M0
	T3	N0	M0
ⅡB 期	T1	N3a	M0
	T2	N2	M0
	T3	N1	M0
	T4a	N0	M0
ⅢA 期	T2	N3a	M0
	T3	N2	M0
	T4a	N1	M0
	T4a	N2	M0
	T4b	N0	M0

分期组	T	N	M
ⅢB 期	T1	N3b	M0
	T2	N3b	M0
	T3	N3a	M0
	T4a	N3a	M0
	T4b	N1	M0
	T4b	N2	M0
ⅢC 期	T3	N3b	M0
	T4a	N3b	M0
	T4b	N3a	M0
	T4b	N3b	M0
Ⅳ期	任何 T	任何 N	M1

新辅助治疗后分期（ypTNM）

分期组	T	N	M
Ⅰ 期	T1	N0	M0
	T2	N0	M0
	T1	N1	M0
Ⅱ 期	T3	N0	M0
	T2	N1	M0
	T1	N2	M0
	T4a	N0	M0
	T3	N1	M0
	T2	N2	M0
	T1	N3	M0
Ⅲ 期	T4a	N1	M0
	T3	N2	M0
	T2	N3	M0
	T4b	N0	M0
	T4b	N1	M0
	T4a	N2	M0
	T3	N3	M0
	T4b	N2	M0
	T4b	N3	M0
	T4a	N3	M0
Ⅳ期	任何 T	任何 N	M1

②食管胃交界处腺癌 TNM 分期（AJCC/UICC 2018 年第八版）

原发灶的定义（T）

Tx：原发肿瘤无法评价；

T0：无原发肿瘤的证据；

Tis：高度不典型增生，定义为肿瘤局限于食管上皮，未突破基底膜；

T1：肿瘤侵犯固有层、黏膜肌层或黏膜下层；

T1a：肿瘤侵犯固有层或黏膜肌层；

T1b：肿瘤侵犯黏膜下层；

T2：肿瘤侵犯固有肌层；

T3：肿瘤侵犯外膜；

T4：肿瘤侵犯邻近结构；

T4a：肿瘤侵犯胸膜、心包、奇静脉、横膈或腹膜；

T4b：肿瘤侵犯邻近结构，如主动脉、椎体、气道等。

区域淋巴结的定义（N）

鳞癌和腺癌

Nx：区域淋巴结不能评价；

N0：无区域 LN 转移；

N1：1～2 个区域 LN 转移；

N2：3～6 个区域 LN 转移；

N3：等于或多于 7 个区域 LN 转移。

远处转移的定义（M）

M0：无远处转移；

M1：有远处转移。

病理分级的定义（G）

Gx：无法评估分级；

G1：高分化；

G2：中分化；

G3：低分化，未分化。

临床分期（cTNM）

当 T 分期为	当 N 分期为	当 M 分期为	临床分期
Tis	N0	M0	0
T1	N0	M0	I
T1	N1	M0	ⅡA
T2	N0	M0	ⅡB
T2	N1	M0	Ⅲ
T3	N0～1	M0	Ⅲ
T4a	N0～1	M0	Ⅲ
T1～4a	N2	M0	ⅣA
T4b	N0～2	M0	ⅣA
任何 T	N3	M0	ⅣA
任何 T	任何 N	M1	ⅣB

病理分期（pTNM）

当 pT 分期为	当 pN 分期为	当 M 分期为	当 G 分期为	病理分期
Tis	N0	M0	N/A	0
T1a	N0	M0	G1	I A
T1a	N0	M0	Gx	I A
T1a	N0	M0	G2	I B
T1b	N0	M0	G1~2	I B
T1b	N0	M0	Gx	I B
T1	N0	M0	G3	I C
T2	N0	M0	G1~2	I C
T2	N0	M0	G3	II A
T2	N0	M0	Gx	II A
T1	N1	M0	任何	II B
T3	N0	M0	任何	II B
T1	N2	M0	任何	III A
T2	N1	M0	任何	III A
T2	N2	M0	任何	III B
T3	N1~2	M0	任何	III B
T4a	N0~1	M0	任何	III B
T4a	N2	M0	任何	IV A
T4b	N0~2	M0	任何	IV A
任何 T	N3	M0	任何	IV A
任何 T	任何 N	M1	任何	IV B

新辅助治疗后分期（ypTNM）

当 ypT 分期为	当 ypN 分期为	当 M 分期为	新辅助治疗后分期
T0~2	N0	M0	I
T3	N0	M0	II
T0~2	N1	M0	III A
T3	N1	M0	III B
T0~3	N2	M0	III B
T4a	N0	M0	III B
T4a	N1~2	M0	IV A
T4a	Nx	M0	IV A
T4b	N0~2	M0	IV A
任何 T	N3	M0	IV A
任何 T	任何 N	M1	IV B

【治疗原则】

1. 可切除胃癌的新辅助治疗

对临床诊断为 cT3～4aN＋M0，cⅢ期的食管胃结合部腺癌，推荐行术前放疗或术前同步放化疗，放化疗后 6～10 周手术。

对 cT4bNanyM0，cⅣA 期但无不可切除因素的胃癌，或新辅助治疗后疾病进展，或新辅助治疗后仍无法达到 R0 切除者，应进行 MDT 讨论后决定后续治疗方案，其中可考虑进行术前放疗或同步放化疗。

放疗剂量：CTV（45～50.4）Gy/（25～28）f，身体情况可耐受者同期氟尿嘧啶类、铂类或紫杉类化疗。

2. 可切除胃癌的辅助治疗

根治术后诊断为 pT2～4NanyM0，未达到 D2 切除者；或 R1、R2 切除者，应进行术后放化疗。D2 根治术后 R0 切除诊断为 pTanyN＋M0，如淋巴结转移数目较多或比例较高，也建议进行术后放化疗。

术后放疗的时间建议在术后 6 个月以内完成，R1、R2 切除患者建议尽早开始接受术后放疗，推荐采取化疗－放疗－化疗的夹心模式进行。

放疗剂量：CTV（45～50.4）Gy/（25～28）f，对于 R1、R2 切除的患者在正常组织能够耐受的剂量范围内局部加量到 55～60Gy，同期氟尿嘧啶类化疗，如卡培他滨或替吉奥。

3. 局部潜在可切除胃癌的治疗

对于局部 T 分期较晚或其他不易切除的 PS 为 0～1 分的胃癌患者，经多学科讨论后可行同步放化疗作为转化治疗。放化疗后 6～10 周重新分期评价，如可能的话行手术切除。

放疗剂量：CTV（45～50.4）Gy/（25～28）f，同期氟尿嘧啶类、铂类或紫杉类为基础的化疗。可适当采取原发灶局部加量的方式，或酌情 IORT 加量（10～20Gy）。

4. 局部区域复发的胃癌

首选手术，不可切除者，行术前同步放化疗，并争取手术切除；如无手术可能，推荐根治放化疗。

放疗剂量：术前放疗 CTV（45～50.4）Gy/（25～28）f，根治放疗 GTV（55～60）Gy/（25～30）f，联合氟尿嘧啶类、铂类或紫杉类为基础的化疗。

5. Ⅳ期胃癌

对于初治Ⅳ期胃癌，应进行 HER2 及微卫星不稳定状态等检测决定内科系统治疗的方式。全身病情控制相对稳定，且患者存在进食困难、局部梗阻风险、出血等相关情况时，可考虑原发灶姑息减症放疗联合系统治疗。对于肝、肺转移灶，经选择后可行局部 3D－CRT、IMRT 或 SBRT 放疗。

6. 胃癌的单纯放射治疗

单独放疗主要应用于拒绝或身体条件不允许手术的患者和晚期手术不能切除的患者，放疗的目的是根治或姑息。

通常以根治为目的放疗给（55～60）Gy/（25～30）f；以抑制肿瘤生长为目的放疗给（45～50.4）Gy/（25～28）f。如可能应联合氟尿嘧啶类、铂类或紫杉类为基础的化疗。

7. 同步放化疗给药方案

◆ 1A 类证据

（1）卡铂 + 紫杉醇：卡铂 AUC = 2，紫杉醇 50mg/m²，每 7 天重复。

（2）放疗 + 5 – FU/LV：5 – FU 400mg/（m² · d）静脉推注 + LV 20mg/（m² · d）静脉推注，连用 4 天，每 21 天重复。

（3）①顺铂 + 5 – FU：顺铂 75mg/m² 分两天，5 – FU 输注方法同上，每 21 天重复；

②顺铂 + 卡培他滨：顺铂 75mg/m² 分两天，每 21 天重复，联合卡培他滨 825mg/m²，2 次/日，每周 5 天；

③顺铂 + 替吉奥：顺铂 75mg/m² 分两天，每 21 天重复，联合替吉奥 40 ~ 60mg，2 次/日（根据体表面积计算），每周 5 天。

◆ 2B 类证据

（1）奥沙利铂 + 5 – FU　奥沙利铂 130mg/m²，5 – FU 输注方法同上，每 21 天重复；

（2）①紫杉醇 + 5 – FU：紫杉醇 135mg/m²，5 – FU 输注方法同上，每 21 天重复；

②紫杉醇 + 卡培他滨：紫杉醇 135mg/m²，每 21 天重复，联合卡培他滨 825mg/m²，2 次/日，每周 5 天；

③紫杉醇 + 替吉奥：紫杉醇 135mg/m²，每 21 天重复，联合替吉奥 40 ~ 60mg，2 次/日（根据体表面积计算），每周 5 天；

（3）卡培他滨　放疗期间卡培他滨 825mg/m²，2 次/日，每周 5 天；

（4）替吉奥　放疗期间替吉奥 40 ~ 60mg，2 次/日（根据体表面积计算），每周 5 天。

鼓励开展放疗同期应用新的化疗和（或）靶向药物进入临床试验。

【放射治疗技术】

建议使用 3D – CRT 或 IMRT。

1. 靶区定义

（1）GTV 靶区（新辅助治疗或根治治疗时）　影像学上确定的大体病灶，包括原发灶及转移淋巴结。

（2）CTV 靶区　GTV + 高危复发区及区域淋巴引流区。

①原发肿瘤高危复发区主要包括残胃、吻合口、瘤床。其中残胃不作为常规照射，吻合口和瘤床应根据临床、病理等提示有无高危因素选择照射。

②区域淋巴引流区根据原发灶的部位包括其胃周淋巴引流区域及其对应的第二站淋巴引流区域，因腹膜后淋巴引流区是复发转移的常见部位，在我们的临床实践中，对新辅助、根治和辅助治疗的患者均包括 16a 组，对部分肿瘤负荷较大且体力状况较好的患者酌情考虑包括 16b1 ± 16b2 组。

对不可切除复发转移病灶者：CTV：GTV 外放 0.5 ~ 2cm。

（3）PTV 靶区　CTV 外放 0.5 ~ 1cm，或根据各单位经验决定。

2. 危及器官（OARs）剂量限制

危及器官包括小肠、肝、肾、肺、心脏、脊髓。

小肠剂量限制：绝对容积剂量限制 $V_{15} < 120cc$，$V_{45} < 65cc$；

肝：$V_{30} \leqslant 33\%$，平均剂量 < 25Gy；

单肾：$V_{20} \leqslant 33\%$，平均剂量 < 18Gy；

双肺：$V_{20} \leqslant 30\%$，平均剂量$\leqslant 20Gy$；

心脏：$V_{20} \leqslant 30\%$（尽可能接近20%），平均剂量$< 30Gy$；

脊髓：最大点剂量$\leqslant 45Gy$。

3. CT 定位

（1）定位前准备 新辅助或根治性放疗患者，定位前空腹4小时以上，定位前口服液体以充盈正常胃壁（有助于勾画靶区及减少正常胃组织受照射的体积）。如为辅助放疗患者，根据患者术后饮食饮水恢复情况，可采取空腹，或空腹后酌情充盈，定位前即刻口服200~300ml饮用水。也有单位采用空腹定位，可根据各单位临床经验进行。

（2）体位固定 调强放疗为仰卧位，热塑膜体膜固定。

（3）CT模拟定位 在体表大致确定中心，以层厚0.5cm进行扫描，静脉增强对比，扫描范围气管分叉至L_4椎体下缘。

（4）以后每次治疗时，均嘱患者于治疗前4小时空腹，治疗前即刻喝同样体积的水，尽量使治疗时的胃充盈程度与定位时相似。

【放疗的毒性反应及处理】

（1）每周复查血常规，必要时复查肝肾功能，根据结果给予提升白细胞数量等辅助治疗。注意血清铁、钙，尤其术后患者，必要时给予维生素B_{12}治疗。

（2）密切观察病情，针对急性毒性反应，给予必要的治疗，如止吐、抑酸和止泻药物，避免可治疗的毒性反应造成治疗中断和剂量缩减。

（3）监测体重及能量摄入，如果热量摄入不足（<1500千卡/日），则应考虑给予肠内（首选）和/或肠外营养支持治疗，必要时可以考虑留置十二指肠营养管进行管饲。对于同步放化疗的患者，治疗中和治疗后早期恢复，营养支持更加重要。

【疗效评估与随访】

1. 治疗评估

（1）疗效评估

①对转移或复发肿瘤，肿瘤大小变化采用WHO实体瘤评价标准，分为CR、PR、SD、PD。

②对新辅助治疗后的评估目前通常采用放疗前及手术前临床分期与术后病理分期的对比来判断肿瘤是否降期。

（2）毒副反应评价 采用RTOG的放射损伤急、慢性反应分级标准。也可参考CTCAE行毒副反应评价。

2. 随访

（1）项目 胃肠肿瘤标志物、胸腹盆CT。PET–CT、MRI检查不作为常规，仅推荐用于临床怀疑复发，或肿瘤标志物持续升高但影像学检查为阴性时。

（2）间隔 前2年每3个月1次，3~5年每6个月1次，5年后每年1次。

（3）术后1年内行胃镜检查，每次胃镜检查行病理活检若发现有高级别不典型增生或者胃癌复发证据，则需在1年内复查。建议患者每年进行1次胃镜检查。

（李永恒 耿建昊）

第二节 原发性肝癌

【诊断标准】

原发性肝癌中肝细胞肝癌（Hepatocellular Carcinoma，HCC）占85%～90%以上，本规范中的"肝癌"指肝细胞肝癌。对于肝癌临床诊断或者肝穿刺活检明确为肝细胞癌的病例进行规范性治疗。

1. 诊断

具有典型肝癌影像学特征的占位性病变，符合肝癌的临床诊断标准的病人，通常不需要以诊断为目的行肝穿刺活检。原发性肝癌的临床诊断适应证有慢性乙肝、丙肝病史，任何原因引起的肝硬化病史患者。影像检查包括：腹部多期增强CT、MR扫描、超声造影、普美显多期增强MR扫描。影像学特点为：动脉期病灶高强化、门脉期或延迟期强化下降的"快进快出"特征。对于肝内病变≤2cm者，需上述4项检查中至少2项表现为典型肝癌特征才可临床诊断为肝细胞肝癌；对于肝内病变>2cm者，则上述4项影像学检查中至少1项表现为典型肝癌特征，即可临床诊断为肝细胞肝癌。对于缺乏典型肝癌影像学特征的占位性病变，肝穿刺活检可获得病理诊断。建议行肝脏穿刺活检的情况主要包括：影像检查发现肝脏可疑恶性病变，但不满足临床诊断标准者；伴有CA199、CEA肿瘤标记物升高，怀疑肝内胆管细胞癌者；需要获取病理分级及分子病理学特点者。

2. 治疗前检查及分期

（1）治疗前检查　治疗前需要完善肝脏增强CT或者肝脏增强核磁、胸部平扫、盆腔CT检查。有骨相关症状者，建议行骨扫描检查。PET-CT不作为常规推荐。其他需完善的化验项目包括：全血细胞计数、感染筛查，乙肝/丙肝DNA、肝功指标（转氨酶、胆红素、白蛋白、碱性磷酸酶等）、凝血、肾功指标（尿素氮、肌酐）、AFP。

（2）分期　肝细胞肝癌AJCC TNM分期（2017年第八版）

T：原发灶

Tx：原发灶无法评估；

T0：未发现原发灶；

T1：单发病灶≤2cm；或者单发病灶>2cm但无血管受侵；

T1a：单发病灶≤2cm；

T1b：单发病灶>2cm但无血管受侵；

T2：单发病灶>2cm，且侵犯血管；或者多发病灶，均≤5cm；

T3：多发病灶，至少一个病灶>5cm；

T4：单发或者多发病灶，无论肿瘤大小，侵犯门静脉或者肝静脉分支（包括门脉左右支、肝静脉左中右三支）；原发灶直接侵犯邻近器官（不包括胆囊）或者穿透脏层腹膜。

N：区域淋巴结

Nx：区域淋巴结无法评估；

N0：无区域淋巴结转移；

N1：有区域淋巴结转移。

M：远处转移

M0：无远处转移；

M1：有远处转移。

AJCC 临床分期

分期	T	N	M
ⅠA 期	T1a	N0	M0
ⅠB 期	T1b	N0	M0
Ⅱ期	T2	N0	M0
ⅢA 期	T3	N0	M0
ⅢB 期	T4	N0	M0
ⅣA 期	T1~4	N1	M0
ⅣB 期	T1~4	N0~1	M1

【治疗原则】

肝癌治疗领域的特点是多种方法、多个学科共存，肝癌诊疗须重视多学科诊疗团队的模式，从而避免单科治疗的局限性。肝癌的放射治疗在肝癌多学科治疗当中是不可缺少的一部分，在肝癌的各个分期中都可以有不同的参与。

肝癌放射治疗原则

肝癌放射治疗以外照射为主，国内外开展肝癌近距离治疗的中心及相关研究较少，本书仅介绍外照射放疗相关内容。

肝细胞肝癌患者无论肿瘤位于何处，都可进行外照射，但肝功能 Child – Pugh C 级是放疗的相对禁忌。HCC 放射治疗之前必须评估患者肝功能储备。肝细胞肝癌放疗适应证包括：①小肝癌不宜手术患者，立体定向放疗和射频消融一样，可以作为手术的替代治疗手段。②对于窄切缘或裸切缘术后的肝细胞肝癌患者，术后辅助放疗可降低复发率，提高总生存率。③不可手术的肝细胞肝癌，介入治疗后有肿瘤残留者，联合放疗可以提高疗效；④伴有门脉癌栓或者下腔静脉癌栓患者，联合放疗可以延长生存；⑤伴有肝外转移的患者（淋巴结、肺、骨、肾上腺、脑等），可以根据转移的肿瘤负荷给予放疗，目的是减轻患者疼痛、梗阻或出血等症状，减缓肿瘤发展，从而有效地延长患者生存期。对局限于肝内的中晚期肝细胞肝癌，通过姑息性放疗，一部分患者可出现肿瘤缩小或降期，从而获得手术切除的机会（包括肝移植），属于转化治疗。

肝脏总的照射剂量视患者肝功能情况及每次分割剂量有所不同，正常肝体积也是处方剂量影响因素之一。小肝癌的体部立体定向放疗应该给予根治性剂量。建议对于直径 <3cm，肝功能储备良好的 HCC 患者（CP – A5），处方剂量建议 3f×15Gy/f。对于直径在 3~5cm 之间，相对肝功能储备不足的 HCC 患者（CP – A6），处方剂量建议 5f×（8~10）Gy/f。对于直径 >5cm，肝功能储备不良的 HCC 患者（CP – B），处方剂量建议（5~10）f×（5~7）Gy/f。对姑息性放疗的肝癌病人，肿瘤的放疗剂量取决于正常肝和/或周围胃肠道等的耐受剂量，大部分给予 45~60Gy 的常规分割剂量放疗。

【放射治疗技术】

治疗技术建议采用调强放疗，尽可能应用 IGRT 技术，保证放疗准确实施。与二维照射技术和 3D – CRT 相比，调强放疗、IGRT 可提高肝内肿瘤照射剂量，同时降低正常肝脏组织的照射剂量，从而提高 HCC 控制率及患者对肝脏放疗的耐受性。

1. 靶区定义

（1）GTVp 靶区　定义为影像上可见的大体肿瘤，根据定位 CT/MR 强化范围、碘油填充范围，参照肝脏诊断 MRI、诊断 CT 确定肿瘤范围。

（2）GTVnd 靶区　定义为临床确诊的区域淋巴结。GTVtt 定义为门静脉或腔静脉瘤栓。

（3）CTV 靶区

①原发灶 CTV 由 GTVp 三维外扩 5mm 形成。

②区域淋巴引流区：肝细胞肝癌出现淋巴引流区转移相当少见，因此，CTV 一般不包括淋巴引流区。当有淋巴结转移时，CTV 可包括阳性淋巴结所在淋巴引流区。

③瘤栓 CTV：瘤栓多局限在管壁内，一般不需要外放 CTV。

④对于采用立体定向放疗的患者，一般不外扩 CTV。

（4）PTV 靶区　一般在 CTV 基础上外放 5~15mm，具体情况根据各单位质控数据，以及呼吸动度控制情况确定。

2. 常规分割放疗时危及器官（OARs）剂量限制

危及器官包括胃、食管、双侧肾脏、肝脏、十二指肠、小肠、脊髓等。

组织/器官剂量限制：

脊髓 $Dmax < 45Gy$；

食管 $Dmax < 60Gy$；

肾脏 $V_{20} < 30\%$；

胃 $Dmax < 54Gy$，$V_{45} < 45\%$，小肠 $Dmax < 52Gy$，$V_{50} < 5\%$。

肝脏耐受剂量根据肝功能基础、放疗总剂量和分割剂量不同而有所不同：

（1）体部立体定向放疗时，肝功能为 Child – Pugh A 级，正常肝体积超过 700ml，一般选择 3~5 次，总剂量 35~50Gy，其中多采用 40Gy/5f 和 45Gy/3f，正常肝脏（全肝减大体肿瘤）平均剂量在 15Gy 以内（RTOG 1112 标准）。

（2）常规分割放疗时，肝功能为 Child – Pugh A 级，正常肝脏平均剂量 <28Gy；肝功能 Child – Pugh B 级者，肝脏对射线的耐受性下降，正常肝脏平均剂量 <24Gy。

3. CT/MR 模拟定位

（1）定位前准备　空腹 4 小时，可于定位前 30 分钟口服 300ml 稀释后造影剂，定位时即刻喝 200ml 稀释后造影剂，以显示十二指肠及小肠。

（2）体位选择仰卧位，双手抱肘置于额前，采用腹平板加腹膜固定，或者采用真空垫加腹部加压器固定。

（3）扫描范围　静脉增强对比，扫描范围从膈上 4~5cm 至 L_4 椎体下缘。扫描层厚 3~5mm，建议行平静呼吸下扫描，并应用静脉对比增强剂。建议行同体位下 MR 定位扫描。

【随访评估及处理】

1. 治疗评估

治疗反应评估建议采用 mRECIST 标准。放疗后最佳评效时机有待研究，目前研究认为，治疗有效率随时间延长而提高，即放疗后评价的间隔时间延长，有效率提高。目前比较认可的评效时间为放疗后 3 个月，甚至 6 个月以后评效比较准确。

2. 放疗毒性

放疗毒性按照 RTOG 的放射损伤急、慢性反应分级标准。肝内肿瘤的放疗，可能诱发不同程度的肝损伤，严重者可以出现放射性肝病（Radiation – Induced Liver Disease，RILD）。放射性肝病是肝脏放疗的剂量限制性并发症，尤其是肝癌伴肝硬化患者。放射性肝病诊断标准仍然采用 1992 年 Lawrence 的定义，分典型性和非典型性两种类型：①典型 RILD：碱性磷酸酶（ALP）升高 > 2 倍，无黄疸，排除肿瘤进展导致腹水、肝肿大。②非典型 RILD：转氨酶超过正常最高值或治疗前水平的 5 倍。

3. 随访

目前 NCCN 推荐的随访计划为：治疗后 2 年内，每 3 ~ 6 个月复查肝脏和/或全身影像学检查、AFP。之后每 6 ~ 12 个月复查肝脏和/或全身影像学检查、AFP。

（王维虎　朱向高　王洪智）

第三节　胰　腺　癌

【诊断及分期】

1. 诊断标准

胰腺肿物结合活检病理学证实即可明确诊断；按 NCCN 指南要求必须获得病理学诊断才能开始规范化治疗，但在临床实践中有时无法获得病理学诊断，需结合临床症状、影像学检查、肿瘤标志物等经多学科讨论后可临床诊断为胰腺癌，征得患者及家属同意后可按胰腺癌放疗规范治疗。

近 90% 的胰腺肿瘤为腺癌，且 60% ~ 70% 位于胰头，其他细胞类型包括胰岛细胞肿瘤、囊腺瘤和囊腺癌，这些肿瘤类型比腺癌有更长的自然病程，预后较好，但治疗方面无区别。胰头壶腹区域的肿瘤组织病理学诊断尤其重要，因为来自胰腺、胆管、壶腹或十二指肠不同种类的腺癌，其预后有很大差异。

2. 分期

胰腺癌的 TNM 分期在临床上不实用，使用的较少，更多的研究者依据肿瘤对血管、周围器官的侵犯和是否有远处转移等情况把它分为可切除、临界可切除、不可切除，这种分法对临床诊疗工作更具有指导意义。

（1）可切除标准

①无远处转移。

②腹腔干、肝动脉和肠系膜上动脉（SMA）周围有清晰的脂肪间隙。

③无肠系膜上静脉（SMV）和门静脉被肿瘤组织围绕、变形、瘤栓形成或无静脉被肿瘤组织包绕的影像学证据；

（2）临界可切除标准

①无远处转移。

②SMV/门静脉受累，表现为：肿瘤组织包绕血管，侵及管壁并伴管腔狭窄；肿瘤组织包裹 SMV/门静脉但未包裹周围动脉；或者由于肿瘤组织包裹或癌栓导致小段静脉闭塞，但在受累静脉的近侧和远侧有合适的血管可进行安全的切除及重建。

③胃十二指肠动脉至肝动脉有小段动脉被肿瘤组织包裹，或肝动脉直接被包裹，但尚未侵及腹腔干。

④以血管本身圆周为界，肿瘤围绕 SMA 未超过 180°。

（3）无法切除标准

胰头癌

①远处转移。

②肿瘤围绕 SMA 大于 180°或侵犯腹腔干（任何度数）。

③SMV/门静脉闭塞且无法重建。

④肿瘤侵犯或围绕腹主动脉。

胰体癌

①远处转移。

②肿瘤围绕 SMA 或腹腔干大于 180°。

③SMV/门静脉闭塞且无法重建。

④肿瘤侵犯腹主动脉。

胰尾癌

①远处转移。

②肿瘤围绕 SMA 或腹腔干大于 180°。

③SMV/门静脉闭塞且无法重建。

（4）淋巴结状态　淋巴结转移范围超出手术所能切除范围视作不可切除。

【放疗原则】

胰腺癌最佳的治疗是多学科综合治疗；伴有梗阻性黄疸者应在放疗前先采用体内支架或体外引流的方法减黄；如条件允许放疗同期尽量结合化疗，做到放化结合治疗，除非是姑息放疗、术中放疗、立体定向放疗（SBRT）。

1. 可切除肿瘤的术后辅助治疗

（1）治疗方案

①先氟尿嘧啶（5－FU 或卡培他滨）或吉西他滨为基础的同步放化疗，再氟尿嘧啶（5－FU 或卡培他滨）或吉西他滨维持化疗。

②先氟尿嘧啶（5－FU 或卡培他滨）或吉西他滨化疗 2～6 周期，再 5－FU 或卡培他滨为基础的同步放化疗。

（2）照射范围　瘤床、吻合口、区域淋巴引流区。

（3）放疗剂量　45～50Gy，单次 1.8～2.0Gy，随后可根据临床情况谨慎地对局部瘤床和吻合口补量 5～9Gy。

2. 可切除或临界可切除肿瘤的新辅助治疗

（1）治疗方案　目前还没有标准的治疗方案，可参考局部进展期肿瘤的放化疗方案。

①氟尿嘧啶（5‑FU 或卡培他滨）为基础的同步放化疗。

②吉西他滨为基础的同步放化疗。

③诱导化疗 2～4 个周期，再氟尿嘧啶（5‑FU 或卡培他滨）或吉西他滨为基础的同步放化疗。

（2）照射范围　肿瘤、转移的淋巴结，酌情考虑照射淋巴引流区。

（3）放疗剂量　45～50Gy，单次 1.8～2.0Gy，或 36Gy/15f。

（4）手术时机　放化疗结束后 4～8 周。

3. 局部进展期胰腺癌的治疗

局部进展期胰腺癌患者的预后介于可切除和转移患者之间。这些患者被定义为手术无法切除，但没有远处转移。

（1）治疗方案

①氟尿嘧啶（5‑FU 或卡培他滨）为基础的同步放化疗。

②吉西他滨为基础的同步放化疗。

③诱导化疗 2～4 个周期，再氟尿嘧啶（5‑FU 或卡培他滨）或吉西他滨为基础的同步放化疗。

（2）照射范围　肿瘤、转移的淋巴结。

（3）放疗剂量　45～54Gy，单次 1.8～2.5Gy，或 39Gy/13f。

放化疗后如肿瘤不可切除可继续维持化疗。

如预计放化疗后肿瘤切除的可能不大、有可疑的远处转移或不能耐受放化疗，可以先化疗 2～4 个周期，如没有远处转移，再给适当的同步放化疗。

如有难以控制的疼痛或局部梗阻症状，可先行放化疗。

对于 SBRT 没有标准的剂量分割模式，可入组临床试验，常用的分割模式是每次 5～25Gy，1～5 次（ASTRO 推荐 6.6～8Gy/f，总剂量 33～40Gy）。

4. 术中放疗（IORT）

IORT 通常用在可切除胰腺癌切缘可疑或明确受累患者，用电子线照射（IOERT）或高剂量率近距离照射（HDR‑IORT），对高危区单次给 15～20Gy，可联合辅助或新辅助放化疗。

5. 姑息放疗

（1）姑息放疗适应证

①晚期患者伴发有局部疼痛或梗阻者。

②高龄患者或不适合其他治疗者。

③转移灶引起疼痛或其他不适症状者。

（2）放疗剂量　30～36Gy，单次剂量 2.4～3.0Gy。

【放射治疗技术】

目前胰腺癌的治疗多采用三维适形放疗（3D‑CRT）和调强放疗（IMRT），有研究显示 5~6 个适形野或调强技术比常规四野照射模式可以改善剂量-体积分布特征。

1. 靶区定义

（1）对于不可切除或新辅助治疗者，GTV 包括可见的肿瘤及转移淋巴结，CTV 包括 GTV 及 0.5~1.5cm 的外扩边缘。

（2）对于辅助放疗，CTV 包括瘤床、吻合口、术中置入的银夹及肿瘤周围高危淋巴结区。

（3）ITV 根据肿瘤或呼吸移动的实际范围来确定。

（4）PTV 应遵循 ICRU62 的规定，依照各中心经验在 CTV 或 ITV 的基础上外扩 0.5~2cm。

（5）使用呼吸门控技术能减少 PTV 的外扩，有利于危及器官的躲避。

（6）对于 SBRT 要求较小的外扩（3~5mm，如具有靶区追踪技术，可外扩 2mm），PTV 不包括周围淋巴引流区。

2. 危机器官剂量限制

胰腺癌放疗的危及器官包括肝脏、肾脏、胃、脊髓、十二指肠等。建议剂量限制如表 7-1。

表 7-1　危及器官剂量限制

结构	不可切除/新辅助放疗	辅助放疗（以处方剂量 50.4Gy/28f 为例）
肾脏	≤30% 肾脏体积≥18Gy，如仅 1 个肾脏，≤10% 肾脏体积≥18Gy	≤50% 右肾体积 < 18Gy，≤65% 左肾体积 < 18Gy。对于 IMRT，双肾平均剂量≤18Gy，如仅 1 个肾脏，≤15% 肾脏体积≥18Gy，≤30% 肾脏体积≥14Gy
胃、空肠	最大剂量≤55Gy	最大剂量≤55Gy，< 10% 体积在 50~54Gy
十二指肠	≤30% 体积在 45~52Gy	< 15% 体积在 45~52Gy
肝脏	平均剂量≤30Gy	平均剂量≤30Gy
脊髓	最大剂量 0.03cm³≤40Gy	最大剂量≤40Gy

3. 放疗计划实施

（1）制定放疗计划　患者首先要做仰卧位 CT 定位扫描，要求静脉和口服造影剂，扫描范围通常从膈顶到髂骨翼上缘。对于已手术切除的患者需要术前 CT、术中银夹、手术记录来确定照射范围，对于新辅助或局部进展期肿瘤需要仔细比阅诊断 CT、MR 等影像学资料，有时需要借助于功能学检查 PET-CT 来判断肿瘤及转移淋巴结。

物理师完成放疗计划后由主管大夫确认治疗计划是否符合治疗要求，如有异议需与物理师沟通后共同完善治疗计划。

（2）计划验证　患者在模拟定位机、CT 定位机或带有 IGRT 治疗机上进行计划验证。

（3）质量评估　常规分割放疗治疗开始后每周做 CBCT 验证靶区的准确性，误差应小于 0.5cm。SBRT 要求每次放疗做 CBCT 验证靶区的准确性，误差应小于 2mm。

【治疗评估】

1. 疗效评估

胰腺癌的疗效判断分 2 种方法，即肿瘤大小变化和临床受益反应。

（1）肿瘤大小变化　采用 WHO 实体瘤评价标准，分为 CR、PR、SD、PD。

（2）临床受益反应（CBR）　评价标准：①患者止痛药的使用较治疗前减少超过50%。②疼痛程度较前降低超过50%。③卡氏评分较治疗前提高20以上。④体重较疗前增加7%以上。至少有1项持续4周以上，其他指标无任何恶化。定义疼痛程度采用目测划线法从0到10分表示无痛感到无法忍受的剧痛，由患者自己评级。

2. 毒副反应评价

采用RTOG的放射损伤急、慢性反应分级标准。

【治疗注意事项】

（1）治疗时进餐间隔时间尽量与做定位CT时一致，避免过饱、过饥导致腹部轮廓变化及腹腔内器官移动过大。

（2）注意患者体重的变化，胖瘦变化过大会引起固定膜过紧或过松导致靶区的偏离。

（3）完成定位CT后最好在2~4周内能开始放疗，间隔时间过长会导致肿瘤大小改变和/或出现新病灶。

（4）治疗过程中要定期复查肝、肾功能（至少每2周1次），以免放疗/化疗引起严重的肝、肾功能损伤。

（5）放疗进行4~5周如需改野时要重新行定位CT，以免肿瘤缩小过快引起照射范围偏大导致不必要的放射损伤。

（王维虎　蔡　勇　李　帅）

第四节　直　肠　癌

【诊断标准】

1. 结肠镜或直肠镜活检

病理确诊为浸润性癌的病例进行规范性直肠癌治疗。如因活检取材的限制，诊断为高级别上皮内瘤变时，建议再取活检或结合其他临床资料确定治疗方案。确定为复发或转移性直肠癌时，争取取得活检病理学诊断，并检测肿瘤组织K－ras、N－ras、BRAF及错配修复基因状态，无病理学诊断者需结合多种影像学检查经多学科会诊后确定治疗方案。

2. 治疗前检查及分期

（1）治疗前检查　除完善治疗前常规检查外，对初治的直肠癌患者还需进行专项检查，包括：肛门指诊、结直肠镜检查及活检、胃肠道肿瘤标志物（CEA，CA199、CA72.4、CA242）、直肠增强MRI或直肠腔内超声、腹部增强CT及胸部平扫CT。PET－CT不作为常规推荐，仅用在常规影像诊断困难的复发或转移病灶。

（2）分期　目前采用UICC/AJCC直肠癌TNM分期（2017年第八版）。

原发肿瘤（T）

Tx：原发肿瘤无法评价；

T0：无原发肿瘤证据；

Tis：原位癌，局限于上皮内或侵犯黏膜固有层；

T1：肿瘤侵犯黏膜下层；

T2：肿瘤侵犯固有肌层；

T3：肿瘤穿透固有肌层到达浆膜下层，或侵犯无腹膜覆盖的结直肠旁组织；

T4a：肿瘤穿透腹膜脏层；

T4b：肿瘤直接侵犯或粘连于其他器官或结构。

区域淋巴结（N）

Nx：区域淋巴结无法评价；

N0：无区域淋巴结转移；

N1：有 1~3 枚区域淋巴结转移；

N1a：有 1 枚区域淋巴结转移；

N1b：有 2~3 枚区域淋巴结转移；

N1c：浆膜下、肠系膜、无腹膜覆盖结肠/直肠周围组织内有肿瘤种植（TD），无区域淋巴结转移；

N2：有 4 枚以上区域淋巴结转移；

N2a：4~6 枚区域淋巴结转移；

N2b：7 枚及更多区域淋巴结转移。

远处转移（M）

M0：无远处转移；

M1：有远处转移；

M1a：有 1 个位置或 1 个器官转移，无腹膜转移；

M1b：有 2 个或更多的位点/器官转移，无腹膜转移；

M1c：有腹膜转移，伴/不伴其他器官转移。

【治疗原则】

1. 直肠癌放射治疗原则

直肠癌放疗或放化疗的主要目的为新辅助治疗、辅助治疗和姑息治疗。新辅助放疗是Ⅱ~Ⅲ期局部晚期直肠癌的标准治疗；对于术前分期为Ⅰ期，但经术后病理检查确定为Ⅱ~Ⅲ期的直肠癌应行术后辅助放疗；新辅助或辅助放疗适用于距肛缘 12cm 以下肿瘤。姑息性治疗的适应证为肿瘤局部区域复发和（或）远处转移。对于某些不能耐受手术或者有强烈保肛意愿的患者，可以试行根治性放疗或放化疗。

2. 直肠癌的局部切除和放疗

对于临床 T1N0 的Ⅰ期直肠癌可选择局部切除，术后有以下因素之一，推荐行根治性手术；如拒绝或无法手术者，建议术后放疗。

（1）肿瘤最大径大于 4cm。

（2）切缘阳性或肿瘤距切缘 <3mm。

（3）肿瘤占肠周大于 1/3 者。

（4）低分化腺癌。

（5）神经侵犯或脉管瘤栓。

（6）术后病理分期为 T2。

放疗剂量：95% PTV（45~50)Gy/（25~28)f，有肿瘤残留者局部加量（5.4~9）Gy/（3~5）f。

3. 可切除直肠癌的新辅助治疗

临床诊断为 T3N0 或 T1~3N1~2 的直肠癌，推荐行术前短程放疗或术前长程同步放化疗，短程放疗后 1 周内手术，长程放化疗后 5~12 周手术。

放疗剂量：短程放疗 95% PTV 25Gy/5f，长程放疗 95% PTV（45~50.4）Gy/（25~28）f，联合卡培他滨或 5-FU 为基础的化疗。

北京肿瘤医院术前放疗采用 IMRT 同步加量技术：

95% PGTV 50.6Gy/95% PTV 41.8Gy/22f/30d，同步口服卡培他滨 825mg/m^2，每日 2 次，每周 5 天，放疗后 6~8 周手术。

4. 可切除直肠癌的辅助治疗

根治术后诊断为 pT3N0 和（或）T1~3N1~2 的直肠癌，如果未行术前放疗/放化疗者，必须行术后同步放化疗。推荐先行同步放化疗再行辅助化疗，或先行 1~2 个周期的辅助化疗后进行同步放化疗再完成后续化疗的夹心治疗模式。

放疗剂量：95% PTV（45~50）Gy/（25~28）f，有肿瘤残留者局部加量（5.4~9）Gy/（3~5）f。联合卡培他滨或 5-FU 为基础的化疗。

5. 局部不可切除直肠癌的新辅助治疗

对于 T4 或局部不可切除的直肠癌患者，可行术前新辅助同步放化疗。放化疗后 5~12 周重新分期评价，如可能的话手术切除。

放疗剂量：95% PTV（45~50.4）Gy/（25~28）f，联合卡培他滨或 5-FU 为基础的化疗。若切缘距肿瘤太近或阳性可 IORT 加量（10~20Gy），如无 IORT，术后局部外照射加量10~20Gy。

6. 局部区域复发的直肠癌

首选手术，不可切除者，行术前同步放化疗，并争取手术切除；如无手术可能，推荐根治放化疗。

放疗剂量：术前放疗 95% PTV（45~50.4）Gy/（25~28）f，根治放疗 95% PGTV（50~70）Gy/（25~35）f，联合卡培他滨或 5-FU 为基础的化疗。

7. Ⅳ期直肠癌

对于初治Ⅳ期直肠癌，建议化疗±原发病灶放疗，治疗后重新评估可切除性；转移灶必要时行姑息减症放疗。对于肝、肺转移灶，经选择后可行局部 3D-CRT、IMRT 或 SBRT 放疗，但不能替代手术切除。

8. 直肠癌的单纯放射治疗

单独放疗主要应用于拒绝或身体条件不允许手术的患者和手术不能切除的晚期患者，放疗的目的是根治或姑息，放疗技术包括腔内放疗和普通外照射。

在大多数情况下，患者接受盆腔外照射后用腔内放疗或后装加量。外照射的剂量因放疗目的不同其大小也不一样，通常以根治为目的的二维放疗给（55~60）Gy/（6~6.5）w、三维放疗给（60~70）Gy/（6~7）w，以抑制肿瘤生长为目的的给（40~50）Gy/（4~5）w，以缓解症状为目的的给（20~40）Gy/（2~4）w。如可能的话应联合 5 - FU 或卡培他滨化疗。

9. 同步放化疗给药方案

（1）放疗 + 5 - FU 持续输注　放疗期间每天 24 小时 5 - FU $225mg/m^2$，每周 5 ~ 7 天。

（2）放疗 + 5 - FU/LV　5 - FU $400mg/（m^2 \cdot d）$ 静脉推注 + LV $20mg/（m^2 \cdot d）$ 静脉推注，连用 4 天，在放疗的第 1、第 5 周给予。

（3）放疗 + 卡培他滨　放疗期间卡培他滨 $825mg/m^2$，每天 2 次，每周 5 天。

鼓励开展放疗同期应用新的化疗和（或）靶向药物进入临床试验。

【放射治疗技术】

建议使用 3D - CRT 或 IMRT。

1. 靶区定义

在直肠癌新辅助或辅助治疗中必须进行原发肿瘤/高危复发区域和区域淋巴引流区照射。

（1）GTV 靶区　影像学上确定的大体病灶。

包括原发病灶和转移淋巴结，目前 RTOG 没有明确的 GTV 勾画定义，有建议 GTV 除包括直肠肿瘤外还要包括直肠系膜内组织并上下外放 0.5 ~ 1.0cm。

（2）CTV 靶区　GTV + 高危侵犯或淋巴结转移区。

术前、术后或根治性放疗：照射野应包括肿瘤或瘤床及 2 ~ 5cm 的安全边缘。

①原发肿瘤高危复发区域包括肿瘤/瘤床和骶前区。

②区域淋巴引流区包括直肠系膜区、髂内血管淋巴引流区和闭孔淋巴结区。

CTV 范围：上界位于髂总动脉分叉处，下界应包全直肠系膜，且距肿瘤下缘至少 2cm，左右界为真骨盆内侧缘，前界为膀胱后壁或直肠前方器官后壁前 1cm，髂内动静脉外扩 0.7cm，后界为骶骨前缘。肿瘤侵及膀胱、前列腺、妇科器官时需照射髂外淋巴引流区，侵及肛管或下 1/3 阴道时需照射髂外及腹股沟淋巴引流区。APR 术后照射野应包括会阴切口及坐骨直肠窝，LAR 术后需要包括吻合口及下方 2cm，对于不可切除盆腔复发转移病灶：CTV = GTV + 0.5 ~ 2cm。

（3）PTV 靶区　CTV 外放 0.5 ~ 1cm（根据各家医院的摆位误差而定）。

2. 危及器官（OARs）剂量限制

危及器官包括小肠、膀胱、股骨头、股骨颈。

小肠剂量限制：绝对容积剂量限制 $V_{15} < 120cc$。

整个腹腔中小肠容积剂量限制：$V_{45} < 65cc$。

股骨头、股骨颈：$V_{50} < 5\%$。

膀胱：$V_{50} \leqslant 50\%$。

3. CT 定位

（1）定位前准备　定位前 1 小时嘱患者排空直肠和膀胱，口服 500ml 饮用水，憋尿。

（2）体位固定　调强放疗为仰卧位，三维适形放疗为俯卧位，热塑膜体膜固定。

（3）CT 模拟定位　在体表大致确定中心，以层厚 0.5cm 进行扫描，采集 50 ~ 80 张 CT 图像。如无直肠 MRI 检查要求进行 CT 增强扫描。

（4）以后每次治疗时，均嘱患者于治疗前 1 小时喝同样体积的水，并憋尿，尽量使治疗时的膀胱充盈程度与定位时相似。

【治疗评估与随访】

1. 治疗评估

（1）疗效评估

①对转移或复发肿瘤，肿瘤大小变化采用 RECIST 实体瘤评价标准，分为 CR、PR、SD、PD。

②对新辅助治疗后的评估目前通常采用放疗前及手术前临床分期与术后病理分期的对比来判断肿瘤是否降期。

（2）毒副反应评价　采用 RTOG 的放射损伤急、慢性反应分级标准。

2. 随访

（1）项目　胃肠肿瘤标志物、胸部 CT、腹部 CT、盆腔 CT/MRI。

（2）间隔　前 2 年每 3 个月 1 次，3~5 年每 6 个月 1 次，5 年后每年 1 次。

（3）术后 1 年内行肠镜检查，如有息肉，1 年内复查；如未见息肉，3 年内复查；然后 5 年 1 次，随诊检查出现的大肠腺瘤均推荐切除。

（蔡　勇　张扬子）

第五节　肛　门　癌

【诊断及分期】

1. 诊断标准

肛门是消化道的末端，在解剖上是一个短管，长 3~4cm。其上缘是齿状线，齿状线上为与直肠连接的移行部分。肛门癌包括肛管癌和肛缘癌。美国癌症临床分期联合委员会（AJCC）和国际抗癌联盟（UICC）把位于齿状线及其上移行区到肛门口的肿瘤定义为肛管癌，肛门口痔环向外的皮肤肿瘤定义为肛缘癌，肛缘癌包括以肛门口为中心直径 5cm 的范围。

肛管癌的诊断以活检病理为标准，其中 80% 为鳞状上皮癌，齿状线位置多为混合型腺鳞癌，另有部分基底细胞癌，及少量腺癌、小细胞癌、黑色素瘤。腺癌按直肠癌指南治疗，黑色素瘤按黑色素瘤指南治疗。肛缘多为角化上皮，属于皮肤癌范畴，按皮肤癌指南治疗。

2. 分期

（1）分期检查　指检明确肿瘤位置，局部活检；分期影像学检查包括盆腔增强 MRI、胸部平扫 CT 及腹部增强 CT；腹股沟淋巴结评估 – 可疑阳性者活检或细针穿刺；女性 – 妇科检查，包括宫颈癌筛查；可疑者查 HIV 和 CD4 检查。

（2）分期　目前采用 UICC/AJCC 肛管癌 TNM 分期（2017 年第八版）。

原发肿瘤（T）

Tx：原发肿瘤无法评价；

T0：无原发肿瘤证据；

Tis：原位癌，高级别鳞状上皮内瘤变，肛管上皮内增生Ⅱ～Ⅲ级；

T1：肿瘤最大径≤2cm；

T2：肿瘤最大径＞2cm，但≤5cm；

T3：肿瘤最大径＞5cm；

T4：任意大小的肿瘤累及邻近器官，如阴道、尿道、膀胱。

区域淋巴结（N）

Nx：区域淋巴结无法评价；

N0：无区域淋巴结转移；

N1：有区域淋巴结转移；

N1a：腹股沟、直肠系膜、髂内动脉旁淋巴结转移；

N1b：髂外动脉旁淋巴结转移；

N1c：髂外动脉淋巴结转移伴随任何一个N1a；

远处转移（M）

M0：无远处转移；

M1：有远处转移。

【放疗原则】

此处肛管癌的放疗规范仅局限于病理为鳞癌的治疗。

肛管癌的治疗依据其分期不同采用的放疗方法也有所区别。对于无远处转移的肛管癌（T1～4N0M0或TxN+M0）采用放化疗同步治疗，对于有远处转移者以化疗为主辅以局部放疗。手术仅用于治疗失败的补救或改善功能。

1. 放疗区域与剂量

（1）最初的照射野包括盆腔、肛门、会阴、腹股沟淋巴结，上界在L5～S1之间，下界在肛管肿瘤外最少包括2.5cm的区域；侧界应在真骨盆的内缘，后界在骶尾骨前缘，包括腹股沟淋巴结区域，尽量减少股骨头、颈的照射。

（2）在照射30.6Gy/17次后上界下移到骶髂关节下缘，再追加14.4Gy/8f，使总量达到45Gy/25f，腹股沟淋巴结阴性者腹股沟区只预防照射36Gy。

（3）对于前后对穿野照射者（非4野照射），腹股沟区可采用电子线照射到36Gy。

（4）对于T3～4N+期或T2期45Gy治疗后有残留者，可局部追加9～14Gy，单次1.8～2.0Gy，使总量达到（54～59）Gy/（30～32）f/（6～7.5）w。

（5）原发灶或淋巴结加量包括2～2.5cm的边缘，可采用光子的多野照射或电子线、光子的会阴区直接照射。

（6）原发灶的治疗应采用多野照射技术大于45Gy的放疗。

2. 放化疗方案

（1）无远处转移者　MMC＋（5－FU）＋同期放疗。

5－FU：1000mg/（m² · d），Ⅳ，第1～4天，第29～32天。

MMC：$10mg/m^2$，Ⅳ，第 1、第 29 天。

近来研究表明卡培他滨可以替代 5 – FU，推荐剂量 $825mg/m^2$，每天 2 次，每周 5 天。

（2）有远处转移者　（5 – FU）＋DDP。

5 – FU：$1000mg/（m^2 \cdot d）$，连续输注，第 1 ~ 5 天。

DDP：$100mg/m^2$，Ⅳ，第 2 天，每 4 周重复。

3. 感染 HIV/AIDS 肛管癌的治疗

HIV 感染的肛管癌发生率比正常人群高，HIV 阳性患者的治疗副反应会相应增加，尤其是会阴区皮肤及肛门直肠黏膜的反应。多数患者可以耐受常规放化疗，并取得较好局部控制，只在 CD4 值 < 200 个/μl 且已确诊为 AIDS 时，放化疗的耐受性低，疗效差，需根据情况调整治疗方案，如低剂量放疗等。

4. 肛缘癌治疗

（1）分化好的 T1N0，局部切除，如边缘不够再次切除或局部放疗 ±5 – FU 为基础的化疗。

（2）T2 ~ 4N0 或 TxN +，同步放化疗［MMC +（5 – FU）］；

（2）远地转移，类似肛管癌治疗。

【放射治疗技术】

应采用多野治疗技术，3D – CRT 和 IMRT 可用于肛管癌的治疗，IMRT 替代 3D – CRT 治疗肛管癌已达成共识。

1. 靶区定义

必须进行原发肿瘤高危复发区域和区域淋巴引流区照射。

PET – CT 扫描能用于治疗计划的靶区确定。

（1）GTV　根据指检、CT（和 MRI 或 PET – CT）勾画已知的大体病灶。

（2）CTV

①原发肿瘤高危复发区域：肿瘤（包括受累的皮肤）及 2.5cm 的边缘。

②区域淋巴引流区：直肠系膜区、髂内外血管淋巴引流区、腹股沟淋巴结区、闭孔淋巴结区、骶前区。

③CTV 范围：上界为髂总动脉分叉处，下界为肿瘤下缘外 2.5cm 区域，左右界为骨盆内侧缘，前界为膀胱后壁或直肠前器官后壁前 1cm，髂血管外扩 0.7cm（髂外血管前方外扩 1 ~ 1.5cm），后界为骶尾骨前缘。腹股沟淋巴结沿股动脉勾画，从耻骨上支的上缘至大隐动脉 – 股动脉连接处下方 2cm。

（3）PTV　CTV 外放 0.5 ~ 1cm（根据各家医院的摆位误差而定）。

2. 危及器官剂量限制

参见直肠癌。

3. 放疗计划实施

参见直肠癌。

【随访评估及处理】

放化疗结束后 8～12 周评估疗效，包括指检和影像学检查。

1. 可疑疾病进展

活检证实，如局部复发行腹会阴联合切除术补救（APR），如远地转移化疗（5FU + DDP）。

2. 肿瘤稳定

每 4 周评估检查，如进展手术补救，若消失，定期随访。

3. 肿瘤消失

5 年内每 3～6 个月全面检查 1 次。

（1）局部复发如腹股沟淋巴结阳性行 APR 或局部腹股沟淋巴结切除。

（2）腹股沟淋巴结复发，腹股沟淋巴结切除/放疗（无放疗史）/腹股沟淋巴结切除 + 化疗；

（3）远处转移，化疗或临床试验。

（蔡　勇　张扬子）

第八章 乳 腺 癌

【诊断标准及分期】

1. 诊断

诊断前应有详细的病史、体检及必要的辅助检查。原发肿瘤的影像学检查包括乳腺钼靶摄影、B超及MRI。通过活检或手术取得诊断乳腺癌的病理学或细胞学的依据。

分期检查包括腋窝锁骨上下区B超（发现可疑转移淋巴结时做超声引导下穿刺）、胸部增强CT（评估是否有内乳和肺）、肝B超（需要时肝增强CT或MRI），高危或有骨痛、碱性磷酸酶增高患者行骨扫描检查。高危患者可以行PET–CT检查。

2. 分期

美国癌症联合委员会（AJCC 2017，第八版）及UICC TNM分期系统（分期依据）。

（1）原发肿瘤（T）

Tx：原发肿瘤无法评估；

T0：无原发肿瘤的证据；

Tis：原位癌（包括导管原位癌及不伴有肿块的乳头Paget病）；

T1：肿瘤最大直径≤20mm；

T1mi：肿瘤最大直径≤1mm；

T1a：肿瘤最大直径>1mm，但≤5mm；

T1b：肿瘤最大直径>5mm，但≤10mm；

T1c：肿瘤最大直径>10mm，但≤20mm；

T2：肿瘤最大直径>20mm，但≤50mm；

T3：肿瘤最大直径>50mm；

T4：肿瘤不论大小，侵犯胸壁和（或）皮肤；

T4a：肿瘤侵犯胸壁（不包括胸肌）；

T4b：皮肤溃疡和（或）卫星结节和（或）水肿（包括橘皮症），但未达到炎性癌标准；

T4c：T4a + T4b；

T4d：炎性乳腺癌。

（2）区域淋巴结（N）

临床分期

cNx：区域淋巴结无法评价；

cN0：无区域淋巴结转移；

cN1：转移至同侧腋窝Ⅰ～Ⅱ站的活动性淋巴结；

cN2：转移至同侧腋窝Ⅰ～Ⅱ站的固定或相互融合的淋巴结，或无同侧腋窝转移的临床证据但临床发现同侧内乳链淋巴结转移；

cN2a：转移至同侧腋窝Ⅰ～Ⅱ站固定或相互融合的淋巴结；

cN2b：无同侧腋窝转移的临床证据但临床发现同侧内乳链淋巴结转移；

cN3：转移至同侧锁骨下（腋窝Ⅲ站）区域伴或不伴腋窝Ⅰ～Ⅱ站淋巴结转移，或临床发现同侧内乳链淋巴结转移伴腋窝Ⅰ～Ⅱ站淋巴结转移，或转移至同侧锁骨上区域；

cN3a：转移至同侧锁骨下（腋窝Ⅲ站）区域伴或不伴腋窝Ⅰ～Ⅱ站淋巴结转移；

cN3b：转移至同侧内乳链及腋窝Ⅰ～Ⅱ站；

cN3c：转移至同侧锁骨上区域。

病理（pN）分期*

pNx：区域淋巴结无法评价；

pN0：无组织学区域淋巴结转移；

pN0（i+）：组织学检查（包括免疫组织化学检查）区域淋巴结转移簇直径≤0.2mm；

pN0（mol+）：分子水平（RT－PCR）检查有区域淋巴结转移，但组织学检查无区域淋巴结转移；

*：pN分期基于腋窝淋巴结清扫或前哨淋巴结活检。如仅行前哨淋巴结活检，而未行随后的腋窝清扫术，则将前哨淋巴结标示为（sn），如pN0（i+）（sn）。

pN1：微小转移或腋窝淋巴结1～3枚转移，和/或前哨淋巴结活检确认临床未发现的内乳淋巴结转移；

pN1mi：微小转移（范围>0.2mm和/或>200个细胞，但≤2mm）；

pN1a：腋窝淋巴结1～3枚转移，至少1个转移灶>2mm；

pN1b：前哨淋巴结活检确认临床未发现的内乳淋巴结微转移或宏转移；

pN1c：腋窝淋巴结1～3枚转移及前哨淋巴结活检确认临床未发现的内乳淋巴结微转移或宏转移；

pN2：腋窝淋巴结4～9枚转移，或确认临床发现的同侧内乳淋巴结转移但无腋窝转移；

pN2a：腋窝淋巴结4～9枚转移，至少1个转移灶>2mm；

pN2b：确认临床发现的同侧内乳链淋巴结转移，但无腋窝转移；

pN3：腋窝淋巴结≥10枚转移，或同侧锁骨下（腋窝Ⅲ站）淋巴结转移，或确认临床发现的同侧内乳链淋巴结转移伴腋窝Ⅰ～Ⅱ站淋巴结≥1枚转移，或腋窝Ⅰ～Ⅱ站淋巴结>3枚转移伴前哨淋巴结活检确认临床未发现的内乳淋巴结微转移或宏转移，或同侧锁骨上淋巴结转移；

pN3a：腋窝淋巴结≥10枚转移（至少1个转移灶>2mm），或同侧锁骨下（腋窝Ⅲ站）淋巴结转移；

pN3b：确认临床发现的同侧内链乳淋巴结转移伴腋窝Ⅰ～Ⅱ站淋巴结≥1枚转移，或腋窝Ⅰ～Ⅱ站淋巴结>3枚转移伴前哨淋巴结活检确认临床未发现的内乳淋巴结微转移或宏转移；

pN3c：同侧锁骨上淋巴结转移。

（3）远处转移（M）

M0：无远处转移的临床及影像学证据；

cM0（i+）：无远处转移的临床及影像学证据，但分子生物学或组织学检查发现外周血、骨髓或非区域性淋巴结中肿瘤细胞，标本≤0.2mm，且患者无转移症状及表现；

M1：临床及影像学手段发现远处转移和（或）组织学确诊病灶>0.2mm。

分期

分期	T	N	M
0 期	Tis	N0	M0
ⅠA 期	T1*	N0	M0
ⅠB 期	T0~1*	N1mi	M0
ⅡA 期	T0~1*	N1**	M0
	T2	N0	M0
ⅡB 期	T2	N1	M0
	T3	N0	M0
ⅢA 期	T0~2*	N2	M0
	T3	N1~2	M0
ⅢB 期	T4	N0~2	M0
ⅢC 期	任何 T	N3	M0
Ⅳ 期	任何 T	任何 N	M1

注：＊T1 中包括 T1mi，＊＊不包括 N1mi，M0 中包括 M0（i＋）

乳腺癌病理预后分期

TNM 分期	组织学分级	HER-2 状态	ER 状态	PR 状态	临床预后分期
TisN0M0	任何分级	任何	任何	任何	0
T1*N0M0 T0*N1miM0 T1*N1miM0	G1	阳性	阳性	阳性	ⅠA
				阴性	ⅠA
			阴性	阳性	ⅠA
				阴性	ⅠA
		阴性	阳性	阳性	ⅠA
				阴性	ⅠA
			阴性	阳性	ⅠA
				阴性	ⅠA
	G2	阳性	阳性	阳性	ⅠA
				阴性	ⅠA
			阴性	阳性	ⅠA
				阴性	ⅠA
		阴性	阳性	阳性	ⅠA
				阴性	ⅠA
			阴性	阳性	ⅠA
				阴性	ⅠB
	G3	阳性	阳性	阳性	ⅠA
				阴性	ⅠA
			阴性	阳性	ⅠA
				阴性	ⅠA
		阴性	阳性	阳性	ⅠA
				阴性	ⅠA
			阴性	阳性	ⅠA
				阴性	ⅠB

TNM 分期	组织学分级	HER-2 状态	ER 状态	PR 状态	临床预后分期
T0N1** M0 T1* N1** M0 T2N0M0	G1	阳性	阳性	阳性	ⅠA
				阴性	ⅠB
			阴性	阳性	ⅠB
				阴性	ⅡA
		阴性	阳性	阳性	ⅠA
				阴性	ⅠB
			阴性	阳性	ⅠB
				阴性	ⅡA
	G2	阳性	阳性	阳性	ⅠA
				阴性	ⅠB
			阴性	阳性	ⅠB
				阴性	ⅡA
		阴性	阳性	阳性	ⅠA
				阴性	ⅡA
			阴性	阳性	ⅡA
				阴性	ⅡA
	G3	阳性	阳性	阳性	ⅠA
				阴性	ⅡA
			阴性	阳性	ⅡA
				阴性	ⅡA
		阴性	阳性	阳性	ⅠB
				阴性	ⅡA
			阴性	阳性	ⅡA
				阴性	ⅡA
T2N1*** M0 T3N0M0	G1	阳性	阳性	阳性	ⅠA
				阴性	ⅡB
			阴性	阳性	ⅡB
				阴性	ⅡB
		阴性	阳性	阳性	ⅠA
				阴性	ⅡB
			阴性	阳性	ⅡB
				阴性	ⅡB
	G2	阳性	阳性	阳性	ⅠB
				阴性	ⅡB
			阴性	阳性	ⅡB
				阴性	ⅡB
		阴性	阳性	阳性	ⅠB
				阴性	ⅡB
			阴性	阳性	ⅡB
				阴性	ⅡB

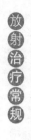

TNM 分期	组织学分级	HER-2 状态	ER 状态	PR 状态	临床预后分期
T2N1 *** M0 T3N0M0	G3	阳性	阳性	阳性	I A
				阴性	II B
			阴性	阳性	II B
				阴性	II B
		阴性	阳性	阳性	I A
				阴性	II B
			阴性	阳性	II B
				阴性	II B
T0N2M0 T1 * N2M0 T2N2M0 T3N1 *** M0 T3N2M0	G1	阳性	阳性	阳性	I B
				阴性	III A
			阴性	阳性	III A
				阴性	III A
		阴性	阳性	阳性	I B
				阴性	III A
			阴性	阳性	III A
				阴性	III A
	G2	阳性	阳性	阳性	I B
				阴性	III A
			阴性	阳性	III A
				阴性	III A
		阴性	阳性	阳性	I B
				阴性	III A
			阴性	阳性	III A
				阴性	III B
	G3	阳性	阳性	阳性	II A
				阴性	III A
			阴性	阳性	III A
				阴性	III A
		阴性	阳性	阳性	II B
				阴性	III A
			阴性	阳性	III A
				阴性	III C
T4N0M0 T4N1 *** M0 T4N2M0 任何 TN3M0	G1	阳性	阳性	阳性	III A
				阴性	III B
			阴性	阳性	III B
				阴性	III B
		阴性	阳性	阳性	III A
				阴性	III B
			阴性	阳性	III B
				阴性	III B

TNM 分期	组织学分级	HER-2 状态	ER 状态	PR 状态	临床预后分期
T4N0M0 T4N1*** M0 T4N2M0 任何 TN3M0	G2	阳性	阳性	阳性	ⅢA
				阴性	ⅢB
			阴性	阳性	ⅢB
				阴性	ⅢB
		阴性	阳性	阳性	ⅢA
				阴性	ⅢB
			阴性	阳性	ⅢB
				阴性	ⅢC
	G3	阳性	阳性	阳性	ⅢB
				阴性	ⅢB
			阴性	阳性	ⅢB
				阴性	ⅢB
		阴性	阳性	阳性	ⅢB
				阴性	ⅢC
			阴性	阳性	ⅢC
				阴性	ⅢC
任何 T 任何 NM1	任何	任何	任何	任何	Ⅳ

①病理预后分期适用于以手术作为初始治疗的乳腺癌患者,它包括所有用于临床分期的信息、手术结果和手术切除后的病理结果。病理预后分期不适用于在手术切除(新辅助治疗)前接受全身或放射治疗的患者。

②* T1 包含 T1mi。

** N1 不包含 N1mi。具有相同预后因素状态的 T1N1M0 分期的肿瘤包含 T1N1miM0 和 T0N1miM0 分期的肿瘤。

*** N1 包含 N1mi。预后分期为 T2N1、T3N1 和 T4N1 分别包含 T2/T3、T4 和 N1mi。

③注:

a. 根据 2013 年 ASCO/CAP HER-2 检测指南,通过 ISH(FISH 或 CISH)检测确定 HER-2 是"可疑"情况下,HER-2 阴性类别应在临床预后分期表中用于分期。

b. 预后分期的预后价值是基于接受了适宜内分泌治疗和/或系统化疗(包括抗 HER-2 治疗)乳腺癌人群得出的。

3. 病理

乳腺癌病理诊断可以通过细针穿刺、空心针穿刺、手术活检或根治性手术获得。乳腺癌手术病理应报告原发肿瘤的病理类型、分级,肿瘤大小,是否侵犯皮肤或胸壁,手术切缘情况,有无脉管瘤栓等。如果病理为混合型,需要报告每种病理类型占的比例;如浸润性癌含有原位癌成分,需要报告浸润癌的最大直径。对腋窝淋巴结评估时,无论腋窝处理方式为前哨淋巴结活检还是腋窝淋巴结清扫,对腋窝标本中的所有淋巴结进行病理切片检查,报告腋窝淋巴结检出总个数、转移个数、微转移还是宏转移、转移淋巴结是否有包膜外侵犯等。对肿瘤进行免疫组织化学检测时,指标至少包括 ER、PR、HER-2 和增殖指数如 Ki-67 等。HER-2 免疫组化结果为(-)或(1+)时,为阴性,免疫组化结果为(3+)时,为阳性,免疫组化结果为(2+)时,需要进一步荧光原位杂交(FISH)检测以明确是否有 HER-2 基因扩增。以便根据病理结果对乳腺癌进行分子分型,以指导治疗和判断预后。

【治疗原则】

（一）非浸润性乳腺癌

1. 导管原位癌

符合保乳条件的患者可行肿瘤局部扩大切除＋术后全乳放疗±瘤床补量。在肿瘤累及范围广泛时，则行单纯乳腺切除术（可考虑行前哨淋巴结活检，无需行腋窝清扫术）。

2. Paget 病

在单纯乳头及乳晕区 Paget 病，可行单纯乳腺切除术±前哨淋巴结活检，或行乳头及乳晕区域切除术＋全乳外照射放疗。

3. 小叶原位癌

对于小叶原位癌，由于单纯性小叶原位癌发展为浸润癌的几率很低，根据 AJCC 第八版分期，已将小叶原位癌列为良性疾病。

（二）浸润性乳腺癌

1. 局部治疗

（1）保乳术＋放疗

①Ⅰ~Ⅱ期乳腺癌改良根治术与保乳术＋术后放疗比较，疗效相当。无保乳禁忌证且患者有意愿保乳时，首选保乳。原发肿瘤较大者，如患者有保乳意愿，可予新辅助化疗缩小肿瘤后保乳。

保乳综合治疗的绝对禁忌证：妊娠期间的放疗；乳腺钼靶摄影发现弥漫性可疑或恶性表现的钙化灶；病变广泛，多次肿瘤切除术切缘仍呈病理学阳性。

保乳综合治疗的相对禁忌证：既往乳腺或胸壁放疗史；累及皮肤的活动性结缔组织病（尤其是硬皮病和狼疮）；肿瘤切缘呈局灶性病理学阳性。

腋窝的处理：临床 N0 乳腺癌患者，建议行前哨淋巴结（SLN）活检术，如未找到 SLN 或 SLN 转移≥3 枚则继续行Ⅰ~Ⅱ站腋窝清扫术，如前哨淋巴结 1~2 枚转移，且未接受新辅助治疗、肿瘤 T1~2、术后能接受放疗的患者，可考虑免除腋窝淋巴清扫。临床 N＋患者，行腋窝淋巴清扫。

②保乳术后放疗：腋窝淋巴结转移≥4 枚时，应行术后放疗照射全乳腺（＋瘤床补量）及锁骨上下区。根据临床情况考虑照射内乳区。

腋窝 1~3 枚淋巴结转移时，应行术后放疗照射全乳腺（＋瘤床补量）。是否需要照射锁骨上下区和内乳有争议，可根据具体情况加以考虑，如是否接受新辅助化疗、是否有高危因素、放疗毒性等。

腋窝淋巴结无转移时，应行术后放疗照射全乳腺（＋瘤床补量）。在预后相对较好患者，可考虑行部分乳腺照射。

对于≥70 岁的临床 T1N0、ER＋、术后可规律接受内分泌治疗的患者，保乳术后可考虑免除全乳放疗。

如行术后辅助化疗，则保乳术后的辅助放疗应在化疗完成后进行。

（2）改良根治术后 ± 放疗

①有保乳禁忌证或患者不愿意保乳时，Ⅰ~Ⅱ期乳腺癌可以行改良根治术。局部晚期乳腺癌，应先予新辅助化疗 ± 靶向治疗，然后手术。手术行全乳腺 + 胸大肌筋膜切除，如果肿瘤未累及胸肌，可以保留胸大小肌。腋窝处理原则同保乳治疗。

②改良根治术后放疗：腋窝淋巴结转移 ≥4 枚时，应行术后辅助放疗照射胸壁及锁骨上下区。是否对内乳区做预防照射，根据临床情况考虑，原则是选择高危患者，不增加心肺毒性。当内乳区有临床或病理性淋巴结转移时，应行该区域术后放疗。

腋窝 1~3 枚淋巴结转移时，可以考虑行辅助放疗，但有争议，建议筛选有高危因素的患者给予放疗。

肿瘤 >5cm 或切缘阳性（无法二次切除）或切缘边界 <1mm，但腋窝淋巴结无转移时，应考虑行术后胸壁 ± 淋巴引流区放疗。

③接受新辅助治疗的患者 应根据新辅助化疗前的肿瘤临床分期、术后病理分期和生物学特征决定术后是否行放疗。如临床Ⅲ期，ypN +，或有高危因素的 cN1、ypN0 患者。

2. 系统治疗

（1）新辅助治疗 局部晚期乳腺癌（如 T3~4，N2~3），或在Ⅱ期及ⅢA 期只因肿瘤体积较大无法行保乳术但患者有保乳意愿时，应行术前新辅助化疗，肿瘤 >2cm 的 HER-2 阳性及三阴性乳腺癌患者也应考虑行新辅助化疗。

当肿瘤有 HER-2 基因扩增，新辅助化疗应同步联合赫赛汀靶向治疗，若 T2 及以上或 N1 及以上，还可考虑同时联用帕妥珠单抗的双靶治疗。

对于需要术前治疗而又不适合化疗、暂时不适合手术、或无须即刻手术的激素依赖型患者，可行新辅助内分泌治疗。

如按计划完成足疗程新辅助化疗，激素受体阳性患者术后仅需内分泌治疗，三阴患者如未达到 pCR，术后可考虑卡培他滨化疗 6~8 个周期；未按计划完成足疗程新辅助化疗患者，术后是否需要辅助化疗需依据治疗前及术后病理结果决定。

新辅助化疗或内分泌治疗疗效差（肿瘤缩小不明显或进展），则应考虑更换药物治疗方案，然后根据肿瘤体积情况行局部治疗（保乳肿瘤切除术或改良根治术）。

（2）辅助化疗 具有不良预后因素的患者，术后应行辅助化疗。这些预后因素包括患者年龄、肿瘤大小、分级及激素受体表达、腋窝淋巴结转移数量、HER-2 基因表达等。

（3）辅助内分泌治疗 激素受体阳性（即使是 ER -，但 PR +）的乳腺癌患者均应行辅助内分泌治疗。

绝经前患者，三苯氧胺治疗 5 年（根据临床情况 ± 卵巢去势）；如治疗 2~3 年绝经，则既可继续完成 5 年的三苯氧胺治疗，也可改用芳香化酶抑制剂完成 5 年的内分泌治疗。

虽然三苯氧胺 5 年治疗既可用于绝经前患者，也可用于绝经后患者，但随着芳香化酶抑制剂临床应用所显示的优势，目前三苯氧胺主要用于绝经前患者；对于绝经后患者，芳香化酶抑制剂可于初始应用，续贯于 2~3 年三苯氧胺治疗之后应用，或作为 5 年三苯氧胺治疗后的延续性治疗。目前阿那曲唑、来曲唑和依西美坦在疗效及副作用方面无显著差别。

辅助内分泌治疗应在辅助化疗结束后再应用。

（4）辅助曲妥珠单抗靶向治疗　肿瘤 > 10mm 或腋窝淋巴结转移且 HER - 2 阳性，为辅助曲妥珠单抗治疗的适应证。辅助曲妥珠单抗治疗应与辅助化疗同步应用，例如 AC→T + 曲妥珠单抗 1 年。

HER - 2 阳性 pN0 ~ 1mi 的 6 ~ 10mm 肿瘤，可考虑行辅助曲妥珠单抗治疗。

【放疗技术和剂量】

1. 二维外照射放疗

由于二维放疗无法对靶区和正常组织进行剂量评估，故临床上仅在无 CT 定位条件的情况下使用。

患者仰卧、体位固定，患侧上臂外展 90°，常规模拟机透视下定位。

（1）改良根治术后锁骨上下 X 线单前野照射，胸壁、内乳电子线照射或 X 线切线野照射。胸壁内乳电子线野和锁骨上下 X 线野可以在体表共线衔接，胸壁 X 线切线野和锁骨上下 X 线野需要半野照射衔接。胸壁照射野应包全手术瘢痕和游离皮瓣范围。为提高皮肤皮下组织剂量，一般在胸壁表面垫 0.5cm 等效组织胶，照射一定的剂量。

（2）保乳术后全乳照射采用切线野，然后根据瘤床深度，选用合适能量的电子线进行瘤床补量。

2. 三维外照射放疗

患者仰卧体位固定，保证患者体位的可重复性。CT 模拟机孔径要足够大，扫描前用铅丝标出乳腺/胸壁边界和/或手术瘢痕。

（1）靶区和危及器官勾画

①乳腺/胸壁和淋巴引流区的 CTV，根据摆位误差外放 PTV。

②危及器官：勾画双肺、心脏、脊髓、健侧乳腺、甲状腺、食管、患侧肩关节、臂丛等。

（2）照射技术

①改良根治术后 3D - CRT：锁骨上下区单前野、前后对穿野或 3 野适形照射，建议采用上下半野技术，评估 PTV 达到处方剂量。胸壁和内乳电子线照射，体表共线衔接。评估靶区达到处方剂量要求，正常组织限量满足要求。

②改良根治术后 IMRT/VMAT：胸壁和淋巴引流区一体化调强放疗。注意体位的重复性，照射野需要包全胸壁皮肤、皮下组织，保证在有摆位误差时，不要脱靶。

③保乳术后全乳 3D - CRT/sIMRT：3D - CRT 采用切线野，皮肤方向外放 1.5 ~ 2.0cm；或切线野为主的简化调强技术（sIMRT），2 个皮肤方向外放的切线野给予 80% 的总剂量，切线方向的调强子野给予 20% 的总剂量，技术简便，同时提高靶区内剂量均匀性。

④保乳术后全乳 + 淋巴引流区 IMRT/VMAT：采用 IMRT 技术时，全乳切线野为主，锁骨上下区多野调强。如果 IMRT 心肺剂量高，可以采用 VMAT 技术。注意照射野的设计，避免近皮肤的乳腺组织脱靶。

⑤保乳术后部分乳腺照射：可以选用以下 4 种照射技术：术中瘤床电子线或 X 线放疗，20 ~ 21Gy/f；术后 Mammosite 近距离放疗 34Gy/10f，2f/d；术后组织间插植近距

离放疗，34Gy/10f，2f/d；术后 3D - CRT/IMRT 38.5Gy/10f，或 40Gy/15f。

⑥呼吸控制技术：使用上述技术如果心脏剂量较高时，可以辅助以深吸气屏气（DIBH）技术。患者在定位和治疗时深吸气屏气，使心脏远离乳腺胸壁，以降低心脏受照剂量。

⑦俯卧位放疗技术：使用专用乳腺俯卧位托架，使患侧乳腺自然下垂，远离心、肺等深部组织器官，可有效减少心、肺照射剂量；对于大乳腺患者，还可消除皮肤皱褶，从而减轻湿性皮炎的发生。俯卧位放疗不适用于同时进行淋巴引流区照射的患者。

（3）预防照射剂量　常规分割 50Gy/25f/5w；或大分割，42.5Gy/16f，40Gy/15f 或 43.5Gy/15f。

（4）危及器官限量　患侧肺 V_{20} < 25%，健侧肺 V_5 < 15%。心脏平均剂量 < 5Gy。健侧乳腺平均剂量 < 5Gy。甲状腺平均剂量 < 28Gy，V_{20} < 50%。患侧肩关节 V_{20} < 30%。脊髓、食管和臂丛根据分割方式，限制最大剂量。

【疗效及毒性作用】

1. 疗效评估

疗效随访起止时间从放疗结束后开始直至患者肿瘤进展、死亡。2 年内每 3 个月随访一次，2 ~ 5 年内每 6 个月一次，5 年以后每年一次，直到患者死亡或临床怀疑病情进展。

随访项目：体格检查（包括触诊）；血常规、生化、肿瘤标志物（主要为 CEA、CA15 - 3）、心电图/超声心动图、乳腺和淋巴引流区 B 超（必要时乳腺 MRI）、胸部 CT、肝 B 超（B 超可疑时要用增强 CT 或 MRI 证实），必要时脑增强 MRI、骨扫描或 PET - CT。

2. 毒性评估和处理

（1）全身反应　乏力常见，血液毒性反应在放疗期间较少见。≥2 级血液毒性反应，则行相应对症处理，一般无需中断治疗。

（2）放射性食管炎　在锁骨上下区放疗开始后的 2 ~ 3 周可能出现，一般较轻，只需行简单的对症处理。

（3）放射性皮肤损伤　轻重不等。定位时尽量使皮肤皱褶展平。治疗中贴身衣服柔软透气，保持照射野皮肤干燥洁净。照射野内皮肤忌用胶布、酒精、膏药等。可在放疗期间采用三乙醇胺软膏外用，保护照射部位皮肤。出现湿性皮肤反应时，局部可予抗炎消肿药物湿敷，避免感染，一般 2 ~ 3 周即可愈合。

（4）乳房水肿疼痛　保乳术后全乳腺放疗病人在放疗后期和放疗结束后几个月内可能会有乳房水肿疼痛，大乳房者尤为明显。病人洗澡时用力搓洗乳房皮肤可加重水肿，故应嘱病人避免用力搓洗。轻者无需处理，重者可予止痛治疗，或短时间激素消肿治疗。

（5）放射性肺炎　多出现在放疗结束后 1 ~ 6 个月，极少数出现在放疗中。胸 CT 上显示与放疗野一致的肺部渗出斑片影。有症状的放射性肺炎发生率 < 5%。症状和影像表现轻者可予止咳等对症处理，重者予大剂量激素、抗炎、吸氧等。

（6）患侧上肢淋巴水肿　淋巴水肿与腋窝手术方式和放疗有关。以预防为主，无特效药物。如用腋窝前哨淋巴结活检术取代清扫术；无明确放疗指征时，尽量避免照射腋窝。出现水肿后，早期应积极处理，如保护患侧上肢皮肤，避免外伤、过热及静脉穿刺等操作，避免上肢过度锻炼，抬高上肢，专业人工按摩，使用弹力袖带等。

（7）臂丛神经损伤　多出现在进行高剂量锁骨上或腋窝淋巴引流区照射后。臂丛神经损伤发生率与照射总剂量和分割方式有关，限制臂丛最大剂量，预防为主。

（8）缺血性心脏病　合并蒽环类药物化疗、赫赛汀靶向治疗均对心脏有一定的影响。放疗时尽量减少心脏和冠脉的照射剂量。

（9）乳房美容效果　保乳手术病人放疗后要定期评估乳房美容效果，分总体美容效果评估（优良中差）和单项评估（如乳房纤维化、乳房缩小、乳房皮肤毛细血管扩张等）。

（10）其他　照射野内皮肤皮下组织纤维化、毛细血管扩张，放射性肺纤维化，肋骨骨折，第二原发肿瘤如肺癌、对侧乳腺癌、肉瘤等。

（王淑莲　铁　剑）

第九章　恶性淋巴瘤

【诊断标准】

1. 临床表现

恶性淋巴瘤主要以无痛性进行性淋巴结肿大为主要临床表现。淋巴结肿大最常见于颈部、腋下、腹股沟，也可以见于韦氏环、纵隔、腹膜后和盆腔淋巴结，滑车上和腘窝淋巴结则较为少见。除此以外，结外部位也常常原发或受侵，如鼻腔、皮肤、胃肠道、骨等。部分可累及骨髓和中枢神经系统。累及不同部位时则出现相应的临床症状和体征。此外，恶性淋巴瘤患者常合并 B 组症状，包括发热、盗汗、半年内体重下降 >10%。

2. 病理分型

主要分两大类：霍奇金淋巴瘤和非霍奇金淋巴瘤。霍奇金淋巴瘤可分为结节性淋巴细胞为主型霍奇金淋巴瘤和经典霍奇金淋巴瘤，后者又可分为富于淋巴细胞型、结节硬化型、混合细胞型、淋巴细胞消减型。非霍奇金淋巴瘤的具体分型则更为复杂，从细胞成熟程度可分为前驱淋巴肿瘤和成熟细胞淋巴瘤，其中前驱淋巴肿瘤可分为 B 淋巴母细胞白血病/淋巴瘤 - 非特殊类型、B 淋巴母细胞白血病/淋巴瘤伴重现性遗传学异常和 T 淋巴母细胞白血病/淋巴瘤，而成熟细胞淋巴瘤具体见表 9 - 1。

表 9 - 1　成熟细胞淋巴瘤分类

B 细胞淋巴瘤	T 细胞淋巴瘤
前体 B 细胞	前体 T 细胞淋巴瘤
·B 淋巴细胞白血病/淋巴瘤，NOS	·T 淋巴细胞白血病/淋巴瘤
成熟 B 细胞淋巴瘤	成熟 T 细胞淋巴瘤
高侵袭性淋巴瘤	高侵袭性淋巴瘤
·Burkitt 淋巴瘤/急性 B 细胞白血病	·T 细胞幼淋巴细胞白血病
侵袭性淋巴瘤	·侵袭性 NK 细胞白血病
·弥漫大 B 细胞淋巴瘤	·外周 T 细胞淋巴瘤，NOS
·原发中枢神经系统弥漫大 B 细胞淋巴瘤	·血管免疫母细胞性 T 细胞淋巴瘤
·原发皮肤弥漫大 B 细胞淋巴瘤，腿型	·间变性大细胞淋巴瘤，ALK 阳性
·老年 EBV 阳性弥漫大 B 细胞淋巴瘤	·间变性大细胞淋巴瘤，ALK 阴性
·原发纵隔大 B 细胞淋巴瘤	·结外 NK/T 细胞淋巴瘤，鼻型
·血管内大 B 细胞淋巴瘤	·肠病型 T 细胞淋巴瘤
·淋巴瘤样肉芽肿病	·肝脾 T 细胞淋巴瘤
·ALK 阳性大 B 细胞淋巴瘤	·皮下脂膜炎样 T 细胞淋巴瘤
·浆母细胞淋巴瘤	·成人 T 细胞白血病/淋巴瘤
·HHV - 8 相关多中心卡斯特曼病	·原发皮肤 T 细胞淋巴瘤
·原发性渗出性淋巴瘤	

B 细胞淋巴瘤	T 细胞淋巴瘤
临界疾病	
·特征介于 DLBCL 和 Burkitt 淋巴瘤之间的 B 细胞淋巴瘤	
·套细胞淋巴瘤	
惰性 B 细胞淋巴瘤	惰性 T 细胞淋巴瘤
·滤泡淋巴瘤	·大颗粒 T 细胞淋巴细胞白血病
·原发性皮肤滤泡中心淋巴瘤	·NK 细胞慢性淋巴细胞增生障碍
·黏膜相关淋巴组织结外边缘带淋巴瘤	·蕈样霉菌病
·结内边缘带淋巴瘤	·Sezary 综合征
·脾边缘带淋巴瘤	·原发皮肤 CD30 阳性 T 细胞增殖障碍
·脾脏 B 细胞淋巴瘤/白血病，未分类	·原发皮肤 CD4 阳性小/中细胞淋巴瘤
·淋巴浆细胞淋巴瘤	
·重链病	
·浆细胞恶性肿瘤	
·CLL/SLL	
·B 细胞幼淋巴细胞白血病	
·毛细胞白血病	

3. 临床分期

临床上新发的淋巴瘤患者应做病理检查和分期检查。其中临床分期检查常规以病史、体格检查、实验室检查、CT、MRI 等影像学检查和骨髓检查为主。近年来，由于 PET - CT 检查能够更好地判断临床分期，尤其是霍奇金淋巴瘤和弥漫大 B 细胞淋巴瘤推荐全身 PET - CT 检查。目前临床分期主要仍以 Ann - Arbor 分期为主（表 9 - 2，表 9 - 3），但部分亚型并不适用，如原发皮肤淋巴瘤另有分期方法。

表 9 - 2　Ann Arbor - Cotswolds 分期

分期	侵犯范围
Ⅰ期	单个淋巴结区受累（Ⅰ），或单个结外器官组织受累（I_E）
Ⅱ期	膈的同侧 2 个或 2 个以上淋巴结区受累（Ⅱ）；或结外器官或组织和膈同侧一个或更多淋巴结区受累（II_E）
Ⅲ期	膈的两侧淋巴结受累（Ⅲ），同时有结外器官或组织的局限性受累（III_E）或脾受累（III_S）或两者均有（III_{SE}）
Ⅳ期	一个以上结外器官或组织（有或无淋巴结肿大）弥漫性或播散性受累

注：A：无全身症状。B：不明原因的发热 >38℃连续 3 天以上、盗汗、在半年内不明原因的体重下降 >10%。

Lugano 调整的 Ann Arbor 分期系统见表 9 - 3。

表 9 - 3　Lugano 调整的 Ann Arbor 分期系统

分期	受累	结外状态（E）
早期		
Ⅰ期	1 个淋巴结或 1 组相邻淋巴结	单个结外病变，无淋巴结受累

分期	受累	结外状态（E）
Ⅱ期	横膈一侧≥2 组淋巴结	Ⅰ期或Ⅱ期结内病变伴淋巴结直接侵犯邻近结外部位
Ⅱ期大肿块*	Ⅱ期伴大肿块	不适用
晚期		
Ⅲ期	横膈两侧淋巴结受累	不适用
	膈上淋巴结＋脾受侵	
Ⅳ期	额外的不连续的结外器官受累	不适用

注：PET – CT 用于评价有代谢活性的淋巴瘤，CT 用于评价无代谢活性的淋巴瘤。扁桃体、韦氏环和脾定义为结内器官。原发结外病变 E 仅适用于：局限的结外病变而无结内病变（IE），或Ⅱ期病变直接侵犯非淋巴结部位。E 不适用于晚期患者。仅 HD 患者需要注明是否有 B 症状。

*Ⅱ期大肿块按照早期还是晚期治疗需要考虑病史和预后不良因素个数。

临床医生根据上述资料做出诊断。一个完整的诊断应该包括病理分型、临床分期，最好包括预后情况，例如 IPI 指数等。

4. 疗效评价

2014 年，应用 PET – CT 的评价标准 – Lugano 标准引入分期和疗效评价中，并在 NCCN 指南中作为推荐。有 FDG 活性的病理类型（如 HD、DLBCL）推荐应用 PET – CT。并应用 5 分法 Deauville 评分系统进行疗效评价。5 分法基于 FDG 摄取程度，并与纵隔与肝脏摄取做对比。给予具体为：1 分：无 FDG 摄取；2 分：轻度摄取，低于纵隔血池；3 分：介于纵隔血池和肝脏最大摄取之间；4 分：轻度高于肝脏最大摄取；5 分：显著高于肝脏摄取或新的 FDG 摄取异常病灶出现。X：新出现的摄取但与淋巴瘤无关。

1～3 分判定为完全代谢缓解（CMR），4～5 分为病灶残留或进展。疗中 PET – CT 用于评估早期治疗反应，疗末 PET – CT 用于评估肿瘤消退状态。

【治疗原则】

恶性淋巴瘤的治疗以综合治疗为主，包括化疗、放疗、免疫治疗、造血干细胞移植等多种疗法相结合。其中，放射治疗有重要地位，是综合治疗的重要组成部分，某些情况下可以单纯放疗。对于早期即Ⅰ～Ⅱ期滤泡性淋巴瘤、Ⅰ～Ⅱ期的黏膜相关淋巴瘤、Ⅰ～Ⅱ期霍奇金淋巴瘤、Ⅰ～Ⅱ期鼻腔 NK/T 细胞淋巴瘤、蕈样霉菌病和早期原发皮肤型间变大细胞淋巴瘤，放射治疗具有根治作用。对于拒绝化疗或有化疗禁忌的患者，也可以选择放射治疗。此外，放射治疗还是晚期恶性淋巴瘤患者重要的姑息治疗手段，可以缓解临床症状，如减轻疼痛和压迫等。

（一）放射野的概念

随着疾病评估手段的进一步提升，如 PET – CT 诊断分期和疗效评价，另一方面放射治疗得益于影像学、计算机和治疗设备的巨大发展，能够精准地对靶区进行照射和调量治疗。近 10 年发展出受累部位/淋巴结照射的概念，仅需照射疗前大体肿瘤部位，从而进一步缩小照射体积，提高正常组织的保护。

1. 扩大野

扩大野照射是单纯放疗的基本原则，特别是早期霍奇金淋巴瘤。扩大野照射即受累野＋相邻淋巴结区放疗（可能有亚临床病灶）。例如霍奇金淋巴瘤侵犯双颈部，照此原则照射时，经典设野为斗篷野照射；类似的还有锄形野、盆腔野等，需根据不同情况灵活应用。目前，由于对单纯放射治疗远期毒副反应和放疗后第二肿瘤认识的加深，以及化疗＋受累野照射综合治疗方法的广泛应用，已很少对淋巴瘤患者首选进行扩大野照射治疗了。化疗抗拒或不能耐受化疗时，可以采用挽救性、根治性扩大野照射。

2. 受累野

随着化疗方案发展，侵袭性淋巴瘤的主要治疗手段慢慢转变为以化疗为主配合放疗的综合治疗模式。化疗能够消灭大部分大体肿瘤和微小转移灶，放疗逐渐演变成仅照射化疗前受累的整个淋巴结区域和邻近一站区域。多个前瞻性研究表明，对比全淋巴结照射，累及野放疗能够降低治疗毒副反应，但对生存无显著影响。

3. 受累淋巴结照射（INRT）及受累部位照射（ISRT）

多项研究证实，在更有效的全身治疗基础上，可减少照射体积和降低照射剂量，以降低危及器官受量并减少毒副反应，且不降低局部控制率。对于 HL、DLBCL 和 FL 等化疗敏感的淋巴瘤，目前均推荐进行受累淋巴结（Involved – Node Radiotherapy，INRT）或受累部位（Involved – Site Radiotherapy，ISRT）照射。放疗剂量可根据化疗疗效做相应调整。

（1）受累淋巴结照射（INRT） 化疗前对肿瘤进行充分评估，在放疗体位下行 PET/CT 检查，并融合至化疗后放疗的定位 CT 中，准确照射所有化疗前大体肿瘤位置，即为受累淋巴结照射。这个定义强调两点，一是照射野即化疗前 GTV 的范围，二是必须在化疗前有放疗体位下的 PET – CT 检查。

（2）受累部位照射（ISRT） 当没有条件获得精准的化疗前影像时，可以通过适度增大射野以涵盖治疗中的不确定性因素，即受累部位照射。在缺乏化疗前治疗体位的精确影像学资料时，可参考化疗前后的影像学信息，勾画出化疗前肿瘤位置，外放一定边界来补偿这种影像学的不确定性，即为受累部位照射。ISRT 的照射范围要比受累淋巴结放疗（INRT）稍大一些。

1）结内原发病变 ISRT

①GTV 是勾画化疗前（或手术、活检前）阳性淋巴结。

②CTV 原则上应覆盖最初任何治疗之前的 GTV。但若化疗后病变退缩，应避让肺、骨、肌肉或肾等正常器官。勾画 CTV 时应考虑以下几点：影像的质量和准确性；肿瘤的侵犯模式；潜在的亚临床病灶；邻近器官的照射限量。如果有数个淋巴结受侵，但是彼此距离≤5cm，可以考虑仅勾画一个 CTV；但如果有数个淋巴结受侵，彼此距离＞5cm，则分别勾画 CTV。

③内靶区（ITV）定义：依据 ICRU 第 62 号报告，考虑到 CTV 的大小、形状、位置的不确定性，所以外扩 CTV 形成内靶区（Intenal Target Volume，ITV）。ITV 大多与靶区运动有关，而靶区运动基本出现于受呼吸影响的胸部和上腹部。4D – CT 是明确 ITV 边界的最佳方法。通过 X 线透视或者资深医生经验性判断也可作为替代方法。胸部或上腹部的 ITV 需要在头脚方向外扩 1.5～2cm。如果靶区在放疗的分次内或分次间照射不易出现形状或位置改变（例如：头颈部），就不必外扩 ITV。

④PTV 定义：PTV 包括 CTV（相关时也包括 ITV）和放疗计划设计、治疗各个环

节中存在由摆位造成的患者位置与射线束的不确定性。各个放疗中心对 PTV 范围的设置是不同的。医师和/或物理师设置的 PTV 及其外扩边界取决于摆位误差和系统误差。固定装置的性能、体位、内部器官运动以及患者的配合程度都会影响摆位误差。

2）结外病变 ISRT 结外病变 ISRT 靶区勾画原则和结内器官 ISRT 相同。对大多数结外器官的 CTV 应包括整个器官，如胃、涎腺、甲状腺等。对其他器官，如眼眶、乳腺、骨、局部皮肤，或化疗后巩固放疗患者，可能仅需照射部分器官。

应用现代放疗技术如调强放射治疗（Intensity Modulated Radiation Therapy，IMRT）、质子治疗（Proton Therapy）、呼吸门控技术、图像引导放疗和 4 维影像等技术有望进一步减少正常组织照射剂量。

（二）霍奇金淋巴瘤

霍奇金淋巴瘤目前主要分为两大类：结节性淋巴细胞为主型霍奇金淋巴瘤和经典型霍奇金淋巴瘤。其中结节性淋巴细胞为主型就诊时多为早期，仅 5% ~20% 为 Ⅲ ~ Ⅳ 期，且 80% ~90% 的病例经过治疗可达完全缓解，并能存活 10 年以上。经典型 HL 又可分为淋巴细胞为主型（LP）、混合细胞型（MC）、节结硬化型（NS）和淋巴细胞削减型（LD）四种亚型。结节性淋巴细胞为主型 HL 和经典型 HL 的放射治疗的原则类似，主要依据临床分期即早期（Ⅰ ~ Ⅱ期）或进展期（Ⅲ ~ Ⅳ期），以及是否具有不良预后因素决定。

1. 早期 HL 的放射治疗

HL 的预后分组 EORTC 和 GHSG 标准中预后不良因素的定义见表 9 – 4。

表 9 – 4 不同研究组织、早期 HL 的不良预后因素

治疗组	GHSG 危险因素	EORTC/GELA 危险因素
	A 大纵隔	A' 大纵隔
	B 结外受侵	B' 年龄 ≥50 岁
	C 无 B 症状但 ESR >50 或 ESR >30 伴 B 症状	C' 无 B 症状但 ESR >50 或 ESR >30 伴 B 症状
	D≥3 个部位受侵*	D'≥4 个部位受侵*
预后好早期 HL	CS Ⅰ ~ Ⅱ期，无危险因素	膈上 CS Ⅰ ~ Ⅱ期，无危险因素
预后不良早期 HLCS	CS Ⅰ ~ ⅡA 期伴一个或多个危险因素或 CS ⅡB 期伴 C/D，但无 A/B	膈上 CS Ⅰ ~ Ⅱ期伴一个或多个危险因素
晚期 HL	CS ⅡB 期伴 A/B，或 CS Ⅲ ~ Ⅳ期	CS Ⅲ ~ Ⅳ期

注：①CS：临床分期；ESR：血沉；GHSG：德国霍奇金淋巴瘤研究组；EORTC：欧洲癌症研究与治疗协作组；GELA：法国成人淋巴瘤协作组（Groupe d'Etude des Lymphomes de l'Adulte）。

②*：与 Ann Arbor 系统对淋巴结部位定义不同，GHSG 将锁骨下区和同侧颈部/锁骨上区定义为一个部位，EORTC 将锁骨下区和同侧腋窝定义为一个部位，GHSG 和 EORTC 都将双侧肺门和纵隔区定义为一个部位。

大纵隔是早期 HL 的重要不良预后因素，常见的定义方法在不同研究中稍有不同。常用的方法包括胸片上测量并计算肿瘤最大宽度与胸廓最大宽度比值，如果超过 0.33，定义为大肿块。另一种定义为任一肿块或结节最大径超过 10cm。根据 Costwood 修订分期，大肿块为患者后前位 X 光片上，肿瘤横径超过 T_5 ~ T_6 胸椎椎体间隙层面胸廓内径的 1/3。

（1）预后好的早期 HL　首选综合治疗，先采用 ABVD 等一线联合化疗方案治疗 2~4 周期，然后行 ISRT 或 INRT（20~30Gy），未达 CR 的患者可适当提高照射剂量 10Gy 左右。早期结节性淋巴细胞为主型 HL 可以采用单纯受累野照射。

（2）预后不好的早期 HL　首选综合治疗，采用 ABVD 等一线联合化疗方案治疗 4~6 周期，然后行 ISRT 或 INRT（30~36Gy）。同样，未达 CR 的患者可适当提高照射剂量。

此外，如果是具有化疗禁忌的患者或患者拒绝化疗，则可以采用单纯放疗的方法，进行扩大野照射，扩大区 Dt 30~36Gy，受累区 Dt 36~44Gy。

2. 进展期 HL 的放射治疗

即临床Ⅲ~Ⅳ期，预后因素与早期有差异，可采用国际预后评分（International Prognostic Score，IPS）来判断预后因素，包括白蛋白 <4g/dl，血红蛋白 <10.5g/dl，男性，年龄 ≥45 岁，临床分期Ⅳ期，白细胞增多（白细胞 >15000/mm^3），淋巴细胞减少（淋巴细胞比例占白细胞总数低于 8%，和/或淋巴细胞计数低于 600/mm^3）。

对于进展期 HL 的患者，采用综合治疗的原则，放射治疗主要作为化疗的补充。放射治疗一般进行 ISRT 或 INRT，主要针对治疗前有大肿块的区域，以及化疗后的残留病灶，尤其是 PET 阳性者，剂量为 30~40Gy。而对于放疗后的明显残留，可适当提高放疗剂量。

3. 难治复发 HL 的放疗

（1）挽救性放疗　适合于化疗后未放疗，局限性复发的患者，可按根治剂量挽救性放疗。

（2）化疗后的补充治疗　二线化疗方案化疗后行受累野放疗，但要考虑到既往放疗的情况，避免重要器官超量。

4. 姑息性放疗

主要目的是缓解临床症状，减轻痛苦，因此没有标准方案与剂量，根据患者病变部位和具体病情而有所差异。

（三）原发于结内的非霍奇金淋巴瘤

总的来说，非霍奇金淋巴瘤的恶性程度高于霍奇金淋巴瘤，基于形态学和免疫表型特点的病理分型达几十种，且同样细胞类型淋巴瘤发生于不同部位，其行为特征差异较大，如边缘区 B 细胞淋巴瘤结外与结内、间变性大细胞皮肤型与系统型、NK/T 细胞鼻型与非鼻型等，因此治疗原则变化较大。目前在讨论 NHL 放疗时往往根据具体病理类型、发生部位、临床分期和患者情况等因素综合考虑，制定治疗方案。通常将常见的十几种亚型，根据恶性程度的高低归为三类：惰性淋巴瘤、侵袭性淋巴瘤和高度侵袭性淋巴瘤。

1. 惰性淋巴瘤

常见的惰性淋巴瘤包括 WHO 分类中Ⅰ~Ⅱ级滤泡性淋巴瘤（FL）、小 B 细胞淋巴瘤/慢性淋巴细胞性白血病（CLL）、蕈样霉菌病（MF）、边缘区淋巴瘤等。其中临床Ⅰ~Ⅱ期的滤泡性淋巴瘤，某些部位的早期 MALT 淋巴瘤和早期皮肤蕈样霉菌病均适合放疗，下面分别进行概述，皮肤蕈样霉菌病则归入结外原发皮肤淋巴瘤的治疗中阐述。

（1）滤泡性淋巴瘤　Ⅰ~Ⅱ期Ⅰ~Ⅱ级滤泡性淋巴瘤，受累野或受累部位照射（Involved-Site Radiotherapy，ISRT）是标准治疗方法之一。系列研究证实，缩小照射野未降低无失败生存和总生存。对于小肿块患者放疗推荐剂量选择为24~30Gy，而对于高龄、多病灶Ⅱ期患者或伴有大肿块患者，局部需追加剂量至36Gy。2Gy×2次方案疗效较差，仅用于姑息目的。早期患者可以考虑化疗联合累及部位放疗，但化疗加入放疗未延长缓解率和总生存率。多项研究结果显示受累野放疗治疗Ⅰ~Ⅱ期滤泡性淋巴瘤，局部控制率超过90%，10年的无复发生存率为40%~50%，总生存率为60%~80%。Ⅲ/Ⅳ期的滤泡性Ⅰ/Ⅱ级NHL：对无症状或肿瘤负荷小的患者，可进行观察等待；对肿瘤负荷大或者病情进展患者的患者，可进行免疫化疗。姑息放疗可有效缓解晚期患者症状。

（2）边缘带淋巴瘤　主要包括黏膜相关淋巴瘤（MALT）和结内边缘带淋巴瘤，以及脾边缘带淋巴瘤。其中黏膜相关淋巴瘤为一类较为特殊的低度恶性NHL，常常为结外原发起病，治疗详见结外部分。而脾边缘带淋巴瘤，如单纯脾脏受累，条件允许可考虑手术切除脾脏，否则可采用放射治疗控制脾脏病灶。如果多部位受累，仍以化疗为主，放疗作为化疗后的补充治疗。但是对于脾脏内多发占位、脾脏内大肿块或巨脾、脾脏弥漫浸润的患者，即使多部位受累，仍应手术切除脾脏或不能手术的情况下，早期结合放射治疗，更有利于控制病情进展。结内边缘带淋巴瘤的治疗原则与早期Ⅰ~Ⅱ级滤泡性淋巴瘤类似，因此早期应给予放射治疗，Dt 20~30Gy，晚期应以全身治疗为主。

（3）小B细胞淋巴瘤/慢性淋巴细胞性白血病（CLL）　小B细胞淋巴瘤绝大多数原发于结内，放射治疗的原则与滤泡性淋巴瘤类似，Ⅰ~Ⅱ期放射治疗可以根治，Ⅲ~Ⅳ期以化疗为主。而起病于骨髓的慢性淋巴细胞白血病则仍应以全身治疗为主。

2. 侵袭性淋巴瘤

常见的亚型有WHO分级为Ⅲ级的滤泡性淋巴瘤、弥漫大B细胞淋巴瘤、套细胞淋巴瘤、外周T细胞淋巴瘤等。

（1）弥漫大B细胞淋巴瘤（DLBCL）　是NHL中发生率最高的亚型，以综合治疗为主，按照Ann Arbor分期进行分层治疗。在美罗华时代，早期DLBCL放疗指征为：大肿块（>7.5cm）、结外器官受侵（特别是骨受侵）、化疗后PR者。非大肿块患者，推荐化疗后放疗。高龄不能耐受化疗、化疗疗效稳定或进展者，若不适宜化疗，可选择性对患者进行放疗。仅接受CHOP方案化疗者，都应接受巩固放疗。

对早期非大肿块患者（<7.5cm），予3周期RCHOP方案化疗+受累部位放疗或6周期RCHOP方案化疗±ISRT；早期大肿块患者（≥7.5cm），需接受更强的6周期RCHOP方案化疗+ISRT。晚期（Ⅲ~Ⅳ期）DLBCL以化疗为主，放疗主要应用于化疗前大肿块或化疗后残存肿瘤。

放疗剂量根据化疗近期疗效做相应调整。DLBCL化疗达CR，建议30~40Gy ISRT；化疗PR者，建议40~50Gy ISRT；难治性病变或不适合化疗者，建议40~55Gy ISRT。

（2）套细胞淋巴瘤　套细胞淋巴瘤临床上具有生长缓慢、很少在早期被发现及诊断、难以治愈的特点，目前缺乏有力的治疗措施。75%~100%患者在确诊时为Ⅲ~Ⅳ期，因此放射治疗作用有限。对于Ⅰ/Ⅱ期套细胞淋巴瘤或许能够通过化疗后受累野照射达到治愈，鉴于临床实践显示套细胞淋巴瘤对放射敏感，照射剂量为30~36Gy，如果肿块较大，可适当提高剂量。而临床Ⅲ/Ⅳ期套细胞淋巴瘤推荐以化疗为首选，放疗仅在特殊情况下作为辅助治疗。

（3）外周T细胞淋巴瘤　外周T细胞淋巴瘤包括外周T细胞淋巴瘤非特异型、间变大细胞淋巴瘤（系统型）、血管免疫母T细胞淋巴瘤等。除原发皮肤的早期T细胞淋巴瘤外，如间变大细胞淋巴瘤（皮肤型）等，结内的外周T细胞淋巴瘤均应以全身治疗为主，主要是化疗，必要时高剂量化疗配合干细胞移植。放疗主要作为上述治疗的补充治疗，适用于治疗后残留病灶，或原有大肿块部位以及顽固性病灶等。目前外周T细胞淋巴瘤缺少标准的放射治疗标准。放射治疗通常按照经典非霍奇金淋巴瘤的治疗原则，但照射剂量略高于弥漫大B细胞淋巴瘤，一般在45～55Gy，甚至可以达60Gy。原发皮肤的早期T细胞淋巴瘤将在原发皮肤的淋巴瘤部分中论述。

3. 高度侵袭性淋巴瘤

主要是指Burkitt's淋巴瘤、淋巴母细胞性淋巴瘤等。高度侵袭性淋巴瘤由于恶性程度高，即使是早期病变，仍以全身化疗为主，包括高剂量化疗和造血干细胞移植。单纯放射治疗难以达到根治的目的，因此只作为其他治疗后的补充，针对治疗前大肿块或残留病灶，以及造血干细胞移植前预处理方案中的全淋巴区照射或全身照射。如果有脑膜侵犯的患者，也可考虑全脑全脊髓照射。

（四）原发于结外的非霍奇金淋巴瘤

1. 原发胃肠道淋巴瘤

原发胃淋巴瘤是最常见的结外NHL之一，主要来源于B淋巴细胞，极少数来源于T淋巴细胞。根据2000年WHO分类标准，40%的为惰性（低度恶性）淋巴瘤，以胃黏膜相关淋巴瘤（MALT淋巴瘤）为主，其他少见类型包括套细胞淋巴瘤、滤泡淋巴瘤等。另60%的PGL为侵袭性（高度恶性）淋巴瘤，主要为弥漫大B细胞性淋巴瘤，其中1/3为MALT淋巴瘤转化而来，肿瘤组织内含有惰性MALT淋巴瘤成分，少见类型有Burkitt's淋巴瘤以及淋巴母细胞淋巴瘤等。因此原发胃淋巴瘤主要为黏膜相关淋巴瘤和弥漫大B细胞淋巴瘤。

（1）胃弥漫大B细胞淋巴瘤是最常见的结外DLBCL。该病早期患者多见，占80%～90%。预后好，5年OS高达80%～90%以上。病变常为多灶性，即使病灶看似局限于一个区域，全胃均可能发生病变。CTV应包括全胃和阳性淋巴结区域，可包含异常或可疑的胃周淋巴结，受累的肝门淋巴结和主动脉旁淋巴结。多数情况下，即使胃周淋巴结受累未得到病理证实，也会将其包含在放疗治疗靶区中。化疗CR后全胃放疗30Gy，照射野应包括全胃和胃周淋巴结，局部残留或浸润较重的可局部加量至40Gy。调强放疗有助于正常组织的保护。

（2）胃黏膜相关淋巴瘤　由于临床多处于Ⅰ～Ⅱ期，抗H. pylori治疗有良好效果，缓解率为80%左右，因此应首先行抗H. pylori治疗。对于抗H. pylori治疗无效或有效后复发者、侵及肌层或H. pylori（－）、无全身转移者可以考虑胃的单纯放疗，一般行全胃照射24～30Gy。放疗可以避免全胃切除，保证生活质量。临床Ⅲ～Ⅳ期的患者则仍以化疗为主，放疗作为补充。

2. 原发鼻腔淋巴瘤

原发于鼻腔的非霍奇金淋巴瘤最常见的是鼻腔NK/T细胞淋巴瘤。NK/T细胞淋巴瘤对放疗敏感，但对蒽环类为主的常规化疗抗拒。早期患者以放疗为主要治疗手段的5年生存率可以达到60%~80%。治疗原则：低危Ⅰ期接受单纯放疗，化疗的价值不肯定；高危Ⅰ期和Ⅱ期建议接受放疗后化疗或者短周期（2~3周期）诱导化疗+放疗。化疗方案建议采用非阿霉素方案或含门冬酰胺酶方案。具体治疗原则及预后见表9-5。

表9-5 治疗原则及预后

临床分期	风险分层	治疗原则	预后（5年总生存率）
Ⅰ期	低危组，无高危因素*	放疗	90%
	高危组，有高危因素*	放疗+化疗 或2~3周期化疗+放疗	60%~80%
Ⅱ期	任何危险因素	放疗+化疗 或2~3周期化疗+放疗 或临床研究	50%~70%
Ⅲ~Ⅳ期	任何危险因素	化疗或临床研究	<30%，中位生存6~12个月

注：高危因素*：年龄>60岁，ECOG≥2分，LDH升高，原发肿瘤侵犯和Ⅱ期。

中国医学科学院肿瘤医院将结外鼻型NK/T细胞淋巴瘤分为三个亚组：鼻腔、鼻腔外上呼吸道消化道和上呼吸消化道外。鼻腔和韦氏环是最常见的原发部位，建议采用扩大受累野照射，根治剂量50Gy。鼻腔原发NK/T细胞淋巴瘤局限于一侧鼻腔，未侵犯邻近器官或组织结构（局限Ⅰ期），CTV包括双侧鼻腔、双侧前组筛窦、硬腭和同侧上颌窦内壁；若双鼻腔受侵则包括双侧上颌窦内壁。肿瘤超出鼻腔时（广泛Ⅰ期），靶区应扩大至受累的邻近器官和结构。合并上颌窦内壁受侵时，照射受侵侧整个上颌窦，前组筛窦受侵时，应包括同侧后组筛窦。如果肿瘤邻近后鼻孔或侵犯鼻咽，CTV应扩展至鼻咽。Ⅰ期不做颈淋巴结预防照射；Ⅱ期需同时做双颈照射或照射中上颈淋巴结。

3. 咽部淋巴瘤

好发于韦氏环（WR）（由2个颚扁桃体、鼻咽扁桃体、鼻咽后壁腺体、舌扁桃体以及它们之间的淋巴组织组成的环形淋巴组织）。最常见的是扁桃体DLBCL，其次为结外鼻型NK/T细胞淋巴瘤。韦氏环DLBCL时定义韦氏环为类淋巴样结构，而在NK/T细胞淋巴瘤中定义为结外部位。韦氏环淋巴瘤常表现为单侧及同侧区域淋巴结受累（Ⅱ期）。

韦氏环DLBCL常予全身治疗加ISRT，治疗结果与相同分期的结内DLBCL相当。ILROG指南将韦氏环的每一部分视为一个独立的亚区。对DLBCL来说，化疗后不需要治疗全部韦氏环，ILROG 2014年指南推荐受累病灶外放一定边界的ISRT放疗。放疗前需要的信息：推荐PET-CT扫描。对于侵袭性DLBCL患者，应有化疗前的影像学资料。对于靠近颅底的淋巴瘤，MRI对发现潜在的颅内浸润很重要。靶区：CTV取决于化疗前的GTV，由于初始病灶的具体范围并不确定，因此常包含整个受累结构（例如从软腭平面到会厌平面的整个扁桃体窝）。CTV不包含未受累结构，颈部淋巴结只有受累时才给予治疗。剂量：化疗后完全缓解的巩固剂量为30~40Gy，病灶残留（部分缓解）或不确定完全缓解时为40~46Gy。

对于韦氏环NK/T细胞淋巴瘤，治疗原则同鼻腔NK/T细胞淋巴瘤，进行风险分层治疗。放疗CTV应包括整个韦氏环和后鼻孔。韦氏环NK/T细胞淋巴瘤在初诊约60%

伴有颈淋巴结受侵，区域淋巴结复发较常见，因此，Ⅰ期可以考虑做颈淋巴结预防照射，Ⅱ期做治疗性照射。根治剂量50Gy。

4. 原发中枢神经系统淋巴瘤

原发中枢神经系统恶性淋巴瘤（PCNSL）指发生于脑和脊髓的结外 NHL，肿瘤侵犯脑膜、脑实质、脊髓或神经根等，发生率为1%～2%。大多数原发性中枢神经系统淋巴瘤（PCNSL）患者为非生发中心型 DLBCL。大剂量甲氨蝶呤为基础的化疗后±放疗是 PCNSL 的标准治疗原则，大剂量甲氨蝶呤化疗达 CR 后可以选择观察；如未达CR，建议全脑照射，局部补量。

PCNSL 通常为多灶肿瘤，全脑治疗是标准方案，而增加局部脑剂量没有明显作用。脑脊液受累时应进行全身治疗/椎管内化疗，全脊髓照射并不是标准治疗。视神经和视网膜被视为 CNS 的一部分，所以即使没有眼眶受累证据，PCNSL 全脑照射野仍常包括眼眶后部。由于眼部常为单独的复发病灶，患者未来可能必须接受眼眶野放疗，因此推荐将全脑放疗野的等中心点前置，以与未来的中心点匹配。

在确定放射野之前，应请眼科医生对患者眼部进行裂隙灯检查，以确定照射野前界。如果化疗前眼部已经受累，全脑放疗应该包括整个眼球，剂量为30～36Gy。靶区：CTV 为全脑，包括第一或第二颈椎和眼后壁。等中心点放置在骨性外眦上，便于以后复发再次放疗时匹配眼眶照射野。也可以按照中心点在晶体后5mm 的标准设置 PTV 前界。如果眼部最初即受累，全脑放疗照射野应包括双眼的全部。肿瘤补量的作用不确定，因此大多数专家不推荐。剂量：化疗后 MRI 显示 CR 的巩固剂量：24～30Gy。化疗后未达到 CR 或挽救性治疗的全脑放疗：36～45Gy（1.5～1.8Gy/f）。对于无法接受化疗的患者，全脑放疗作为首程治疗：40～45Gy（1.5～1.8Gy/f），局部补量至50Gy。姑息治疗：全脑放疗剂量30～36Gy，分10～15次照射。

5. 原发骨淋巴瘤

原发骨恶性淋巴瘤是起源于骨髓腔、不伴区域淋巴结或脏器受累的一类少见的原发性结外淋巴瘤，约占 NHL 的1%。大部分骨淋巴瘤为 DLBCL（80%），其他病理类型相对少见。约80%患者为 IE 期；最常受累部位为股骨、盆骨、胫骨和腓骨；约10%患者为多发骨受累。MRI 和 PET - CT 有助于定位肿瘤和评估治疗反应。标准治疗为 R - CHOP 方案化疗后放疗综合治疗。靶区：CTV：化疗前 GTV（最好结合 MRI）外加一个范围，需考虑肿瘤亚临床侵犯、图像质量以及模拟 CT 图像融合的误差。PTV：外加0.5～1cm，取决于部位和固定效果。剂量：化疗后放疗时，PET 对肿瘤是否完全消退的显示可能尚不清晰，因此可根据对化疗后完全缓解的把握程度，选择30～40Gy 的剂量。四肢照射时一般不超过关节面，要保留淋巴引流通道，不可全横径照射，要保护一条正常淋巴引流通道。

6. 原发睾丸淋巴瘤

原发睾丸淋巴瘤少见，多为单侧发病，也可双侧同时或先后发病，老年人，尤其是60岁以上发病率升高。病理类型以弥漫大 B 细胞淋巴瘤最为常见，占80%～90%。初步治疗选择 R - CHOP 或更积极的方案进行化疗，由于中枢神经系统的复发率较高，通常给予鞘膜内或静脉甲氨蝶呤预防性治疗。对侧睾丸的复发率高达50%，对侧睾丸与阴囊应接受照射。体位：仰卧，"蛙腿"姿势（张开双腿），阴茎上提并固定于腹壁，用补偿物在阴囊下方和周围支撑并固定阴囊。靶区：前方电子线照射，根据阴囊/睾丸摆放的厚度计算能量，可能需要补偿物。睾丸剂量：20～30Gy，每次照射1.5～2Gy。

7. 原发乳腺淋巴瘤

DLBCL 是最常见的乳腺淋巴瘤。通常推荐全乳照射，但在某些情况下衡量全乳放疗的风险（比如第二原发乳腺癌等）超过局部治疗获益时，也可考虑部分乳腺照射。靶区：初始放疗或巩固放疗的 CTV 是整个乳房。未受累淋巴结不必包含在内。原发乳腺的惰性低度恶性淋巴瘤（如 MALT 淋巴瘤、滤泡性淋巴瘤）通常可选择局部治疗，如手术 + 术后放疗。

8. 原发眼眶淋巴瘤

原发眼眶恶性淋巴瘤（POL）是一种罕见恶性淋巴瘤，约占眼眶肿瘤的 10%，占全部恶性淋巴瘤的百分比 <1%。中位发病年龄为 60 岁，50 岁以上的病例占 80%，女性是男性的 1.5～2 倍。POL 起源于眶内淋巴组织的胚胎残留，好发于泪腺、睑、球结膜，绝大多数为非霍奇金淋巴瘤。通常需要玻璃体切除，玻璃体活检或脉络膜取样诊断。组织分型多为 DLBCL。由于 POL 常为 PCNSL 的一部分，因此只有 MRI 和脑脊液检查除外中枢神经系统其他部位受累后才能作出诊断。POL 的最佳治疗方法尚不明确。既往研究中，脑部复发相当常见，故有学者推荐使用 PCNSL 的治疗方法。近期数据表明，如果仅治疗眼部，很大一部分病人不会有脑部复发；即使复发，挽救性治疗选择同样有效。因此，由于眼球的全身治疗效果不好，可以首先选择放疗；其他选择包括眼内注射甲氨蝶呤。大部分 POL 患者在病理或临床上可能双眼受累，即使只有单侧眼的病理结果，治疗时通常也将双眼都包括其中。但如果没有对侧眼受累可能，仅治疗受累眼也是合理的。靶区：CTV 包括眼球（或双侧）、视神经（或双侧）直至视交叉。PTV：CTV 外扩 5mm。如果双眼受累（或可疑受累），对侧布野（Opposed Lateral Beam Arrangement）应该覆盖双侧眼球和双侧视神经直至视交叉。若后续需要全脑放疗，等中心点应置于后缘以减少偏差。如仅有单眼受累，可应用三维适形放疗或 IMRT 计划，照射野局限于受累眼。剂量为 24～36Gy。

9. 原发皮肤淋巴瘤（PCL）

原发皮肤淋巴瘤是一组原发于皮肤，来源于 T 细胞或 B 细胞的异质性淋巴瘤，诊断时无皮肤外组织和器官受侵证据。PCL 病理采用 2018 年版 WHO - EORTC 皮肤淋巴瘤分类法，其中皮肤 T 细胞淋巴瘤占 PCL 的 65%～80%，皮肤 B 细胞淋巴瘤占 PCL 的20%～25%。PCL 病程常表现为惰性，不同病理类型需采用不同治疗方法。

恶性程度较低的原发皮肤淋巴瘤，如原发皮肤滤泡中心淋巴瘤、原发皮肤边缘带 B 细胞淋巴瘤、蕈样霉菌病等，可采用单纯放射治疗，但晚期或有淋巴结或脏器受累者，仍需考虑联合化疗辅以放疗。恶性程度较高的 PCL，如原发皮肤弥漫性大 B 细胞淋巴瘤 - 腿型、CD30 阳性皮肤间变性大细胞淋巴瘤、皮下脂膜炎样 T 细胞淋巴瘤等，需联合化疗，而放疗作为补充。

全身皮肤电子线照射：目的在于避免深部组织受量过高的前提下，均匀给予全身皮肤一定治疗剂量。采用双机架角多野技术，一般用 4～6MeV 电子线，患者站立位，治疗距离 3～4m，机架角沿水平方向上下转动 ±15°左右，对每一机架角度分别接受前后及 4 个斜野照射,每野间隔 60°,全身共 12 野。全身一个治疗周期共 12 个照射野,分 4 天完成,一般 8～10 周内予照射总量 30～40Gy。对于皮肤局部残留病灶,可局部补量照射到 45～50Gy。对于足底、大小腿内侧、会阴部剂量偏低处可局部补量。全身皮肤电子线照射副作用包括皮肤干燥脱屑、红斑、毛细血管扩张形成、肢端湿疹、皮肤溃疡,或不可逆的毛发脱落和汗腺萎缩,几乎所有患者均会出现短暂性脱发和指甲生长停滞。

局部放射治疗:用于孤立性病灶或全身电子线照射低剂量区补量。射野边界在肿瘤周外放 2～3cm,照射剂量 (30～40) Gy/ (3～4) w,通常选用电子线,根据病变范围和浸润深度选择能量。用电子线照射时,需在肿瘤表面加 0.5cm 厚的填充物以提高肿瘤表面剂量。当区域淋巴结移时,应同时设野进行照射。肿瘤靶区剂量不能低于 90%。

(李晔雄　杨　勇)

第十章　泌尿系统肿瘤

第一节　女性尿道癌

【诊断标准】

1. 临床表现

绝大部分患者会出现不同程度的尿路刺激或梗阻症状。50%～60%的患者会出现尿血或血块。早期尿道癌主要表现为尿道口肉阜或黏膜脱垂，随着病变逐渐长大可形成溃疡。35%～50%的进展期尿道癌（Ⅱ期和Ⅲ期）会出现腹股沟或盆腔淋巴结转移。

2. 诊断检查

详细的体格检查；尿液细胞学检查假阴性很高，确诊要靠穿刺活检或切取活检。其他检查有尿道镜或膀胱镜、静脉尿道造影，腹盆腔增强 CT 或 MRI。有的患者需要进行直肠乙状结肠镜检查。

3. 病理分类

尿道近端常为移行细胞癌，远端常为鳞癌。鳞癌是女性尿道癌最常见的病理类型，占所有女性尿道癌的 50% 以上。移行细胞癌和腺癌分别占 15%～20% 和 10%～15%。

4. 尿道癌 AJCC 分期（第七版）

原发肿瘤（T）（男性尿道海绵体部和女性尿道）

Tx：无法评价原发肿瘤情况；

T0：未见原发肿瘤；

Ta：非浸润的乳头状癌；

Tis：原位癌；

T1：肿瘤浸润至上皮下结缔组织；

T2：肿瘤浸润至以下任一结构：尿道海绵体、尿道旁肌肉；

T3：肿瘤浸润至以下任一结构：阴茎海绵体、阴道前壁；

T4：肿瘤浸润至其他邻近器官（如膀胱壁）。

尿道前列腺部

Tis：原位癌，累及尿道前列腺部、尿道周围或前列腺导管，不伴间质浸润；

T1：肿瘤浸润至上皮下结缔组织；

T2：肿瘤浸润至前列腺间质周围导管，通过尿道上皮表面直接侵犯或者通过前列腺导管侵犯；

T3：肿瘤浸润至前列腺周围脂肪；

T4：肿瘤浸润至其他邻近器官（如膀胱壁，直肠）。

区域淋巴结

Nx：无法评价区域淋巴结情况；

N0：无区域淋巴结转移；

N1：真骨盆/腹股沟单个区域淋巴结转移（膀胱周围、闭孔、髂内、髂外、骶前淋巴结转移）；

N2：真骨盆/腹股沟多个区域淋巴结转移（膀胱周围、闭孔、髂内、髂外、骶前淋巴结转移）。

远处转移

M0：无远处转移；

M1：存在远处转移。

分期

分期组	T	N	M
0is 期	Tis	N0	M0
0a 期	Ta	N0	M0
I 期	T1	N0	M0
II 期	T2	N0	M0
III 期	T1	N1	M0
	T2	N1	M0
	T3	N0 或 N1	M0
IV期	T4	N0	M0
	T4	N1	M0
	任何 T	N2	M0
	任何 T	任何 N	M1

【治疗原则】

尿道癌治疗的方法虽然很多，但还没有一个确定的治疗指南。手术是主要的治疗手段，局部浸润的患者可以选择保留器官手术＋辅助放疗。可以选择外照射、近距离放疗或两者联合。对于不适合或不愿手术的患者，可以选择近距离腔内放疗。晚期患者可以选择联合放化疗。

1. 一般原则

前尿道（远端尿道）癌：尿道口部肿瘤或远端尿道原位癌（0 期）可行切除术、电切术，电灼疗法或激光凝固法治疗。T1 和 T2 肿瘤，可以手术切除 1/3 远端尿道，也可以选择近距离治疗或外照射联合近距离治疗。T3～4 或复发的前尿道癌，如果以前已行局部切除或放疗，可行前尿道切除和尿流改道，根据手术情况决定是否辅助放疗。

如果腹股沟淋巴结受累，可以行同侧腹股沟淋巴结清扫或照射，都可以达到治愈目的。如果腹股沟淋巴结没有受累，不推荐淋巴结清扫，但对肿瘤呈浸润性生长的患者推荐做腹股沟淋巴结预防照射。

后尿道（近端尿道）癌：后尿道癌或全尿道癌常累及膀胱，腹股沟和盆腔淋巴结转移概率高，预后差。对于 <2cm 的肿瘤，手术切除、根治性放疗或两者联合都可以取得良好的局部控制率。然而，对于较大肿物或局部晚期肿瘤，术前放疗＋手术＋尿道改道综合治疗效果最好。如果腹股沟淋巴结受累，应行盆腔、腹股沟淋巴结清扫术。少数患者可以考虑去除部分耻骨联合和耻骨支下部以保证足够手术切缘。有学者建议

保留膀胱手术联合或不联合放疗。

复发性尿道癌：放疗后局部复发的尿道癌患者需接受手术切除治疗。如果患者不适合手术或不愿手术，在危及器官没有超过放疗耐量条件下，可以考虑局部再放疗（超分割调强放疗或近距离放疗）。单纯术后局部复发的尿道癌患者考虑扩大切除联合放疗。转移性尿道癌患者应考虑化疗。姑息患者可行放疗缓解症状。

2. 放射治疗方法

肿瘤体积大或累及阴唇、阴道、整个子宫或膀胱底时，应考虑使用组织间插植联合外照射放疗。外放疗靶区包括会阴区尿道、腹股沟淋巴结、盆腔淋巴结，上界位于 $L_5 \sim S_1$ 之间。腹股沟淋巴结阳性时，照射时加填充物以提高腹股沟淋巴结剂量。全盆腔照射剂量 45 ~ 50Gy，阳性淋巴结区域推量 10 ~ 15Gy。

盆腔照射完后，局部肿瘤采用阴道插植针将整个尿道剂量提升至 60Gy 左右。组织间插植可以将肿瘤剂量提升至 70 ~ 80Gy。术后放疗的患者，盆腔照射完后组织间插植将瘤床追加 10 ~ 15Gy。腔内放疗与组织间插植放疗不联合使用。

尿道口或远端尿道的小肿瘤可以通过局部治疗治愈。常用的局部治疗手段是组织间插植。常用的放射源是 ^{192}Ir，插植针依托一弧形支架插入尿道周围。插植完成需要拍片验证插植针的位置。通过 CT 模拟定位制定的治疗计划可以很好地保护邻近正常器官。当使用单纯插植时，6 ~ 7 天内可完成放疗，总剂量达 60 ~ 70Gy（靶区受量0.4 ~ 0.5Gy/h）。

不能手术的局限性肿瘤患者，可以选择单纯放疗，常用方法为盆腔外照射后高剂量、近距离放疗。

【并发症】

外照射主要的不良反应就是会阴区皮肤的放射反应（片状脱皮或湿性渗出等）。治疗期间需要重视个人卫生并个体化给予皮肤护理。

部分患者会出现尿路狭窄，需要进行尿路扩张或改道治疗；有时会出现小便失禁、膀胱炎和阴道狭窄；严重的并发症包括瘘管形成、肠梗阻；对于晚期病变，由于肿瘤侵犯邻近器官以及随后发生的肿瘤坏死，瘘管形成是不可避免的。

【疗效】

尿道口或远端尿道肿瘤单纯放疗局控率良好。早期尿道口肿瘤治愈率为 70% ~ 90%。近端尿道或全尿道肿瘤治疗效果差，肿瘤局部控制率为 20% ~ 30%。

（刘俪玭　李高峰）

第二节　阴茎癌和男性尿道癌

【诊断标准】

1. 临床表现

阴茎癌常表现为浸润性溃疡或外生性乳头状病变。龟头与包皮是最常发生的部位。

病变常被包茎掩盖，继发感染会出现恶臭。2/3 的患者表现为局部肿物；1/2 的患者表现为溃疡。腹股沟淋巴结是最常见的转移部位。临床上未触及腹股沟淋巴结肿大的患者中有 20% ~40% 已经发生微转移。所有患者中病理证实有淋巴结转移的占 35%，在这些有淋巴结转移的患者中只有接近 50% 有可触及的淋巴结肿大。

男性尿道癌常见的临床表现为尿道梗阻症状，其他表现有局部包块、出血、脓肿和尿道刺激症状。61% 的男性尿道癌发生于尿道球、膜部（后尿道），与前尿道癌相比预后更差。

2. 诊断检查

认真细致的查体必不可少，特别是阴茎和腹股沟淋巴结的触诊。影像学检查如超声或 MRI 可帮助辨别肿瘤原发灶的浸润深度。对于尿道癌，尿道镜、膀胱镜检查非常重要。腹股沟淋巴结和盆腔淋巴结建议腹股沟超声和盆腔 CT 检查，临床发现的可疑淋巴结可考虑进行细针抽吸活检。如果有腹股沟和盆腔淋巴结转移时建议行胸腹部 CT 检查。对有骨痛或病期晚的患者可行骨扫描检查。

3. 病理分类

95% 的阴茎癌为鳞癌。此外，阴茎也可发生基底细胞癌、淋巴瘤、肉瘤等。男性尿道癌最常见的病理类型为鳞癌（52%），其次为移行细胞癌（33%）。男性尿道不同的部位常发病理类型也不一样，90% 以上的前列腺部尿道癌是移行细胞癌。腺癌多发生于尿道球、膜部。

4. 分期系统

男性尿道癌分期见女性尿道癌部分。

男性阴茎癌 AJCC 分期（第八版）如下。

原发瘤

Tx：无法评价原发肿瘤情况；

T0：未见原发肿瘤；

Tis：原位癌（阴茎上皮内瘤变 PeIN）；

Ta：非浸润性局限性鳞状细胞癌；

T1：龟头，肿瘤侵及固有层；包皮，肿瘤侵及真皮，固有层，或者 dartos 筋膜；阴茎体，不论肿瘤位置如何，肿瘤侵及真皮与阴茎体之间的结缔组织；

T1a：肿瘤无淋巴血管侵犯，无周围神经侵犯，且非高级别肿瘤（如 G3 或肉瘤样癌）；

T1b：肿瘤有淋巴血管侵犯和/或周围神经侵犯，或为高级别肿瘤（如 G3 或肉瘤样癌）；

T2：肿瘤侵及尿道海绵体伴或不伴有尿道受侵；

T3：肿瘤侵及阴茎海绵体伴或不伴有尿道受侵；

T4：肿瘤侵及其他邻近器官。

区域淋巴结（N）

临床 N 分期（cN）

cNx：无法评价区域淋巴结情况；

cN0：无可触及或可见的肿大的腹股沟淋巴结；

cN1：可触及活动的单侧腹股沟淋巴结；

cN2：可触及活动的单侧≥2 个腹股沟淋巴结或双侧腹股沟淋巴结；

cN3：可触及固定的腹股沟淋巴结或单/双侧盆腔淋巴结转移。

病理 N 分期（pN）

pNx：无法评价区域淋巴结情况；

pN0：无淋巴结转移；

pN1：≤2 个单侧腹股沟淋巴结转移，无淋巴结包膜外侵犯；

pN2：≥3 个单侧腹股沟淋巴结转移或双侧淋巴结转移；

pN3：淋巴结包膜外侵犯或盆腔淋巴结转移。

远处转移

M0：无远处转移；

M1：存在远处转移。

分期

分期	T	N	M
0is 期	Tis	N0	M0
0a 期	Ta	N0	M0
Ⅰ 期	T1a	N0	M0
Ⅱ A 期	T1b	N0	M0
	T2	N0	M0
Ⅱ B 期	T3	N0	M0
Ⅲ A 期	T1 ~ 3	N1	M0
Ⅲ B 期	T1 ~ 3	N2	M0
Ⅳ 期	T4	任何 N	M0
	任何 T	N3	M0
	任何 T	任何 N	M1

【治疗原则】

1. 阴茎癌

阴茎癌的治疗方法主要有手术、放疗、激光治疗和化疗。治疗方法的选择取决于原发肿瘤侵犯范围和淋巴结转移情况。Tis、Ta 和 T1 期阴茎癌病变适合采用保留阴茎的治疗手段，包括局部药物治疗、局部广泛切除、激光治疗、阴茎头切除术和莫氏（Mohs）手术。

放疗指征：①肿瘤分期 T1 ~ 2N0，希望保留阴茎的患者；②肿瘤分期 T3 ~ 4 或 N+，无法手术切除的患者；③阴茎切除术后切缘阳性的患者；④腹股沟淋巴结和/或盆腔淋巴结未行清扫或清扫不充分，或腹股沟淋巴结局部复发的患者。常用的放疗方法有外照射放疗、[192]Ir 敷贴、[192]Ir 组织间插植。放疗前尽可能先行包皮环切，这样可以最大程度减轻放疗副作用。

阴茎癌外照射放疗越来越得到广泛应用，外照射需要加组织补偿以改善阴茎剂量分布。常用的方式：使用中心圆形开口的塑料盒子，阴茎插入圆形开口区，阴茎周围填充组织等效性材料或水。对于阴茎原发灶的根治性放疗建议常规分割，单次剂量 1.8 ~ 2Gy，总剂量 65 ~ 70Gy，最后的 5 ~ 10Gy 建议缩小照射野，以减轻晚期纤维化。靶区为原发阴茎肿瘤及周围 2cm。对于阴茎术后切缘阳性的患者，若为 R1 切除，对原发部位和手术瘢痕区行 45 ~ 60Gy 的照射，若为 R2 切除，同根治性放疗剂量和靶区。

对于 T1～2N0 且原发肿瘤 >4cm，T3～4 或 N + 和腹股沟淋巴结和/或盆腔淋巴结未行清扫或清扫不充分，或腹股沟淋巴结局部复发的患者，需要进行腹股沟和盆腔淋巴结照射。照射范围包括双侧腹股沟、髂外、髂内、闭孔淋巴结。淋巴结预防照射剂量 45～50.4Gy，分次剂量 1.8～2Gy。转移淋巴结推量至 60～70Gy。对于根治性放疗，可考虑给予同步化疗以增加放疗敏感性（3 类证据）。

近距离放疗常用于 T1～2N0 期且肿瘤 <4cm 的患者，常用的模具是盒状或圆柱体状，中心有开口，周围有可放置放射源的凹槽或管道。模具和放射源应足够长以保证阴茎头足量照射。阴茎表面剂量 60～65Gy，阴茎内剂量 50Gy，总疗程 6～7 天。组织间插植总剂量 60～80Gy，总疗程 5～7 天。

手术：阴茎癌手术方式包括包皮环切术、局部病变切除、阴茎部分切除术和阴茎全切除术。部分阴茎切除的切缘距肿瘤需至少 1cm。肿瘤过大或累及阴茎根干，考虑行阴茎全切。阴茎部分或全部切除可引起较严重的心理和生理功能障碍。腹股沟淋巴结清扫术后并发症发生率高，30% 患者会出现较严重并发症，如皮瓣坏死、伤口不愈、淋巴囊肿和持续性下肢水肿。

化疗：新辅助化疗推荐 TIP 方案（紫杉醇 + 异环磷酰胺 + 顺铂），新辅助化疗可能使肿瘤降期以获得根治性手术机会。Ⅱ期试验结果显示接受新辅助治疗的缓解率为 50%。接受新辅助治疗的患者，预期有 36.7% 可获得长期的无进展生存。没有充分的数据支持需要行辅助化疗。同步放化疗的方案首选顺铂 ±（5-FU），或丝裂霉素 C +（5-FU）。对于转移性/复发阴茎癌的一线化疗首选 TIP 方案。

2. 男性尿道癌

男性尿道癌治疗以手术为主。放疗指征包括：术后切缘阳性的患者；术后病理 T3～4 或 N1～2 的患者；临床 T3～4 或 N1～2 的不可手术的患者。

前（远端）尿道癌放疗与阴茎癌类似。尿道球、膜部癌采用平行对穿四野照射，范围包括盆腔和腹股沟，并对会阴区和腹股沟区局部加量。前列腺部尿道癌治疗技术和剂量类似前列腺癌。

【疗效】

1. 阴茎癌

放疗疗效与手术相当，5 年生存率 45%～68%。且绝大部分行区域淋巴引流区预防照射的患者获得永久控制或治愈。阴茎的保留率 80%～100%。

2. 男性尿道癌

放疗与手术疗效接近。5 年生存率按部位分别为远端尿道 22%，尿道球、膜部 10%，前列腺部尿道 25%。研究报道，同步放化疗后中位随访 42 个月，病理完全缓解率达 87.5%，总无病生存率 62%。

【并发症】

放疗期间，所有患者均会出现阴茎皮肤红斑、干性或湿性放射性皮炎、皮下组织肿胀等皮肤反应。绝大多数患者仅需保守治疗，几周后即恢复。毛细血管扩张属于放疗晚期反应，无需特殊处理。尿道狭窄常发生于尿道口，发生率为 10%～40%。性功能障碍发生率为10%~20%。下肢淋巴水肿常发生于腹股沟和盆腔放疗时。其他罕见并发症：龟头溃疡和坏死、阴茎皮肤坏死。

（刘俪玭　李高峰）

第三节　肾盂输尿管癌

【诊断标准】

1. 临床表现

70%~95%患者表现为肉眼或者镜下血尿。10%~20%患者会出现继发于肿瘤或者肾积水的腰部肿块。其他较少见的症状有疼痛（8%~40%）、膀胱刺激症状（5%~10%）等。

2. 诊断检查

查体体征常不明显。取新鲜尿标本或逆行插管收集患侧尿液行尿细胞学检查，可以发现癌细胞。静脉尿路造影可发现肾盂输尿管内充盈缺损。逆行肾盂造影常被用于确定输尿管病变的下界，尤其是如果输尿管近端明显梗阻，阻断了来自肾盂的造影剂时。膀胱镜检查有时可见输尿管口喷血或发现同时存在的膀胱肿瘤。B超、CT、MRI检查能够发现肿瘤外侵范围及淋巴结转移情况。输尿管肾镜可直接观察肿瘤，并行穿刺切取活检。

3. 病理分类

90%以上患者为尿路上皮（移行细胞）癌。WHO分为浸润性尿路上皮癌和有以下变异的浸润性尿路上皮癌：鳞状分化、腺样分化、滋养层分化、巢状，微囊肿，微乳头状，淋巴上皮瘤样，浆细胞样，肉瘤样，巨细胞和未分化。

4. 分期系统（AJCC肾盂输尿管癌分期，第八版）

原发肿瘤（T）

Tx：原发肿瘤不能评估；

T0：无原发肿瘤证据；

Ta：乳头状非浸润癌；

Tis：原位癌；

T1：肿瘤侵犯上皮下结缔组织；

T2：肿瘤侵犯肌层；

T3：肾盂癌：肿瘤侵透肌层累及肾盂周围脂肪组织或侵入肾实质；
　　　输尿管癌：肿瘤侵透肌层累及输尿管周围脂肪组织；

T4：肿瘤累及邻近器官，或侵透肾脏累及肾周脂肪。

区域淋巴结（N）

Nx：区域淋巴结不能评估；

N0：无区域淋巴结转移；

N1：单个淋巴结转移，最大径≤2cm；

N2：单个淋巴结转移，2cm＜最大径≤5cm；或多个淋巴结转移。

远处转移（M）

M0：无远处转移（无病理M0；用临床M0完成分期）；

M1：远处转移。

分期

分期	T	N	M
0is 期	Tis	N0	M0
0a 期	Ta	N0	M0
Ⅰ 期	T1	N0	M0
Ⅱ 期	T2	N0	M0
Ⅲ 期	T3	N0	M0
Ⅳ 期	T4	N0	M0
	任何 T	N1 或 N2	M0
	任何 T	任何 N	M1

【治疗原则】

首选手术治疗。肾及全长输尿管切除，包括输尿管开口部位的膀胱壁切除。淋巴结清扫的意义尚不明确。局部切除仅适用于低级别、低分期、孤立肿瘤患者，或者由于肾功能差，或对侧肾缺如不能行根治性手术者。

2019 年第 4 版 NCCN 建议非转移性低级别肾盂癌行肾输尿管膀胱袖状切除术 ± 围手术期膀胱灌注化疗或内镜切除术 ± 围手术期膀胱灌注化疗或卡介苗治疗。非转移性高级别、大肿瘤或肿瘤侵犯肾实质建议肾输尿管膀胱袖状切除术 + 区域淋巴结清扫术 ± 围手术期膀胱灌注化疗或对选择性病人行新辅助化疗。转移性肾盂癌推荐全身治疗。

输尿管尿路上皮癌手术方案根据肿瘤位置、肿瘤分级和侵犯范围，治疗方案略有不同，可选择性行新辅助化疗。上段癌行肾输尿管膀胱袖状切除术 + 区域淋巴结清扫术，病理高级别患者可选择性行新辅助化疗，或者内镜切除术；中段低级别肿瘤可行内镜切除、肾输尿管膀胱袖状切除或高选择性行输尿管局段切除 + 输尿管吻合术或肠代输尿管，中段高级别癌行肾输尿管膀胱袖状切除术 + 区域淋巴结清扫术，可选择性行新辅助化疗；远端癌行输尿管远端切除 + 区域淋巴结清扫，高级别患者可考虑输尿管再植术和选择性新辅助化疗，或者内镜切除、肾输尿管膀胱袖状切除 + 区域淋巴结清扫联合选择性行新辅助化疗。

术后病理 T2 ~ T4 期患者或伴淋巴结转移的患者术后应考虑化疗加放疗或单纯化疗。

新辅助或辅助化疗方案多选择剂量密集型甲氨蝶呤 + 长春新碱 + 阿霉素 + 顺铂（ddMVAC）3 ~ 4 周期、吉西他滨和顺铂 4 周期。放射增敏化疗药物包括顺铂、紫杉类、5 – FU、丝裂霉素、卡培他滨和小剂量吉西他滨。

【放疗】

上尿路肿瘤完全切除术后是否放疗目前无随机对照研究。回顾性研究提示术后放疗能够降低肿瘤局部复发率，但是对总生存和远处转移率无显著影响。对于需要行术后放疗的患者，如高分级或分期、近切缘、淋巴结转移的患者，亚临床病灶区应该包括肾窝、输尿管走行区以及整个膀胱，还应包括可能发生转移的腔静脉旁和主动脉旁淋巴结。采用 CT 定位、增强扫描利于制定放疗计划，IMRT 技术在保证靶区域剂量分布要求的情况下，同时最大程度减小正常组织损伤。治疗亚临床病灶区放疗剂量推荐为 45～50Gy（每天 1.8～2Gy）。对于更加广泛的病变（如多个淋巴结阳性）、R1（镜下切缘阳性）和 R2（肉眼残留），建议局部追量 5～10Gy。如不可切除或存在明显残留病变，局部需要更高的照射剂量。

危及器官限制剂量建议双肾平均剂量 <15～18Gy，双肾 V_{12} <55%，V_{20} <32%，V_{23} <30%，V_{28} <20%。胃 <45Gy，小肠 V_{45} <195cc，肝平均剂量 <30～32Gy，脊髓 <45Gy。

【并发症】

放疗并发症与上腹及盆腔放疗后副反应极其相似，包括恶心、呕吐、腹泻和腹部绞痛。右侧肿瘤患者放疗时，部分肝脏受照射，因此有可能引起放射性肝损伤。

【预后因素】

肿瘤分期、病理分级是最重要的预后因素。起源于输尿管的尿路上皮癌与起源于肾盂的尿路上皮癌在预后上没有显著差异。近期有研究提示尿路上皮癌启动子甲基化与预后不良相关。

（钟秋子　李高峰）

第四节　肾　癌

【诊断标准】

1. 临床表现

最常见的临床症状是腰痛、肉眼血尿、腹部包块，即"肾癌三联征"，三项症状均出现的仅见于 6%～10% 的患者；且任一症状的出现都提示局部进展性病变。由于目前筛查技术的进步，超过 50% 的肾癌患者无临床症状和体征，经体检或其他腹部检查时发现。

约 30% 的有症状肾细胞癌患者可出现副肿瘤综合征，包括恶病质、贫血、发热、高血压、红细胞增多症、高血钙、高血糖、血沉加快等。部分患者因肿瘤转移症状就诊，如骨痛、病理性骨折、持续性咳嗽等。早期肾癌患者无显著体征。如发现以下体征：可触及的腹部包块、不可复的精索静脉曲张和双下肢水肿等，常提示肿瘤晚期，建议尽快进行影像学检查。

2. 诊断检查

肾癌的临床诊断主要依靠影像学检查，腹部增强 CT 是目前肾癌最重要的影像学检查手段。肾癌的确诊依靠病理学检查。

腹部 CT 对肾癌的确诊率高，并能显示肿瘤大小、部位及周围受侵情况（肾静脉、区域淋巴结、肾上腺和邻近腹部器官），多数肾脏肿瘤可通过 CT 进行准确的术前临床分期，增强扫描还可进一步评价对侧肾功能。腹部超声是简单而无创的检查方法，可在健康体检时发现无症状的早期肿瘤。腹部 MRI 对肾癌的诊断作用与 CT 相仿，肾功能不全、超声波检查或 CT 检查提示静脉瘤栓者，推荐进一步行腹部 MRI 检查。

如有临床症状或实验室检查提示可能存在远处转移，建议进行盆腔 CT 或 MRI 检查、胸部 X 线或 CT 检查、骨扫描，有条件者可采用 PET – CT 检查评价淋巴结和发现远处转移病灶。未行 CT 增强扫描，无法评价对侧肾功能者，可进行核素肾图或静脉尿路造影检查（IVU）。影像学检查提示中心型肿瘤邻近或侵及集合系统者，需进一步行尿细胞学、输尿管镜或经皮肾镜检查，以与尿路上皮癌相鉴别。

对于已进行增强扫描检查且计划进行手术治疗的患者，肾肿瘤穿刺活检不是必要项目。以下情况需考虑肾肿瘤穿刺活检：小的肾脏占位，且希望采取主动监测策略的患者；在进行消融治疗前明确病理诊断；为转移性疾病的治疗决策（化疗、靶向治疗、手术方案）提供病理依据。

3. 病理学检查

采用 2016 年 WHO 肾脏肿瘤分类标准，肾细胞癌主要包括 3 种组织病理类型：肾透明细胞癌（80% ~ 90%）、肾乳头状腺癌（6% ~ 15%，包括 Ⅰ 型和 Ⅱ 型）、肾嫌色细胞癌（2% ~ 5%）。其他少见的肾细胞癌类型包括：多房囊性肾细胞癌、肾髓质癌、集合管癌、未分类的肾细胞癌等。

在 2016 年 WHO 肾脏肿瘤分类标准中，推荐采用 WHO/ISUP（International Society of Urological Pathology，ISUP）的 4 级分类系统对肿瘤进行组织学分级。1 ~ 3 级肾细胞癌主要根据细胞核仁的显著程度而确定，4 级则以是否出现明显的核多形性、瘤巨细胞、肉瘤样分化和/或横纹肌样分化而确定。

4. 分期系统（AJCC 肾癌分期，第八版）

原发肿瘤（T）

Tx：原发肿瘤无法评估；

T0：无原发肿瘤的证据；

T1：肿瘤最大径≤7cm，且局限于肾内；

T1a：肿瘤最大径≤4cm；

T1b：4cm＜肿瘤最大径≤7cm；

T2：肿瘤最大径＞7cm，且局限于肾内；

T2a：7cm＜肿瘤最大径≤10cm；

T2b：肿瘤最大径＞10cm，且局限于肾内；

T3：肿瘤侵及肾静脉或肾周围组织，但未侵及同侧肾上腺，未超过肾周围筋膜；

T3a：肿瘤侵及肾静脉内或肾静脉分支的肾段静脉，或侵犯肾盂系统，或侵犯肾周围脂肪和/或肾窦脂肪（肾盂旁脂肪），但是未超过肾周围筋膜；

T3b：肿瘤侵及膈下的下腔静脉；

T3c：肿瘤侵及膈上的下腔静脉或侵及下腔静脉壁；

T4：肿瘤侵透肾周围筋膜，包括侵及邻近的同侧肾上腺。

区域淋巴结（N）

Nx：区域淋巴结无法评估；

N0：没有区域淋巴结转移；

N1：有区域淋巴结转移。

远处转移（M）

M0：无远处转移；

M1：有远处转移。

分期

分期组	T	N	M
Ⅰ期	T1	N0	M0
Ⅱ期	T2	N0	M0
Ⅲ期	T3	任何 N	M0
	T1 或 T2	N1	M0
Ⅳ期	T4	任何 N	M0
	任何 T	任何 N	M1

【治疗原则】

根治性肾切除术是无转移肾细胞癌的标准治疗方法；最新研究显示放射消融（Stereotactic Ablation Radiotherapy，SABR）有很好的局部控制效果，对于不可手术切除或不耐受手术或拒绝手术的患者，SABR 是有效的治疗手段；术前放疗可以提高不可切除病变的手术切除率。术后放疗建议用于以下情况：没有完整切除、肾周围脂肪受累、肾上腺受累和淋巴结转移。具体如下：

1. 局限期肾癌

局限期肾癌定义为 T1～2N0M0 的肾癌，手术方式包括保留肾单位的肾部分切除术及根治性肾切除术，研究显示对于 T1 的肾癌，目前来说无病生存率无差异，对于 cN0 的患者是否需要行淋巴结清扫仍有争议，对于无肾上腺侵犯的肾癌，同侧肾上腺切除无益。此外，对于无法耐受或拒绝手术治疗的局限期肾癌患者，可选择消融治疗（冷冻消融、射频消融、放射消融）根治肿瘤。对于存在严重合并症、预期寿命有限的患者，可选择主动监测的策略。

2. 局部晚期肾癌

局部晚期肾癌主要行根治性肾切除术，cN + 者行淋巴结清扫目前无证据证明其生存获益，但可以协助分期，提高局控率。辅助靶向治疗目前无明确生存获益证据，不建议常规应用。对于无法手术的非转移性肾癌，SABR 治疗也是非常有效的根治性手段，4 年局控率可达 97.8%，肿瘤特异性生存为 91.9%。

3. 转移性肾癌

对这部分患者暂无统一的标准治疗方案，参与临床试验是多数国际指南的首选推荐。系统性治疗联合 SABR 放疗是目前的研究热点。目前常规的系统性治疗手段包括靶向治疗、免疫治疗及两者联合以及减瘤术与靶向治疗的联合等；对于有症状者，局部治疗（转移灶切除、放疗）是有效的减症手段。

【放疗】

1. 局限期肾癌的根治性放疗

由于肾癌细胞 α/β 值较低（两项研究推荐值分别为 2.6 和 6.9），因此采用 SABR

技术手段进行根治性治疗理论上具有放射生物学优势。大分割单次剂量越高，生物学效应越高。目前肾癌的合理剂量无明确定义，相关剂量学研究正在进行中。

2. 转移性肾癌的放疗

目前，转移性肾癌的治疗首选临床试验。系统治疗联合放疗是近年来国际上研究的热点。2020 年 ASCO 会议研究采用的放疗剂量分别为 30Gy/3f、50Gy/3f、10Gy/f，选择性照射 1~2 个转移灶。在当前精确放疗技术条件下，该治疗的剂量、数量是否足够尚有可探讨之处。

对存在转移性症状，如疼痛、区域肿瘤压迫脊髓或引发下肢水肿等，放疗是重要的减症治疗手段，明显改善晚期患者的生活质量。

3. 辅助放疗

目前，术前放疗和术后放疗缺乏高级别临床证据支持。对手术切除困难的局部晚期肿瘤，术前放疗或许可增加肿瘤完整切除率。术前放疗靶区范围包括肾肿物及区域淋巴结（外放 2~3cm），放疗剂量 40~50Gy（分次剂量 1.8~2Gy）。

对没有完整切除、肾周围脂肪受累、肾上腺受累和淋巴结转移的患者，可以考虑术后放疗，降低区域复发风险。术后放疗总剂量 40~50Gy，分次剂量 1.8~2Gy，照射范围包括肾切除后瘤床和区域淋巴结，对镜下或肉眼残留病变区域追量 10~15Gy（总剂量达 50~60Gy）。照射靶区应该包括手术切口。如果因为增加正常组织照射而不能包括术后切口瘢痕，可以加用电子线照射切口瘢痕。照射野的设计必须保证不超过 30% 肝脏接受超过 36~40Gy 剂量的照射。对侧肾脏在 2~3 周内受照剂量不能超过 20Gy。在每天 1.8~2Gy 传统放疗模式下，脊髓的限制剂量不超过 45Gy。

【并发症】

肾癌放疗副作用与其他上腹部放疗后副作用相似，主要包括消化道、肝脏、肾脏的毒性反应。急性期放疗反应以轻中度上消化道反应为主，包括恶心、呕吐、食欲下降，多数症状在放疗结束后数周内可缓解。晚期放疗反应少见，多表现为上消化道的狭窄、梗阻、溃疡、出血和穿孔。放疗靶区邻近胃、十二指肠和空肠的患者出现急性期上消化道出血、晚期消化道穿孔的风险增加。

右侧肾癌患者放疗时，部分肝脏受照射，可能引发放射性肝损伤，表现为转氨酶升高、胆红素升高。肾脏肿瘤区域的放疗，可能带来一定程度的肾功能损伤。放疗期间及放疗后随访均应密切监测肝、肾功能变化，必要时给予对症治疗。

（马茗薇　高献书）

第五节　前列腺癌

【诊断标准】

1. 临床表现

早期前列腺癌通常无临床症状。原发肿瘤增大而压迫尿道或侵犯膀胱颈时，可引发下尿路症状，包括尿频、尿急、尿流缓慢、排尿困难和排尿不尽感等；严重者可能出现急性尿潴留、尿失禁。这些症状与良性前列腺增生症状相似，可借助影像学检查、穿刺活检与之鉴别。晚期前列腺癌可出现远处转移症状，如骨转移疼痛、病理性骨折、排便困难等。

2. 诊断

（1）直肠指诊（DRE） 多数前列腺癌发生在外周带，直肠指诊联合 PSA 是发现疑似前列腺癌的初筛方法，但很多早期病灶无阳性发现。DRE 检查可能影响 PSA 值，应在血清 PSA 检查后进行 DRE。

（2）血清前列腺特异性抗原（PSA）检测 PSA 检测通常包括血清总 PSA（tPSA）和游离 PSA（fPSA）。血清 tPSA 的正常范围是 $0 \sim 4.0$ng/ml。tPSA >10ng/ml 时，前列腺癌活检阳性率达 44%。$4 \sim 10$ng/ml 是前列腺癌判定的灰区，在该灰区推荐采用 f/tPSA、PSA 密度（PSA density，PSAD）协助诊断。国内目前推荐 f/tPSA >0.16 为正常参考值。PSAD 即 tPSA 与前列腺体积的比值，正常值 <0.15ng/ml。另外，各单位采用的系统不同可能稍有差异。PSA 水平受很多因素影响，如药物、泌尿系统操作、前列腺疾病等。一般规定在前列腺按摩、直肠指检、膀胱镜检查、导尿、射精 48 小时后，前列腺穿刺 4 周后进行血清 PSA 检测，且检测时无急性前列腺炎、尿潴留疾病等。

（3）核磁共振（MRI） MRI 是最常应用的影像学检查手段，它不仅能协助诊断前列腺癌，还可为临床分期提供重要依据。MRI 检查可以显示前列腺包膜的完整性、肿瘤是否侵犯前列腺周围组织及器官，也可以显示盆腔淋巴结受侵犯的情况及骨转移的病灶，对临床分期和治疗决策有重要的指导作用。因此，对于怀疑前列腺癌的患者都应进行前列腺多参数 MRI 检查。前列腺影像报告和数据系统（PI－RADS）评分法已将前列腺 MRI 影像诊断报告标准化和系统化，在临床上逐步普及。MRI 检查需在穿刺活检前进行，否则因前列腺内出血影响判断。

（4）前列腺穿刺活检 超声或 MRI 引导下的前列腺系统性穿刺活检是目前诊断前列腺癌最常用的确诊手段，并可对肿瘤进行分级。如符合以下任一条件的患者，均应考虑前列腺穿刺活检：①直肠指检发现前列腺结节；②影像学检查（MRI、CT 或 B 超）发现可疑前列腺占位；③tPSA >10ng/ml；④tPSA $4 \sim 10$ng/ml，且 f/tPSA 异常或 PSA 密度值异常。前列腺穿刺针数包括 6 针、8 针、10 针、5 区 13 针等。

（5）骨扫描检查 前列腺癌易发生骨转移，骨扫描是前列腺癌骨转移最常用的评价手段。NCCN 指南对于初诊前列腺癌患者推荐行骨扫描的指征为：中危患者中 T2 并且 tPSA >10ng/mL 的患者以及高危及以上患者；任何有骨相关症状的患者；根治性治疗后生化复发或有临床症状的患者，建议骨扫描检查。但骨扫描检查敏感性高，特异性低，如发现异常建议行其他影像学手段如 MRI、PET/CT 进一步证实。

（6）PSMA－PET/CT PSMA 为前列腺特异性膜抗原，[68]Ga 或 [18]F 标记的 PSMA－PET/CT 相对于传统的影像学检查，检出微小转移灶的灵敏度更高，可能改变治疗决策。是目前前列腺癌全身检查的方向，并且在国内一些单位已经开始普及。因此，对于怀疑存在转移性病变的前列腺癌患者，有条件的情况下推荐使用 PSMA－PET/CT 检查。

（7）超声检查 超声检查包括经腹和经直肠超声，可以发现前列腺占位、估计前列腺大小。但随着 MRI 的普及，超声作为前列腺癌诊断手段已不常用，目前主要应用于引导前列腺系统性穿刺活检或引导放射治疗。

3. 分期（前列腺癌 AJCC 分期，第八版）

原发肿瘤（T）

临床（cT）

cTx：原发肿瘤不能评价；

cT0：无原发肿瘤证据；

cT1：不能被影像发现和扪及的临床隐匿肿瘤；

cT1a：偶发肿瘤体积＜所切除组织体积的 5%；

cT1b：偶发肿瘤体积＞所切除组织体积的 5%；

cT1c：穿刺活检发现的肿瘤（如由于 PSA 升高）；

cT2：局限于前列腺内的肿瘤

cT2a：肿瘤限于单叶的 1/2（≤1/2）；

cT2b：肿瘤超过单叶的 1/2 但限于该单叶（1/2～1）；

cT2c：肿瘤侵犯两叶；

cT3：肿瘤突破前列腺包膜**；

cT3a：肿瘤侵犯包膜（单侧或双侧）；

cT3b：肿瘤侵犯精囊；

cT4：肿瘤固定或侵犯除精囊外的其他邻近组织结构，如膀胱颈、尿道外括约肌、直肠、肛提肌和/或盆壁。

病理（pT）（无 T1）

pT2*：局限于前列腺；

pT2a：肿瘤限于单叶的 1/2；

pT2b：肿瘤超过单叶的 1/2 但限于该单叶；

pT2c：肿瘤侵犯两叶；

pT3：突破前列腺包膜；

pT3a：突破前列腺包膜或膀胱颈微浸润；

pT3b：侵犯精囊；

pT4：侵犯膀胱和直肠。

区域淋巴结（N）***

临床

cNx：区域淋巴结不能评价；

cN0：无区域淋巴结转移；

cN1：区域淋巴结转移。

病理

pNx：无区域淋巴结取材标本；

pN0：无区域淋巴结转移；

pN1：区域淋巴结转移。

远处转移（M）****

Mx：远处转移不能评价；

M0：无远处转移；

M1：有远处转移；

M1a：有区域淋巴结以外的淋巴结转移；

M1b：骨转移；

M1c：其他器官组织转移。

注：①＊：穿刺活检发现的单叶或两叶肿瘤、但临床无法扪及或影像不能发现的定为 T1c。

②＊＊：侵犯前列腺尖部或前列腺包膜但未突破包膜的仍为 T2，非 T3a。

③＊＊＊：不超过 0.2cm 的转移定为 pN1mi。

④＊＊＊＊：当转移多于一处，为最晚的分期。

4. 病理分级

前列腺癌目前最常使用的病理分级方法为 Gleason 评分系统，根据前列腺的组织构型，即按照腺体结构、大小、密度和分布等情况的不同，将肿瘤分成 1～5 级，1 级分化最高，5 级最低。在对肿瘤进行评分时，首先观察肿瘤中不同分级所占的比例大小，前列腺癌常有不同分级的结构同时存在，以所占比例最大的和其次的两个级别作为组织学分级标准，两个 Gleason 级数相加即为该例前列腺癌的组织学总分。

近年基于 2014 年国际泌尿病理协会共识会议，提倡前列腺癌新分级分组（Grading Groups，GG）系统。该系统根据 Gleason 总评分和疾病危险度的不同将前列腺癌分为 5 个不同的组别：①分级分组 1 组：Gleason 评分 ≤6；②分级分组 2 组：Gleason 评分 3 + 4 = 7；③分级分组 3 组：Gleason 评分 4 + 3 = 7；④分级分组 4 组：Gleason 评分 8（包括 Gleason 4 + 4，Gleason 3 + 5 以及 Gleason 5 + 3）；⑤分级分组 5 组：Gleason 评分 9 和 10（包括 Gleason 4 + 5，Gleason 5 + 4 以及 Gleason 5 + 5）。

5. 危险度分级

前列腺癌不同于其他肿瘤，要综合患者 tPSA、Gleason 评分和 TNM 分期，进行危险度分级，目前所参考主要为 NCCN 前列腺癌复发风险分级，用于指导治疗和判断预后。NCCN 指南（2019 V4）前列腺癌危险度分级及定义见表 10-1。

表 10-1 NCCN 指南（2019 V4）前列腺癌危险度分级及定义

危险度分级	定义
极低危	T1c 且 GG1 ≤6 且 tPSA <10ng/ml 且 <3 针穿刺阳性、每针 ≤50% 阳性且 PSA 密度 <0.15ng/ml
低危	T1～T2a 且 GG1 且 tPSA <10ng/ml
中危	预后好：1 个 IRF 且 GG2 且穿刺阳性率 <50%；中危危险因素（IRF）：T2b～T2c；GG2 或 3；PSA10～20ng/ml 预后好：1 个 IRF 和 GG1 或 2 和穿刺阳性率 <50%； 预后差：2 或 3 个 IRF 和/或 GG3 和/或穿刺阳性率 ≥50%
高危	T3a 或 GG4 或 GG5 或 tPSA >20ng/ml
极高危	T3b～T4 或主要部分 Gleason 评分 5 或 >4 针 GG4 或 GG5
淋巴结转移	任何 T，N1，M0
远处转移	任何 T，任何 N，M1

【治疗原则】

前列腺癌的治疗方式应根据不同的危险度分级进行选择，治疗方式包括放射治疗（外照射、近距离治疗）、手术、内分泌治疗、化疗等。其中根治性治疗手段包括放射治疗和根治术两种。根据不同患者的分期和风险分组，治疗手段的选择策略有所不同，具体可参考表 10-2。

表 10-2 前列腺癌危险度分级治疗方案（NCCN 指南 2019 V4）

初始治疗	治疗方案	
极低危		预期寿命 <10 年：观察等待 预期寿命 10~20 年：积极监测 预期寿命 ≥20 年：积极监测（首选）；外放疗或近距离治疗 前列腺癌根治术
低危		预期寿命 ≥10 年：积极监测（首选） 外放疗或近距离治疗 前列腺癌根治术 预期寿命 <10 年：观察等待
中危	预后好	预期寿命 ≥10 年：积极监测 外放疗或近距离治疗 前列腺癌根治术 预期寿命 <10 年：观察等待（首选） 外放疗或近距离治疗
	预后差	预期寿命 ≥10 年：前列腺癌根治术 外放疗 ± 内分泌治疗（4 个月） 外放疗 + 近距离治疗 ± 内分泌治疗（4 个月） 预期寿命 <10 年：观察等待（首选） 外放疗 ± 内分泌治疗（4 个月） 外放疗 + 近距离治疗 ± 内分泌治疗（4 个月）
高危		预期寿命 ≤5 年且有症状：观察 内分泌治疗 外放疗
极高危		预期寿命 >5 年且无症状：外放疗 + 内分泌治疗（1.5~3 年） 外放疗 + 近距离治疗 ± 内分泌治疗（1.5~3 年） 前列腺癌根治术
淋巴结转移		预期寿命 ≤5 年且有症状：观察 内分泌治疗 预期寿命 >5 年且无症状：外放疗 + 内分泌治疗（首选） 外放疗 + 内分泌治疗 + 阿比特龙 + 泼尼松 外放疗 + 内分泌治疗 + 阿比特龙 + 甲强龙（2B 类证据） 内分泌治疗 ± 阿比特龙 + 泼尼松 内分泌治疗 ± 阿比特龙 + 甲强龙（2B 类证据）
远处转移		激素敏感期：内分泌治疗 + 以下治疗： 多西他赛 75mg/m^2，6 周期（1 类证据） 阿比特龙 + 泼尼松（1 类证据） 阿帕鲁安（1 类证据） 恩杂鲁胺（1 类证据） 原发灶外放疗（低瘤负荷） 阿比特龙 + 甲强龙（2B 类证据）激素抵抗期： 化疗、阿帕鲁安、恩杂鲁胺、Darolutamide 等

N1 及 M1 前列腺癌推荐行同源重组基因突变和微卫星不稳定性（MSI）检测或错配修复基因检测（dMMR）。

术后放疗	放疗指征	放疗时机
辅助放疗	术后 PSA 降至 0 或测不到且：pT3 - 4，或切缘阳性，淋巴结转移	术后症状如尿失禁缓解后开始，原则上不超过术后 1 年
挽救放疗	术后 PSA 开始可测，并连续 2 次升高	尽早开始

【放疗适应证】

1. 根治性外放疗

病灶局限在盆腔的患者都可选择根治性放疗 ± 其他全身治疗。一般来讲，年老、一般情况相对较差、危险分级相对较高者，可首选放疗（± 内分泌治疗）。

低瘤负荷转移的患者，也应选择系统性治疗 + 放疗。

2. 术后放疗

术后放疗分为辅助性放疗及挽救性放疗。术后辅助放疗的适应证：pT3 ~ 4，或切缘阳性；挽救性放疗适应证：术后 PSA 开始可测，并连续 2 次升高。

目前最新的研究初步结果显示早挽救放疗效果不亚于辅助放疗，因此术后有病理高危复发因素的患者也可密切观察，等 PSA 持续上升时开始治疗，一般放疗前 PSA <0.1ng/ml。

盆腔淋巴结有转移者，应选择辅助放疗，可配合辅助内分泌治疗。

3. 近距离放疗（放射性粒子植入术为例）

低危患者可选择内放疗作为根治性治疗手段；中高危前列腺癌，建议配合外放疗和内分泌治疗；前列腺体积不可过大或过小。

【放疗方法与实施】

1. 放疗技术

图像引导的调强放疗是目前前列腺癌外放疗的主流技术。高剂量照射时强烈推荐每日图像引导。大分割照射时强烈推荐实时图像监测。

2. 定位

最常采用的定位方式是 CT 定位。定位前排空直肠和膀胱，饮用 500 ~ 1000ml 水，以充盈膀胱，1 小时后进行 CT 定位扫描。定位时仰卧于固定架上，双臂交叉放于胸前（根据患者的舒适度及稳定性），常用的固定装置包括热塑成型体膜或真空负压气垫等，腿部固定支架（如与实时超声图像引导系统匹配的固定架）可以协助将患者双腿固定，在保证舒适度的同时保证摆位的精确度。扫描范围自腰 3 椎体至坐骨结节下 5cm。可行 MRI 定位或 MRI 融合。

3. 靶区

GTV：因多灶性的特点一般把前列腺和包膜整体视为 GTV。T3 期以上者需要把明确受侵的部分划入 GTV，如明确的精囊受侵部分、膀胱及直肠受侵部分等，以便局部加量。

GTVnd：转移淋巴结，对去势治疗有效是阳性淋巴结的证据之一。

CTV：

低危：CTV = 前列腺及包膜。

中危：CTV = 前列腺及包膜 +1cm 精囊根部 ± 盆腔淋巴结引流区。

高危：CTV = 前列腺及包膜 + 2cm 精囊根部 + 盆腔淋巴结引流区。

T3b：CTV = 前列腺及包膜 + 全部精囊 + 盆腔淋巴结引流区。

CTVnd：低危及中危预后好亚组的患者无需盆腔预防照射，中危预后差及高危患者建议照射盆腔淋巴结引流区。

盆腔预防照射范围包括部分髂总、髂外、髂内及骶前淋巴结引流区，闭孔淋巴结引流区。参照 RTOG 共识指南，盆腔照射范围：上起自 $L_5 \sim S_1$ 水平，即髂总血管远端、骶前淋巴结区近端；髂内、髂外血管外扩 7mm，避开肠道、膀胱、股骨头等；骶前淋巴结（$S_{1 \sim 3}$）后界为骶骨前，前界为骶骨前 1cm，避开肠道、膀胱、股骨头等；髂外淋巴结区终止于股骨头上缘（腹股沟韧带的骨性标志）；闭孔淋巴结终止于耻骨联合上缘。

PTV：根据是否有图像引导（IGRT）技术，PTV 在 CTV 基础上外扩 5 ~ 10mm，直肠方向可适当缩小，特别是在高剂量照射时更要注意保护直肠。

4. 处方及危及器官限量

（1）常规分割放疗

处方：前列腺 ± 部分精囊：每日照射剂量 1.8 ~ 2.0Gy，每周 5 次，处方剂量可依据危险度选择 72 ~ 80Gy/2Gy、75.6 ~ 81.0Gy/1.8Gy，强烈建议使用每日 IGRT 技术。不具备条件的医院可适当降低总剂量，原则上不低于 70Gy。盆腔淋巴结引流区剂量：每日照射剂量 1.8 ~ 2.0Gy，每周 5 次，总量 45 ~ 50Gy。

危及器官限量：

①直肠：$V_{50} \leqslant 40\%$；$V_{60} \leqslant 30\%$；$V_{66} \leqslant 20\%$；$V_{70} \leqslant 10\%$。

②膀胱：$V_{50} \leqslant 30\%$；$V_{60} \leqslant 20\%$；$V_{70} \leqslant 10\%$。

③股骨头：$V_{50} \leqslant 5\%$；$D_{max} < 52Gy$

④小肠：$V_{50} \leqslant 5\%$；$D_{max} < 52Gy$

⑤耻骨联合：$V_{70} \leqslant 25\%$

（2）中等分割放疗 当前中等分割已获得高级别证据支持，指南中推荐中等分割 IMRT 放疗可替代常规分割放疗。中等分割的定义为 2.4 ~ 4Gy/f，治疗时间为 4 ~ 5 周。处方：目前指南上对前列腺及精囊区的推荐剂量有：总剂量满足 70Gy 左右，分割次数在 25 ~ 28 次之间，此外，也有 60Gy/3Gy/20f 的推荐；盆腔剂量同前。强烈建议每日使用 IGRT 技术。

危及器官限量：

①直肠：$V_{70} < 5\%$；$V_{60} < 10\%$；$V_{56} < 20\%$；$V_{50} < 30\%$。

②膀胱：$V_{70} < 10\%$；$V_{60} < 15\%$；$V_{56} < 25\%$；$V_{50} < 35\%$。

③耻骨联合：$V_{60} < 20\%$。

④股骨头：$V_{50} < 5\%$。

⑤小肠：$D_{max} < 50Gy$。

（3）大分割放疗 大分割的定义为 > 5 ~ 6.5Gy/f。根据 NCCN 和欧洲泌尿外科指南，仅推荐于极低危、低危、中危（预后好）前列腺癌的可选方式。由于单次剂量高，需严防副反应的发生，所需技术要求极高，建议有条件的单位谨慎开展临床研究。

（4）内放疗（放射性粒子植入） 根治性放射性粒子植入治疗适用于局限期低危前

列腺癌。对于中高危病例如果行粒子植入治疗应当联合外照射 40～50Gy，如果前列腺体积较大，放疗前应当通过新辅助内分泌治疗缩小前列腺体积。前列腺过大或过小、存在尿路梗阻、有经尿道前列腺切除史不适合粒子植入治疗。

单纯^{125}I粒子植入治疗剂量为 145Gy，外照射 40～50Gy 后^{125}I 粒子植入治疗剂量为 110～115Gy，同时根据危险度分级联合内分泌治疗。

【疗效及并发症】

多数前列腺癌进展缓慢，多数患者治疗后可获得长期生存。《2020 年美国癌症统计报告》显示，不同种族局限期前列腺癌、区域淋巴结转移前列腺癌的 5 年总生存率均超过 99%。而远处转移患者的 5 年总生存率仅为 31%。

随着适形放疗、图像引导放疗技术（IGRT）的应用，前列腺癌放疗后不良反应发生率明显降低，严重不良反应罕见。前列腺癌放疗不良反应主要包括直肠、泌尿道反应。

急性期常见不良反应包括腹泻、里急后重、尿急、尿频、夜尿增多等，部分患者可能出现局部皮肤发红、干燥等。上述症状通常在放疗结束后 2～4 周内减轻或消失。

直肠出血是最重要的晚期不良反应，其发生率与直肠受照体积有关。研究表明，随着图像引导放疗技术的应用，严重影响生活质量、需要手术干预的便血发生率已低于 1%。晚期也可能低概率出现出血性膀胱炎、尿道挛缩、直肠或肛门狭窄、性功能障碍等，一般不需处理。但与手术治疗相比，放疗对尿失禁、尿道狭窄、性功能的影响较低。

（马茗微　高献书）

第六节　睾丸恶性肿瘤

睾丸恶性肿瘤绝大部分发生于阴囊内睾丸，也可发生于异位睾丸，如盆腔隐睾或腹股沟隐睾。睾丸恶性肿瘤在病理上分为生殖细胞瘤和非生殖细胞瘤两大类。生殖细胞瘤占所有睾丸恶性肿瘤的 95%，又分为精原细胞瘤和非精原细胞瘤两类。非精原细胞瘤分为胚胎癌、绒癌、畸胎瘤、卵黄囊瘤和混合性生殖细胞瘤等。睾丸肿瘤是治愈率较高的肿瘤，通过目前综合治疗手段其 5 年生存率可达 95%。

【诊断标准】

1. 临床表现

睾丸恶性肿瘤的发病高峰在 15～44 岁。尽管睾丸肿瘤相对少见，仅占男性恶性肿瘤的 1%，但它是 15～34 岁男性青壮年最常见的实体肿瘤。无痛性睾丸肿物是睾丸恶性肿瘤的典型病症，较少出现急性疼痛。隐睾者肿瘤位于腹股沟或盆腔，常出现下肢水肿、尿频、尿急和尿痛等。睾丸恶性肿瘤的首站淋巴结转移部位为腹主动脉淋巴结区，也可出现腹腔、腹股沟、纵隔和锁骨上淋巴结转移。肺转移是睾丸恶性肿瘤最常见的远处转移部位，也可出现脑转移。

2. 诊断检查

阴囊内睾丸无痛性坚实肿块，透光试验阴性。隐睾肿瘤者可于腹部扪及肿块。体格检查包括浅表淋巴结、肝、脾、腹部肿块等，应仔细检查阴囊内肿块或腹部肿块的大小、质地及活动度等。治疗前除常规检查，实验室检查应包括绒毛膜促性腺激素（β-HCG）、甲胎蛋白（AFP）和乳酸脱氢酶（LDH）。有生育愿望的患者，治疗前建议做精液检查，观察精子数量和功能，可在治疗前保存精子以备将来生育使用。

影像学检查包括睾丸 B 超或 MRI、腹盆腔 CT 或 B 超，如怀疑纵隔淋巴结和肺转移可行胸部 CT 检查，必要时脑 MRI 及骨扫描检查。

3. 分期（睾丸青春期后生殖细胞肿瘤 AJCC 分期，第八版）

原发肿瘤（T）

pTx：原发肿瘤不能确定（未行睾丸切除术用 Tx）；

pT0：无原发肿瘤证据（如病理检查结果为瘢痕组织）；

pTis：原位生殖细胞瘤；

pT1：肿瘤局限于睾丸（包括睾丸网受侵），无血管/淋巴管受侵；

pT1a：肿瘤 <3cm；

pT1b：肿瘤 ≥3cm；

pT2：肿瘤局限于睾丸（包括睾丸网受侵），伴有血管/淋巴管受侵；或侵犯睾丸门软组织、附睾或穿透白膜，伴或不伴有血管/淋巴管受侵；

pT3：肿瘤侵及精索软组织，有或无血管/淋巴管受侵；

pT4：肿瘤侵及阴囊，有或无血管/淋巴管受侵。

（pT1 的亚分期只适用于纯精原细胞瘤）

区域淋巴结（N）

临床区域淋巴结（cN）

cNx：区域淋巴结转移状况无法估价；

cN0：无区域性淋巴结转移；

cN1：单个淋巴结转移，最大直径 ≤2cm；或多个淋巴结受侵，最大直径 ≤2cm；

cN2：单个淋巴结转移，2cm < 最大直径 ≤5cm；或多个淋巴结转移，任何一个淋巴结最大直径 >2cm，但 ≤5cm；

cN3：转移淋巴结的最大直径 >5cm。

病理区域淋巴结（pN）

pNx：区域淋巴结转移状况无法估价；

pN0：无区域性淋巴结转移；

pN1：单个淋巴结转移，最大直径 ≤2cm；或转移淋巴结数 ≤5 个，最大直径 ≤2cm；

pN2：单个淋巴结转移，2cm < 最大直径 ≤5cm；或转移淋巴结数 >5 个，最大直径 ≤5cm；或有扩散至淋巴结外的证据；

pN3：转移淋巴结的最大直径 >5cm。

远处转移（M）

M0：无远处转移；

M1：有远处转移；

M1a：区域外淋巴结转移或肺转移；

M1b：肺以外的内脏转移。

血清肿瘤标志物（S）

Sx：无可用的血清肿瘤标志物或未做检测；

S0：血清肿瘤标志物检测在正常范围内。

	LDH	HCG （mIU/ml）	AFP （ng/ml）
S1	$< 1.5 \times N$	并且 < 5000	并且 < 1000
S2	$1.5 \sim 10 \times N$	或者 $5000 \sim 50000$	或者 $1000 \sim 10000$
S3	$> 10 \times N$	或者 > 50000	或者 > 10000

注：N 表示 LDH 检测正常值的上限，LDH：乳酸脱氢酶；HCG：人绒毛膜促性腺激素；AFP：甲胎蛋白。

临床分期

T	N	M	S	AJCC 分期
pTis	N0	M0	S0	0
pT1 ~ T4	N0	M0	Sx	I
pT1	N0	M0	S0	I A
pT2	N0	M0	S0	I B
pT3	N0	M0	S0	I B
pT4	N0	M0	S0	I B
Any pT/Tx	N0	M0	S1 ~ 3	I S
Any pT/Tx	N1 ~ 3	M0	Sx	II
Any pT/Tx	N1	M0	S0	II A
Any pT/Tx	N1	M0	S1	II A
Any pT/Tx	N2	M0	S0	II B
Any pT/Tx	N2	M0	S1	II B
Any pT/Tx	N3	M0	S0	II C
Any pT/Tx	N3	M0	S1	II C
Any pT/Tx	Any N	M1	Sx	III
Any pT/Tx	Any N	M1a	S0	III A
Any pT/Tx	Any N	M1a	S1	III A
Any pT/Tx	N1 ~ 3	M0	S2	III B
Any pT/Tx	Any N	M1a	S2	III B
Any pT/Tx	N1 ~ 3	M0	S3	III C
Any pT/Tx	Any N	M1a	S3	III C
Any pT/Tx	Any N	M1b	Any S	III C

【治疗原则】

1. 一般原则

（1）睾丸恶性肿瘤的治疗取决于肿瘤的病理类型和临床分期。非精原细胞瘤更具有临床侵袭性，当精原细胞瘤和非精原细胞瘤成分同时存在时，应按非精原细胞瘤处理。

（2）睾丸精原细胞瘤为可治愈性疾病，早期以放疗和化疗为主要治疗手段，晚期以化疗为主。

（3）睾丸非精原细胞瘤以手术和化疗为主，放射治疗为辅。

2. 睾丸原发肿瘤的处理

（1）经腹股沟高位睾丸切除术是大多数怀疑睾丸肿瘤的患者最根本的诊断和治疗方法。所有阴囊内睾丸恶性肿瘤及腹股沟隐睾恶性肿瘤患者都应行经腹股沟精索高位结扎睾丸切除术，应避免经阴囊手术或睾丸肿块穿刺术，以免扰乱正常淋巴引流途径给后续治疗带来困难。

（2）隐睾患者腹部有肿块时应做剖腹探查术确诊，根据原发肿瘤的大小和外侵程度，行肿瘤全部切除、部分切除或活检。已有锁骨上淋巴结肿大时，不需做剖腹探查，仅需做锁骨上淋巴结活检以确定诊断。

（3）经睾丸切除术后，进一步的治疗要根据组织病理学检查结果，根据精原细胞瘤或非精原细胞瘤，结合分期检查的结果，通过风险评估后安排治疗选择。患者在进行手术、放疗或化疗等任何可能影响生育能力的治疗之前，应考虑保存精子。睾丸生殖细胞肿瘤术后治疗推荐见表 10 – 3。

表 10 – 3　生殖细胞肿瘤术后治疗推荐

分期	精原细胞瘤	非精原细胞瘤（NSGCT）
Ⅰ期	术后监测：依从性好的 pT1～T3 的患者（复发率约 16%） 或放疗：腹膜后区域放疗 20Gy/10 次 或化疗：卡铂化疗 1～2 周期	ⅠA：保留神经的腹膜后淋巴结清扫术（nsRPLND），依从性好的患者也可选择监测 ⅠB：nsRPLND，或 BEP×（1～2）周期，T2 依从性好的患者可选择监测 IS：EP×4 周期或 BEP×3 周期
ⅡA/ⅡB	放疗：腹膜后及同侧盆腔淋巴引流区放疗（狗腿野）20Gy，然后肿瘤部位补量：ⅡA 30Gy，ⅡB 36Gy 或化疗：EP（依托泊苷＋顺铂）×4 周期或 BEP（博来霉素＋依托泊苷＋顺铂）×3 周期	ⅡA：若肿瘤标记物正常，nsRPLND，或 EP×4 周期或 BEP×3 周期；若肿瘤标记物持续升高，EP×4 周期或 BEP×3 周期 ⅡB：若肿瘤标记物正常但引流区淋巴结转移，nsRPLND，或 EP×4 周期或 BEP×3 周期；若肿瘤标记物持续升高且区域外多处淋巴结转移，EP×4 周期或 BEP×3 周期
ⅡC/ⅡD/Ⅲ	化疗：EP（依托泊苷＋顺铂）×4 周期或 BEP（博来霉素＋依托泊苷＋顺铂）×3 周期	ⅡC/ⅢA：EP×4 周期或 BEP×3 周期 ⅢB：BEP×4 周期 ⅢC：BEP×4 周期或 VIP（依托泊苷＋异环磷酰胺＋顺铂）×4 周期

3. Ⅱ、Ⅲ期患者治疗后残存灶的处理

单纯精原细胞瘤化疗后残存肿瘤小于 3cm 时应定期观察，必要时 PET – CT 复查明确有无残存，如果残存肿瘤 >3cm，可考虑治疗后 6 周 PET – CT 复查明确有无残存，如果证实残存需要进一步治疗和处理，可选择手术、局部放疗或二线方案化疗。Ⅱ、Ⅲ期 NSGCT 化疗后肿瘤残存应考虑做腹膜后淋巴结清扫或进一步局部治疗。

【放疗方法及实施】

1. 放疗前评估及准备

（1）放疗前除评估常规放疗禁忌外还须谨慎评估马蹄肾、孤立肾、盆腔异位肾、结肠炎和既往接受过放疗的患者。

（2）有生育需求的患者须在放疗前做好精子保存以备将来生育。

2. 放疗技术

在 X 线模拟机下定位或 CT 定位：仰卧位，双手放体侧，体位固定或舒适静卧位，X 线透视下根据骨性标记确定放疗范围或 CT 扫描定位后逐层勾画靶区，CT 扫描时可静脉注射血管增强对比剂，层厚 5mm 扫描，扫描范围自膈顶至睾丸以下，包全腹盆腔，如果只需照射腹膜后区域，扫描范围下界可提升至 L_5 下缘。

放疗范围确定：X 线透视下根据骨性标记确定放疗范围或 CT 扫描图像上传至计划系统进行靶区及正常器官勾画，靶区勾画可以逐层勾画，也可在重建 DRR 图上直接勾画治疗范围，如果逐层勾画为 CTV，可外放边界 0.5cm 为 PTV。正常器官勾画包括心脏、肺、胃肠道、肝、双肾及狗腿野（DL）照射时的健侧睾丸等，正常器官分别限量。DL 野照射时注意铅罩保护健侧睾丸。

Ⅰ期：没有盆腔及阴囊手术史腹主动脉旁照射野（PA）是标准射野，上界位于 T_{10} 下缘，如果心脏照射较多也可将上界下移至 T_{11} 下缘，两侧在体中线各旁开 4~5cm，包全腰椎横突，下界至 L_5 下缘。如果既往有盆腔或阴囊手术史（腹股沟疝气修补术或睾丸固定术），由于改变了正常睾丸的淋巴引流途径，因此需要照射同侧髂血管区，腹股沟淋巴引流区，以及手术瘢痕，即"狗腿野"（DL）。

ⅡA/B 期：分二程照射，首程"狗腿野"照射，然后缩野到局部补量照射。狗腿野照射区域包括腹主动脉旁和同侧盆腔淋巴结，上界位于 T_{10} 下缘或 T_{11} 下缘，两侧在体中线各旁开 4~5cm，包全腰椎横突，健侧在 L_5 下缘连闭孔内缘垂线与耻骨联合上 2cm 交点，患侧向下延伸至 L_4 下缘与髋臼外缘连线再垂直向下。左侧睾丸精原细胞瘤可适当外扩包左侧肾门，如果不需要包括腹股沟淋巴结则下界可上移至髋臼水平以减少对侧睾丸受量（改良狗腿野），如果既往有盆腔或阴囊手术史（腹股沟疝气修补术或睾丸固定术），则需要照射同侧髂血管区，腹股沟淋巴引流区，以及手术瘢痕，双侧界需要沿闭孔内缘或髋臼外缘垂直向下，下界至闭孔上缘。首程治疗后缩野至肿瘤局部外放 1.5~2cm 进行局部补量。

射线及放疗技术选择：精原细胞瘤对射线敏感，因此放疗剂量不高，为了减少散射剂量和低剂量照射的范围，一般采用前后对穿照射，常规二维技术放疗或前后两野适形都是较好的照射技术，IMRT 并非优选，为提高中心剂量和降低入射区皮肤剂量，多采用 6MV 以上 X 线。狗腿野照射过程中应用铅挡对侧正常睾丸可减少对侧健康睾丸的照射剂量。

放疗剂量：Ⅰ期精原细胞瘤腹主动脉旁（PA）预防照射剂量 Dt 20Gy，单次量 200cGy，常规分割。ⅡA~B 期精原细胞瘤首程"狗腿野"照射剂量 Dt 20Gy/10f，然后缩野至肿瘤区补量 Dt 10Gy/5f（ⅡA），Dt 16Gy/8f（ⅡB）。正常器官限量：双肾 V_{20} <20%，若为单肾，V_{20} <15%。

【并发症】

急性：恶心、呕吐、腹泻、血象下降等。

晚期：消化不良、肠梗阻、慢性胃炎、肠炎、消化性溃疡、生精抑制及不育，放射野内继发恶性肿瘤等。

（刘跃平）

第七节　膀　胱　癌

【诊断标准】

1. 临床表现及检查

40 岁以上成年人，出现不明原因的肉眼、无痛、全程血尿或镜下血尿时都应考虑到泌尿系肿瘤的可能，尤其以膀胱癌多见。膀胱镜检查及可疑病变处活检和尿脱落细胞学检查是膀胱癌患者诊断和随访的金标准。膀胱癌的诊断检查手段见表 10 - 4；目前 WHO/ISUP 膀胱尿路上皮细胞癌的分级只有低分级和高分级两类，尿路鳞癌和腺癌仍分为 Gx 不能分级，G1 分化好，G2 中等分化，G3 分化差 4 级；90% 以上膀胱癌是尿路上皮细胞癌，其次是鳞状细胞癌，再次是腺癌、小细胞癌、肉瘤、嗜铬细胞瘤、淋巴瘤及类癌等。20% ~30% 的尿路上皮细胞癌中可以看到鳞状细胞癌和（或）伴有腺样分化。

表 10 - 4　膀胱癌的诊断检查

常规
临床病史和体检：不明原因的肉眼、无痛、全程血尿或镜下血尿、有/无尿频、尿急、尿痛等膀胱刺激症状 骨盆/直肠指诊及浅表淋巴结触诊
实验室研究
全血细胞计数，血生化全项 尿液分析 尿细胞学（整个尿路上皮癌都可能出现阳性）
影像学检查
骨盆和腹部的 CT 或 MRI 扫描 静脉肾盂造影，目前使用越来越少 逆行肾盂造影（有指征时） 胸部 X 片或 CT 扫描 放射性同位素骨扫描（有临床指征时：骨痛，碱性磷酸酶升高，或怀疑有骨转移） 必要时 PET - CT
膀胱尿道镜检查及活检：是诊断膀胱癌最重要而不可或缺的方法
诊断性经尿道切除术（影像学检查发现膀胱内有非基层浸润的肿瘤占位病变，可以省略膀胱镜检查，直接 TUR，以切除肿瘤，同时明确肿瘤的病理诊断和分期、分级）

2. 分期（膀胱癌 AJCC 分期，第八版）

原发肿瘤（T）

Tx：原发肿瘤无法评估；

T0：无原发肿瘤；

Ta：非浸润性乳头状尿路上皮癌；

Tis：原位癌，"扁平瘤"；

T1：肿瘤侵及固有层（上皮下结缔组织）；

T2：肿瘤侵及固有肌层；

T2a：肿瘤侵及浅肌层（内 1/2 肌层）；

T2b：肿瘤侵及深肌层（外 1/2 肌层）；

T3：肿瘤侵及膀胱周围组织；

T3a：显微受侵；

T3b：肉眼受侵（形成膀胱外肿块）；

T4：肿瘤侵及如下结构：前列腺、子宫、阴道、盆壁、腹壁；

T4a：肿瘤侵及前列腺、子宫、阴道；

T4b：肿瘤侵及盆壁、腹壁。

区域淋巴结（N）

区域淋巴结包括原发和继发引流区域，腹主动脉分叉以上淋巴结为远处转移。

Nx：区域淋巴结无法评估；

N0：无区域淋巴结转移；

N1：真骨盆内单个区域淋巴结转移（膀胱周围、髂内、闭孔、髂外、骶前淋巴结）；

N2：真骨盆内多个区域淋巴结转移（膀胱周围、髂内、闭孔、髂外、骶前淋巴结）；

N3：髂总动脉淋巴结转移。

远处转移（M）

M0：无远处转移；

M1：有远处转移；

M1a：超出髂总动脉的淋巴结转移；

M1b：非淋巴结的远处转移。

分期标准

分期	T	N	M
0a	Ta	N0	M0
0is	Tis	N0	M0
Ⅰ	T1	N0	M0
Ⅱ	T2a	N0	M0
Ⅱ	T2b	N0	M0
ⅢA	T3a，T3b，T4a	N0	M0
ⅢA	T1～T4a	N1	M0
ⅢB	T1～T4a	N2，N3	M0
ⅣA	T4b	Any N	M0
ⅣA	Any T	Any N	M1a
ⅣB	Any T	Any N	M1b

【治疗原则】

膀胱癌根据其临床表现和预后的不同可分为三型：黏膜表浅型、肌壁浸润型、远处播散型。三者治疗原则不同：黏膜表浅型治疗目的为控制局部肿瘤，防止肿瘤复发和进展；肌壁浸润型的治疗原则主要是通过综合多种治疗手段控制肿瘤并尽可能保存膀胱功能；已存在远处播散的病例，应以全身化疗为主，期望能提高生存率和延长生存时间，并可配合局部姑息放疗减轻患者痛苦，改善生存质量。

1. 放疗适用范围

表浅型 T1、G3 病例，经尿道肿瘤切除后配合术后同步放化疗有可能提高局部控制率和长期生存率，可作为无法接受全膀胱切除或膀胱灌注治疗病例的一项选择。

肌壁浸润型 T2~T4a 病例：经尿道膀胱肿瘤最大限度切除配合术后同步放化疗可作为根治性膀胱切除的替代治疗，将根治性膀胱切除作为同步放化疗后残存或治疗失败后的补救措施，可取得与根治性膀胱切除相当的疗效并能最大限度保存膀胱功能。

存在手术禁忌证的病例或拒绝手术的肌壁浸润性膀胱癌，可行最大限度 TURBT 切除肿物再行根治性放疗或同步放化疗，放疗可取得 40% 以上 CR 率，25% 左右的长期生存率，同步放化疗疗效优于放疗，完全缓解率在 60%~80% 之间，5 年生存率在 50%~60%，局部控制率为 60%~80%，50%~80% 的病例可保存正常膀胱功能。

局部晚期膀胱癌或盆腔淋巴结转移膀胱癌通过术前放疗或同步放化疗可能降低临床分期，提高切除率。

术后具有局部复发高风险病例（切缘不净，T4b），通过术后同步放化疗有可能提高局部控制率和 5 年生存率。

放疗是晚期不可手术病例姑息减症治疗的重要手段，能有效改善血尿、尿痛、尿频尿急和排尿困难、骨转移疼痛等症状，提高患者生活质量，并综合化疗姑息延长患者生命。

膀胱鳞癌通过术后辅助放疗可提高局部控制率，膀胱小细胞癌通过术后同步放化疗可提高生存率。

2. 放疗禁忌证

KPS 评分 ≤50 分；

膀胱排泄功能障碍或失禁，挛缩性膀胱；

一般不应用于复发的 Ta~T1 或者弥漫的 Tis；

有肾盂积水或有广泛侵袭性原位癌的患者放疗效果不佳；

存在其他无法控制的危及生命的合并症。

【放疗方法及实施】

目前膀胱癌放疗主要通过图像引导调强适形放疗实现，靶区包括原发肿瘤、膀胱、部分尿道、盆腔淋巴引流区。

1. 放疗技术

适形放疗和调强放疗在膀胱癌治疗中的应用越来越广，使得膀胱癌的放疗越来越精确，也更为安全。但过于精确的放疗对于膀胱这种形状和体积随充盈程度不同而多变的器官并非具有绝对优势，尤其在缩野加量治疗时，膀胱形状和体积的改变可能导致治疗靶区的丢失，应予以足够重视。

体位和固定：仰卧或俯卧位，因膀胱癌多为老年患者，为保证良好的摆位重复性，常用仰卧位并给予固定。应当尽可能保持定位和每次治疗时膀胱和直肠状态的一致性，一般选择常规排空直肠定位和治疗，当需要照射全膀胱时，一般建议排空膀胱以减少照射范围，如果需要照射膀胱局部时建议充盈膀胱以减少正常区域膀胱照射。因此一般首程照射膀胱和淋巴引流区时，选择排空膀胱和直肠，膀胱局部缩野加量时需再次CT定位充盈膀胱扫描。

CT模拟定位：CT定位前1小时排空直肠膀胱，口服含肠道对比剂的饮用水1000ml显影肠道，然后根据需要排空或适当充盈膀胱定位，静脉注射造影剂增强扫描，扫描范围自腰4椎体上缘至坐骨结节下3cm，层厚3~5mm，扫描后图像传至计划系统进行靶区及危及器官勾画。

靶区及计划设计：在CT上三维重建靶区和正常器官，勾画GTV/CTV，并外放形成PTV，GTV包括膀胱肿瘤及盆腔肿大淋巴结，CTV包括膀胱、近端尿道和盆腔淋巴引流区，若盆腔淋巴结阴性也可只包括膀胱及尿道，CTV及GTV外放0.7~1cm成为PTV或补量PTV，可采用二程缩野技术或同步局部加量技术，勾画靶区同时勾画邻近正常组织结构如直肠、正常膀胱区域、小肠、睾丸、股骨头、髂骨等。计划设计常用5~9个射野共面照射或旋转弧形照射，在各个照射野上对PTV适形。计算等剂量曲线和剂量体积直方图（DVH）。

校位和射野验证：应用CT模拟定位机或常规模拟定位机校对射野中心和各种照射参数，在加速器下应用射野电子成像系统（EPID）摄取射野验证片或锥形束CT（CBCT）扫描验证放疗靶区的准确性。

放射治疗剂量：根治性放疗的推荐剂量为60~66Gy，分次剂量为1.8~2Gy，术前放疗以（40~45）Gy/（4~5）w为宜，术后辅助放疗以50Gy/5w为宜，术后有残存者应局部推量至根治剂量。给予根治剂量放疗的病例采用后程缩野计划，大野照射Dt 40~45Gy后再缩野至局部加量Dt 20~25Gy，有条件的单位也可采用充盈膀胱同步局部加量技术，大野Dt 40~45Gy，同步局部加量到60Gy。放疗中建议增加CBCT次数，提高放疗的准确性，保证膀胱直肠的重复性。术中放疗常用4~9MeV电子线照射15~20Gy/f，姑息放疗多采用大分割剂量照射，30Gy/10f/2w与30Gy/5f/2~3w为参考方案。

2. 周围正常器官限量

膀胱与许多重要器官相邻，膀胱癌放疗中不可避免会对这些器官产生影响，其中影响最大的为正常膀胱部分、直肠、股骨头和小肠，这些正常组织结构一定体积下的放疗耐受参考剂量为（常规1.8~2Gy/f标准）：膀胱：50%的正常膀胱<50Gy，30%的正常膀胱<55Gy；直肠：50%的直肠<50Gy，接受60Gy照射的直肠体积<30%，避免高剂量照射点置于直肠壁；股骨头股骨颈：5%的股骨头及股骨颈<50Gy；小肠最大剂量≤52Gy，50Gy照射体积<5%；结肠最大剂量≤55Gy，50Gy照射体积<10%。

3. 膀胱癌同步放化疗建议化疗方案

顺铂：没有肾功能受损时，顺铂40mg/（m²·w），全放疗期间。

顺铂+5-FU：顺铂20mg/（m²·d），放疗第1~4天，5-FU 500mg/（m²·d）放疗第1、第4、第7周连续灌注。

MMC+5-FU：5-FU 500mg/（m²·d），放疗第1~5天以及16~20天连续灌注，MMC 12mg/m²放疗第1天输注。

健择：放疗过程中100mg/（m²·w），30分钟输入，全放疗期间。

卡培他滨：年老体弱的可选择卡培他滨1650mg/（m²·d），分2次间隔12小时于放疗日口服。

3Gy 以上的大分割放疗不适宜使用同步化疗，以免增加毒性。

【并发症】

放疗急性反应多出现在治疗中和治疗后 2 周之内，发生频率在 20% ~ 60% 不等，表现为放射性膀胱炎、尿道炎、直肠炎、小肠炎以及骨髓抑制等，出现程度各异，但多在可耐受范围之内；晚期反应出现在放疗结束 3 个月以后，约 30% 的病例会出现不同程度的晚期反应，主要因间质纤维化和闭塞性血管内膜炎所致，泌尿系表现为无痛性血尿、尿频以及膀胱挛缩或尿道狭窄等，消化道表现为间断便血、便频、里急后重、肛门疼痛等，严重者可出现直肠溃疡形成、直肠膀胱穿孔等，约 50% 病例放疗后会出现不同程度的性功能障碍。严重的晚期损伤发生几率并不高，一般在 5% 左右，一旦出现首先应排除肿瘤复发可能。放疗毒性与放疗剂量和放射野大小成正相关，放化疗同步可加重毒性反应，高龄病人和合并糖尿病、严重高血压或严重肾功能不全患者毒性增加。

（刘跃平）

第十一章 妇科肿瘤

第一节 宫 颈 癌

【诊断标准】

1. 临床表现

（1）阴道出血　最常见，多为接触性出血。

（2）阴道异常分泌物增多。

（3）会阴及骶尾部下坠感。

（4）压迫症状。

①疼痛：侵及宫旁可出现胀痛，侵及盆壁压迫或侵犯神经干出现腰骶疼痛及向下肢放射性疼痛，压迫或侵及输尿管引起肾盂积水出现腰部钝痛。

②压迫血管、淋巴管可引起下肢和外阴水肿。

③压迫或侵及膀胱可出现尿频、血尿、排尿困难。

④压迫或侵及直肠可出现里急后重、黏液便，甚至阴道直肠瘘。

（5）全身症状　一般无，晚期可出现发热或恶病质。

（6）转移症状　与具体转移部位有关。

2. 体格检查

（1）妇检　是必须进行的检查，行双合诊和三合诊检查，了解病灶大小和局部侵犯情况。

（2）全身体检　除一般系统查体外，强调全身浅表淋巴结触诊，尤其是颈部、锁骨上、腹股沟淋巴引流区。

3. 病理检查：诊断金标准

（1）宫颈/阴道细胞学涂片　适用于早期宫颈癌的诊断，多用于防癌普查。

（2）组织学检查　包括宫颈活检、宫颈管内刮取术、宫颈锥切等，是确定宫颈癌最重要的证据。如果宫颈活检不足以确定肿瘤浸润情况，或需要对宫颈微小浸润进行准确评价时，建议使用锥切术。

（3）病理类型

①鳞状细胞癌：最常见，75%～85%，分高分化、中分化和低分化。

②腺癌：10%～20%，发病率逐年上升，常起源于宫颈管内。

③透明细胞癌：与子宫内膜、卵巢和阴道的透明细胞癌形态相同，为苗勒管来源，部分患者有 DES（二乙基烯雌酚）应用史。

④小细胞癌：较少见，为神经内分泌起源，常侵袭性生长，在诊断时往往播散。

⑤其他：腺鳞癌、未分化癌等，少见。

4. 影像学检查

（1）盆腔 MRI　利于确定宫颈病变侵犯范围及盆腔淋巴结转移与否。

（2）CT　胸腹增强 CT 利于判断腹腔淋巴结转移与否，有无肾盂输尿管积水，判断是否肺转移和纵隔淋巴结转移。

（3）PET - CT　敏感度 85% ~ 90%，特异性 95% ~ 100%，用于全身肿瘤状况评估，特别是能发现没有症状的远处转移。

（4）肾血流图　了解有无输尿管梗阻及肾排泄功能障碍，化疗前评估。

（5）其他　根据病情选择钡灌肠、上消化道造影等检查。

5. 实验室检查

（1）常规检查　血、尿常规，肝肾功能等。

（2）肿瘤标志物检查　SCC、CA125、CA199 等。

（3）内照射前检查　凝血全套、乙肝五项、RPR、HIV 等感染相关项目。

6. 内镜检查

怀疑ⅣA 期病人或有相关症状者可行膀胱镜、乙状结肠镜。

7. 分期

目前最常用的宫颈癌分期是 FIGO 分期（2018）。此分期与以往分期的最大区别是将淋巴结转移纳入分期，对淋巴结转移的判断可以是影像学检查或者手术病理。同样，妇科检查是必需的，妇检要求三合诊检查，二人同时，至少一人是妇科肿瘤医师。必要时在麻醉下进行。

宫颈癌的 FIGO 分期（2018）

Ⅰ期：病变严格局限于宫颈（扩展至宫体可以被忽略）；

ⅠA 期：镜下浸润癌，浸润深度 <5mm；

ⅠA1 期：间质浸润深度 <3mm；

ⅠA2 期：间质浸润深度 ≥3mm，但不超过 5mm；

ⅠB 期：浸润深度 ≥5mm，病变局限于宫颈；

ⅠB1 期：浸润深度 ≥5mm，但肿瘤最大径 <2cm；

ⅠB2 期：肿瘤最大径 ≥2cm，但 <4cm；

ⅠB3 期：肿瘤最大径 ≥4cm；

Ⅱ期：肿瘤超出宫颈，但未达盆壁，或未达阴道下 1/3；

ⅡA 期：肿瘤浸润局限于阴道上 2/3，且无宫旁浸润；

ⅡA1 期：肿瘤最大径 <4cm；

ⅡA2 期：肿瘤最大径 ≥4cm；

ⅡB 期：有明显宫旁浸润，但未达盆壁；

Ⅲ期：肿瘤侵及盆壁和（或）侵及阴道下 1/3 和（或）导致肾盂积水或无功能肾和（或）盆腔和（或）腹主动脉旁淋巴结转移；

ⅢA 期：肿瘤侵及阴道下 1/3，未侵及盆壁；

ⅢB 期：肿瘤侵及盆壁和（或）导致肾盂积水或无功能肾；

ⅢC 期：盆腔和（或）腹主动脉平淋巴结转移，不考虑肿瘤大小（用 R 和 P 来注释）；

ⅢC1 期：仅有盆腔淋巴结转移；

ⅢC2 期：腹主动脉旁淋巴结转移；

Ⅳ期：肿瘤超出真骨盆或（活检证实）侵及膀胱或直肠黏膜。泡状水肿不能分为Ⅳ期；

ⅣA 期：肿瘤侵及邻近器官；

ⅣB 期：肿瘤侵及远处器官；

【治疗原则】

宫颈癌治疗原则见表 11 - 1。

表 11 - 1　宫颈癌治疗原则

分期	治疗策略
ⅠA1	筋膜外子宫切除术（ⅡA 类）/切缘阴性的锥切术（若患者要求生育或不宜手术时）（ⅡA 类）/改良根治性子宫切除术/根治性宫颈切除术 + 盆腔淋巴结切除术（若脉管间隙受侵时）（淋巴结切除术为ⅡB 类） 如手术病理发现高危因素 *，则盆腔放疗 + 含顺铂的同步化疗 ***（Ⅰ类）±阴道近距离治疗 如手术病理发现中危因素 **，则盆腔放疗 ± 含顺铂的同步化疗 ***（ⅡB 类）±阴道近距离治疗
ⅠA2	根治性全子宫切除术 + 盆腔淋巴结切除术 ± 腹主动脉旁淋巴结取样（ⅡA 类）/近距离放疗 ± 盆腔放疗（A 点剂量75 ~ 80Gy ****）（ⅡA 类）/根治性宫颈切除术以保留生育功能 + 盆腔淋巴结切除术 ± 腹主动脉旁淋巴结取样（ⅡA 类） 如手术病理发现高危因素 *，则盆腔放疗 + 含顺铂的同步化疗 ***（Ⅰ类）±阴道近距离治疗 如手术病理发现中危因素 **，则盆腔放疗 ± 含顺铂的同步化疗 ***（ⅡB 类）±阴道近距离治疗；根据病理结果，决定是否采用盆腔和腹主动脉旁的延伸野放疗
ⅠB1、ⅠB2 及ⅡA1	根治性子宫切除术 + 盆腔淋巴结清扫术 ± 腹主动脉旁淋巴结取样（Ⅰ类）/盆腔放疗 + 近距离放疗（A 点剂量 80 ~ 85Gy）（ⅡA 类）/对肿瘤≤2cm 的ⅠB1 期患者行根治性宫颈切除术以保留生育功能 + 盆腔淋巴结切除术 + 腹主动脉旁淋巴结取样 如手术病理发现高危因素 *，则盆腔放疗 + 含顺铂的同步化疗 ***（Ⅰ类）±阴道近距离治疗 如手术病理发现中危因素 **，则盆腔放疗 ± 含顺铂的同步化疗 ***（ⅡB 类）±阴道近距离治疗；根据病理和影像学检查结果，决定是否采用盆腔和腹主动脉旁的延伸野放疗
ⅠB3 及ⅡA2	盆腔放疗 + 近距离放疗（A 点剂量≥85Gy）+ 含顺铂的同步化疗（Ⅰ类）/根治性子宫切除术 + 盆腔淋巴结清扫术 ± 腹主动脉旁淋巴结取样（ⅡB 类）/盆腔放疗 + 近距离放疗（A 点剂量75 ~ 80Gy）+ 含顺铂的同步化疗 + 辅助性子宫全切术（Ⅲ类） 如手术病理发现高危因素 *，则盆腔放疗 + 含顺铂的同步化疗 ***（Ⅰ类）±阴道近距离治疗 如手术病理发现中危因素 **，则盆腔放疗 ± 含顺铂的同步化疗 ***（ⅡB 类）±阴道近距离治疗；根据病理和影像学检查结果，决定是否采用盆腔和腹主动脉旁的延伸野放疗
ⅡB ⅢB ⅢC ⅣA	盆腔放疗 + 近距离放疗（A 点剂量≥85Gy）+ 含顺铂的同步化疗（Ⅰ类）如盆腔 LN（+），腹主动脉旁 LN（-），可行腹膜外淋巴结切除术（ⅡA 类）/盆腔放疗 + 近距离放疗 + 含顺铂的同步化疗（Ⅰ类）±腹主动脉旁淋巴结放疗（ⅡA 类） 如腹主动脉旁 LN（+），则行包含腹主动脉旁淋巴引流区的扩大野放疗（ⅡA 类）
ⅢA	同ⅡB 原则，但放疗照射野应包括腹股沟淋巴引流区（ⅡA 类）
ⅣB	全身治疗 ******* ± 个体放化疗（ⅡA 类）

注：*：高危病理因素包括盆腔 LN（+）、手术切缘（+）、宫旁（+）。

　　**：中危病理因素包括间质浸润深度、淋巴脉管、肿瘤直径。

淋巴脉管	间质浸润	肿瘤直径（取决于临床触诊）
+	深 1/3	任何大小
+	中 1/3	≥2cm
+	浅 1/3	≥5cm
−	中或深 1/3	≥4cm

***：采用顺铂单药或顺铂＋氟尿嘧啶方案的以顺铂为基础的同步化疗联合放疗。

****：这些剂量系根据传统外照射单次分割的外照总剂量和低剂量率（40～70cGy/h）近距离放疗同等剂量之和确定，对大多数患者可推荐使用，可根据正常组织耐受性调整治疗。

*****：一线联合方案：顺铂＋紫杉醇（ⅡA 类）/卡铂＋紫杉醇/顺铂（ⅡA 类）＋托泊替康/顺铂（ⅡA 类）＋吉西他滨（ⅡB 类）；一线单药方案（ⅡA 类）：顺铂/卡铂/紫杉醇；二线方案（除标注外均为ⅡB 类）：贝伐珠单抗/多西他赛/5‑FU/吉西他滨/异环磷酰胺/伊立替康/丝裂霉素/培美曲塞（Ⅲ类）/托泊替康/长春瑞滨（Ⅲ类）。

【适应证及禁忌证】

1. 放疗适应证

放疗适用于各期宫颈癌。对于早期（Ⅰ～ⅡA）手术患者若存在术后病理高危因素或脉管瘤栓、深肌层浸润，需行术后放疗；对于局部进展期（ⅡB～ⅣA）患者应首选根治性放疗；对于已出现远处转移（ⅣB）患者在全身治疗基础上可行局部放疗。

2. 放疗禁忌证

晚期恶液质、大量盆腹腔积液、急性严重感染期间、WBC/PLT 低于阈值。

【放疗方法及实施】

1. 外照射

（1）常规技术　是治疗设备受限制条件下的传统照射技术，不作为常规推荐。

①盆腔照射主要用箱式四野，依据骨性标记定位，建议高能 X 射线照射。照射野上界在 L4～L5 水平，下界一般在阴道受累远端下 3cm 处（通常在闭孔下缘），外界在真骨盆外 1.5～2cm 处，前界包括了耻骨联合，后界一般在 S2～S3 间隙水平（若宫骶韧带受累、子宫后位或肿瘤沿直肠扩展时，后界建议包括整个骶骨），建议 MLC 遮挡部分小肠、膀胱、直肠。36～40Gy 后改前后对穿，并用挡铅或 MLC（推荐宽度 4cm）屏蔽直肠、膀胱。

②延伸野照射包括盆腔及腹主动脉旁淋巴引流区，由于范围较大，必要时可分野照射。照射野上界扩大至 T11～T12 间，腹主动脉段外界在椎体外缘各旁开 1.5～2cm 处。注意保护脊髓。

③下 1/3 阴道受侵时照射野包括盆腔及双腹股沟淋巴引流区。照射野下界扩大至股骨小转子下 5cm（结合体表投影），外界扩大至股骨大转子垂直向下，建议后程腹股沟区域可改电子线照射。

（2）适形技术/调强技术

①定位：定位前 2 小时口服复方泛影葡胺肠道显影，排大便，建议适当憋尿。体膜或充气袋固定，建议增强 CT 定位。

②靶区范围

GTV：GTVp（宫颈瘤区及其相邻侵犯部位）；

GTVnd（淋巴结瘤区）。

CTV：术后盆腔放疗靶区：阴道残端、上段阴道、阴道旁及盆腔淋巴引流区（髂内、闭孔、髂总、部分髂外、骶前）。

根治性盆腔放疗靶区：宫颈、子宫、双附件、上段阴道、宫旁、阴道旁及盆腔淋巴引流区（髂内、闭孔、髂总、部分髂外、骶前）。

延伸野放疗靶区：盆腔靶区加上腹主动脉旁淋巴引流区。

阴道下1/3受侵时靶区：盆腔靶区（包全阴道）加上双腹股沟淋巴引流区。

PTV：在CTV基础上外放8~10mm。

③靶区勾画

术后盆腔放疗靶区勾画参照2008 RTOG术后盆腔放疗靶区勾画共识：

髂总分叉上的上部CTV：包括髂总血管外扩7mm范围；中线包括椎体前1.5cm软组织；并包括邻近可疑淋巴结，手术标记。CTV不包括椎体、小肠、腰大肌。

髂总分叉至阴道断端的中部CTV：包括髂内外血管外扩7mm范围，骶前区域包到梨状肌出现层面（S_2下缘）；并包括邻近可疑淋巴结，手术标记，CTV不包括骨、小肠、肌肉。

阴道残端（阴道标记）的下部CTV：向上包括阴道标记上0.5~2cm（根据小肠定）；下端包括阴道残端下3cm或闭孔下缘1cm，两侧包括阴道、宫颈旁软组织（外放0.5cm，可扩大到血管周和肠周脂肪），连接两侧淋巴结，在体中线可包括部分膀胱、直肠，形成前后径1.5cm的区域。

根治性盆腔放疗靶区淋巴引流区勾画参考上述术后盆腔淋巴引流区勾画方法，参考Taylor研究结果，血管周围外扩7mm包括95%的髂总、髂内和髂外的内前组以及闭孔淋巴结。

腹主动脉旁淋巴引流区勾画方法：推荐包括腹主动脉左1.5~2cm，下腔静脉右1cm，注意不包括肾实质在内，腹侧5~7mm区域，上界根据病情不同自肾血管水平——T12下缘间。

④治疗计划

处方剂量：CTV45~50Gy（1.8~2Gy/f），ⅢB或ⅡB宫旁浸润严重放疗后仍有残留者宫旁可补量至54~60Gy，GTVnd 60Gy，建议GTVp尽可能用近距离治疗补量，在近距离治疗实施较困难或实施后仍有残留时，在正常组织耐受情况下，可酌情考虑调强技术补量。

适形技术需注意适时遮挡膀胱、直肠，避让脊髓。调强放疗技术较常规、适形技术可以直接在逆向计划前对脊髓、小肠、膀胱、直肠、肝肾等危及器官限量，起到明显的保护作用，且可以同步瘤区加量，在临床上已渐广泛应用。调强计划危及器官限量：脊髓0.1cc<45Gy，小肠V_{40}<40%，膀胱V_{50}<50%，直肠V_{50}<50%，肝、肾V_{33}<33%，股骨头V_{50}<5%。

⑤验证：治疗前采用模拟机正侧位平片，或断层CT或IGRT验证。

2. 近距离治疗

（1）术后放疗者的近距离放疗　首次内照前妇检了解残端情况，选取适合的施源器；并口服造影剂观察小肠与残端距离。采用阴道柱状施源器或者个体化施源器照射阴道残端，驻留1~3cm，以黏膜下0.5cm为参考点。若阴道残端阳性或距切缘较近，建议增加驻留长度。

（2）根治性放疗的二维近距离放疗　模拟机下拍摄正交片定位，重建后以 A 点、B 点为参考点（A 点位于阴道穹窿上方 2cm 旁开 2cm 处，是宫颈癌腔内放疗最常用的剂量计算点。A 点同一水平外侧 3cm 处为 B 点，B 点代表闭孔淋巴结），用点剂量评估直肠、膀胱、宫颈、宫底剂量。目前应用较多的为高剂量率后装，多于外照射开始后 3 周开始，每周 1～2 次，每次 4～7Gy，共 4～6 次。一般来讲，腔内后装放疗加外照射使 A 点剂量达到生物等效剂量 75～80Gy，B 点剂量达到 45～60Gy。一般直肠、膀胱剂量限制在 A 点的 60%～70% 以下。下 1/3 阴道受累者还需加阴道柱状施源器照射阴道，以黏膜下 0.5～1cm 为参考点，每次 4～5Gy，每周 1 次，共行 2～4 次。

（3）根治性放疗的三维近距离放疗　依据外照射后肿瘤消退程度（妇检、MRI）酌情选择腔内照射和（或）联合组织间插植，一般在宫旁浸润严重者考虑联合组织间插植，CT/MRI 定位，勾画靶区依据 ICRU 89 报告，$CTV-T_{HR}$ 包括残留的宫颈肿物 + 整个宫颈 ± 病变组织；$CTV-T_{IR}$ 为 $CTV-T_{HR}$ 依据肿瘤较初始治疗前消退程度外放所致。对 $CTV-T_{HR}$ 定义处方剂量，常用分割模式有 7Gy×4 次，或 6Gy×5 次，每周 1～2 次。DVH 评估直肠、膀胱、乙状结肠、小肠剂量，并据此优化调整计划。依据

$$EQD2_{总} = EQD2_{外照} + EQD2_{内照} = N_{外照}d_{外照}\left(\frac{d_{内照}}{1+\dfrac{\alpha}{\beta}}\right) + N_{内照}d_{内照}\left(\frac{d_{内照}}{1+\dfrac{\alpha}{\beta}}\right)$$

公式进行内外照射剂量叠加，使膀胱受量 $EQD2 \leqslant 85Gy$，直肠、乙状结肠受量 $EQD2 \leqslant 70～75Gy$。

【疗效及毒副反应】

1. 疗效

放疗后可通过妇检、影像学评估疗效，并定期复查（3～6 个月一次），随诊 5 年。多项研究表明宫颈癌 <ⅡA 期 5 年生存率达 80%～90% 以上，ⅡB 期可达 60%～80% 以上，Ⅲ期可达 40%～60%，即使ⅣA 期局控率也能达 30%。

2. 毒副反应及处理方法

宫颈癌放射治疗引起的反应分为近期反应和远期反应，以直肠、膀胱反应最明显。放疗反应属于放疗中不可避免的，但要避免造成放射损伤。

（1）近期反应　近期反应是指发生在放疗中或放疗后 3 个月内的反应。

①全身反应：乏力、食欲不振、恶心，个别患者有呕吐。白细胞、血小板轻度下降。合并化疗者全身反应较重。反应程度与年龄、全身情况等因素有关。一般对症处理，可继续放疗。

②直肠反应：多发生在放疗开始 2 周后，几乎所有的患者都会有不同程度的反应。主要表现为里急后重、腹泻、黏液便、大便疼痛、便血，合并痔疮者反应更严重。可嘱患者用高蛋白、多维生素、易消化的食物。用止泻药物对症治疗。严重者暂停放疗。

③膀胱反应：多发生在放疗开始 3 周后，表现为尿频、尿急、尿痛，有的可能有血尿。抗炎、止血治疗后好转。严重者暂停放疗。

④内照射相关反应：操作过程中出血、疼痛，多程度不重，若出血较多可用止血药物或纱布填塞。子宫穿孔、宫腔感染发生率低，为进一步减少其发生率及减少由此导致的肠瘘、肠炎发生率，建议操作前妇检、阅片。对疑似穿孔者，建议行 B 超、CT

检查，若明确穿孔，建议拔除施源器，或减少驻留位置、降低剂量治疗。

（2）远期并发症　患者合并糖尿病、高血压或有盆腔疾病手术史，都可能使远期并发症的发生率增加。

①放射性直肠炎、乙状结肠炎：常发生在放疗后半年至1年，主要症状为腹泻、黏液便、里急后重、便血，有时便秘。少数可出现直肠狭窄，严重者可导致直肠－阴道瘘。处理上主要是对症治疗，加用维生素C、E、A，可用止血药物、激素、抗生素保留灌肠，也可用中药治疗，以清热解毒、消炎止痛、收敛止血、益气为主。若出现直肠狭窄、梗阻、瘘管、穿孔，则考虑手术治疗。

②放射性膀胱炎：多发生在放疗后1年左右，主要表现为尿频、尿急、尿血、尿痛。严重者有膀胱－阴道瘘。以保守治疗为主，抗炎消炎，止血，药物膀胱冲洗。严重者手术。

③放射性小肠炎：任何原因导致腹、盆腔内小肠固定都可加重小肠的放射损伤，表现为稀便、大便次数增加、黏液便、腹痛，严重者有小肠穿孔、梗阻，需手术治疗。

④盆腔纤维化：大剂量全盆腔照射后可能引起盆腔纤维化，严重者继发输尿管梗阻及淋巴管阻塞，导致肾积水、肾功能障碍、下肢水肿。可用活血化瘀的中药治疗，输尿管狭窄、梗阻者需手术治疗。

⑤阴道狭窄：建议放疗后行阴道冲洗半年，间隔2~3天冲洗1次，同时应用阴道模具，以避免阴道狭窄。建议放疗后3个月开始性生活。

【注意事项】

1. 关于A点剂量推荐

A点推荐剂量是基于传统并已被广泛证实了的剂量分割及低剂量率近距离治疗依据之上的。在这些指南所提供的剂量推荐中，对于外照射剂量分割为1.8~2Gy/d，对于近距离治疗A点剂量设定为一个40~70cGy/h的低剂量率（LDR）放疗。所以在应用高剂量率（HDR）放疗时，应依据线性二次方程把HDR A点转化为生物等效的LDR A点剂量。当内外照射联合时，有多种近距离治疗方案可用，最常用的是HDR A 6Gy/f×5f，被普遍认可为等同于LDR A点40Gy剂量。

2. 术中放疗

术中放疗是指在手术过程中针对高危瘤区或孤立的未切除残余病灶给予单次、精确定位放疗，且把所覆盖的、邻近的正常组织人工移位以减少其受量。尤其适用于照射野内复发的情况。

3. 宫颈癌复发后的治疗

放疗后照射野内复发，可酌情选择盆腔廓清术/再程放疗±化疗，甚至支持治疗等治疗方式。选择再程放疗者需慎重，建议采用调强放疗技术，将前后两程方案融合评估，在正常组织耐受剂量下进行。非野内复发或远处转移，依据复发部位、病灶大小、数目等选择手术切除、放疗、化疗等治疗手段。目前靶向治疗和免疫治疗在临床应用，鼓励病人参加正规注册的临床试验研究。

4. 关注宫颈癌患者的生活质量

宫颈癌大多疗效好，甚至可以达到治愈，故在治疗同时，还需关注患者长期生存的生活质量。对于早期宫颈癌，尤其是年轻患者，建议采用卵巢悬吊、调强放疗等方式尽可能保护卵巢功能。在根治性放疗中，注意按期别给量，以降低放射性肠炎、膀胱炎发生率。近距离治疗建议采用宫腔管及穹窿管（或阴道环形施源器）同时置入术，每次重新定位，重新设计治疗计划，以更接近个体化治疗。放疗后定期阴道冲洗，应用阴道模具或阴道扩张器，尽早开始性生活等方式减少阴道狭窄发生率。

第二节　子宫内膜癌

【诊断标准】

1. 临床表现

（1）阴道出血　发生率90%，出血量与病变程度无关。警惕绝经后阴道出血。

（2）阴道排液。

（3）疼痛　宫腔内积血或积液刺激子宫收缩时或宫腔感染时会有下腹痛，压迫或侵及输尿管或盆腔神经丛可出现腰腿痛。

（4）转移症状。

2. 体格检查

（1）妇检　早期可能正常，随病情发展2/3可出现不同程度的子宫增大。

（2）全身体检。

3. 病理检查：诊断金标准

（1）刮取活检　敏感性90%~98%，特异性85%。

（2）诊断性刮宫　用于刮取活检不能确诊而又不能除外子宫内膜癌时。

（3）病理类型（表11-2）

①子宫内膜样腺癌：占90%，分化较好，病程隐匿，25%有鳞状化生，多与雌激素相关。

②非子宫内膜样腺癌：占10%，非雌激素依赖性，常发生于有萎缩性子宫内膜的老年女性中。

表11-2　子宫内膜癌病理类型及病理特点

病理类型	临床病理特点
子宫内膜浆液性乳头状癌	侵袭性生长，归类于高级别肿瘤，与卵巢浆液癌相似，常伴有内膜萎缩和内膜上皮癌。易腹膜播散，多中心，一半以上有淋巴结转移，预后不好
透明细胞癌	归类于高级别肿瘤，老年人多发，常出现盆腔外复发。透明细胞癌合并浆液组分者预后最不好，合并内膜腺癌者预后稍好
黏液癌	与内膜腺癌相似，倾向于分化好
内膜鳞癌	3个诊断标准：无腺癌成分；与宫颈上皮未连接；无宫颈癌倾向。预后不好
移行细胞癌	罕见
混合细胞癌	少见
未分化癌	代表一组异源性肿瘤，预后非常差

③分化程度及组织学分级

G1 高分化：非鳞状或非桑葚状实性生长结构≤5%；

G2 中分化：非鳞状或非桑葚状实性生长结构 6%～50%；

G3 低分化：非鳞状或非桑葚状实性生长结构 >50%。

注：在病理分级中需关注细胞核异型性的重要性，这会导致病理分级与细胞构成级别的不相符，可将病理分级由 1 级提高 1～2 个级别。浆液性和透明细胞癌均应被考虑为高级别肿瘤。含鳞状分化的腺癌分级时仅需考虑腺体成分，不必考虑鳞状上皮。

4. 影像学检查

盆腔超声（建议经阴道超声）、腹盆 CT 和胸部 CT。MRI 可以较好地显示子宫肌层侵犯情况。PET – CT 利于全身肿瘤情况评估。

5. 实验室检查

（1）常规检查　血、尿常规、肝肾功能等。

（2）肿瘤标志物检查　CA125（60% 的患者可出现升高），CA199。

6. 内镜检查

必要时乙状结肠镜检查。

7. 分期（表 11 –3）

表 11 –3　FIGO 分期（2010 年）

TNM	FIGO	手术病理发现
Tx		最初肿瘤不能被评估
T0		没有最初肿瘤证据
Tis		原位癌/尚未出现浸润
T1	Ⅰ期	肿瘤局限于子宫体
T1a	ⅠA	肿瘤浸润深度 <1/2 肌层
T1b	ⅠB	肿瘤浸润深度 >1/2 肌层
T2	Ⅱ期	肿瘤侵犯宫体间质但无宫腔体蔓延*
T3	Ⅲ期	肿瘤局部和（或）区域扩散**
T3a	ⅢA	肿瘤侵犯浆膜层和（或）附件
T3b	ⅢB	阴道和（或）宫旁受累
N	ⅢC	盆腔和（或）腹主动脉旁淋巴结转移
N1	ⅢC1	盆腔淋巴结阳性
N2	ⅢC2	腹主动脉旁淋巴结阳性，伴或不伴盆腔淋巴结阳性
	Ⅳ期	肿瘤侵犯膀胱和（或）直肠黏膜，和（或）远处转移
T4	ⅣA	肿瘤侵犯膀胱和（或）直肠黏膜
M1	ⅣB	远处转移，包括腹腔内淋巴结转移和（或）腹股沟淋巴结转移

注：*：宫颈黏膜腺体受侵应考虑为Ⅰ期，不是Ⅱ期。

**：腹水细胞学阳性需要特别被报告，但不改变分期。

【治疗原则】

子宫内膜癌治疗原则见表 11 –4。

表 11-4　子宫内膜癌治疗原则

分期	治疗策略
IA G1~2 不伴肌层浸润	手术→观察（ⅡA 类）
IA G1~2 伴肌层浸润	不完全手术分期→手术再分期/观察（影像学阴性）/VC±WP（影像学阴性）（ⅡA 类） 完全手术分期→观察/VC/VC±WP（仅用于有高危因素*的 G2，且 WP 为ⅡB 类证据）
IA G3/IB G1~2	不完全手术分期→影像学阴性→WP+VC±C（C 为ⅡB 类） 完全手术分期→观察/VC/VC±WP（仅用于有高危因素的 G2）
IB G3	不完全手术分期→影像学阴性→WP+VC±C（C 为ⅡB 类） 完全手术分期→观察/VC±WP±C（C 仅用于有高危因素时，且为ⅡB 类）
Ⅱ G1	不完全手术分期→影像学阴性→WP+VC±C（C 为ⅡB 类） 完全手术分期→VC±WP（ⅡA 类）
Ⅱ G2~3	不完全手术分期→影像学阴性→WP+VC±C（C 为ⅡB 类） 完全手术分期→VC+WP±C（C 仅用于有高危因素时，且为ⅡB 类）
ⅢA	肿瘤相关区域 RT±C/WP±VC（ⅡA 类）
ⅢB	C+肿瘤相关区域 RT（ⅡA 类）
ⅢC	C+肿瘤相关区域 RT（ⅢC2 应包括腹主动脉旁淋巴引流区）（ⅡA 类）
ⅣA	C±RT（ⅡA 类）
浆液性乳头状腺癌透明细胞癌	同卵巢癌分期术/肿瘤细胞减灭术 C±肿瘤相关区域 RT/WART±VC（Ⅲ类） 若ⅠA 期且不伴肌层浸润，可观察/C/肿瘤相关区域 RT（ⅡA 类）
不能承受手术者	WP+宫腔内放疗（ⅡA 类）

注：①VC＝阴道残端腔内放疗，WP＝全盆腔放疗，C＝化疗，WART＝全腹放疗，RT＝放疗。

②*高危因素指：年龄＞60 岁，淋巴脉管间隙浸润、子宫下 1/3 受累、肿瘤大小。

③上述治疗策略依据 NCCN-2012 子宫内膜癌章节，Eric K. Hansen 著 Handbook of Evidence-based Radiation Oncology 中子宫内膜癌章节。

【适应证及禁忌证】

1. 放疗适应证

子宫内膜癌治疗以手术为主，尤其是子宫内膜癌分期术，放疗适用于各期子宫内膜癌。

（1）术后辅助治疗　目前应用最广泛。对于多数伴肌层浸润的ⅠA 期均可仅行腔内放疗，Ⅱ期多行盆腔放疗及腔内放疗，Ⅲ~Ⅳ期需根据病情行个体化术后放疗。化疗在子宫内膜癌术后的辅助治疗中也占有相当重要的地位。

（2）不能手术者可行单纯根治性放疗或配合以激素治疗，晚期配合以化疗　治疗前应根据 FIGO 临床分期确定病变程度，MRI 和超声利于评估子宫肌层的受侵程度。依据子宫大小、肿瘤病理和病变扩展情况，决定用腔内放疗或加用外照射治疗。通常对于年龄较大、病变较早期和所有的 G1、G2 浅肌层侵犯病灶，建议用单纯腔内放疗，对于深肌层侵犯、低分化（G3）、肿块型子宫病变和疑有宫外侵犯者要加用外照射。

（3）局部区域复发的处理　复发患者的再治疗受许多因素的影响，如复发时间、以往治疗情况、复发部位等。对于单纯手术后复发者，可给予较高剂量放疗。单独阴道复发者，可行手术切除。放疗尽可能应用内、外照射结合。

（4）全腹放疗　恶性程度高的组织学类型，如浆液性乳头状腺癌。但因副作用大，未广泛应用（3 类）。

（5）转移灶的放疗　对于转移淋巴结尽可能行区域照射，对于肺转移、肝转移等可以考虑大分割放疗。

2. 放疗禁忌证

晚期恶液质、大量盆腹腔积液、急性严重感染期间、WBC/PLT 过低。

【放疗方法及实施】

1. 外照射

（1）常规技术

①盆腔照射主要用箱式四野，依据骨性标记定位，建议高能 X 射线照射。照射野上界在 $L_4 \sim L_5$ 水平，下界在阴道受累远端下 3cm 处（通常在闭孔下缘），外界在真骨盆外 1.5 ~ 2cm 处，前界包括了耻骨联合，后界一般在 $S_2 \sim S_3$ 间隙水平（若宫骶韧带受累、子宫后位或肿瘤沿直肠扩展时，后界建议包括整个骶骨），建议 MLC 遮挡部分小肠、膀胱、直肠。36 ~ 40Gy 后改前后对穿，并用挡铅或 MLC（推荐宽度 4cm）屏蔽直肠、膀胱。

②延伸野照射包括盆腔及腹主动脉旁淋巴引流区，由于范围较大，必要时可分野照射。照射野上界扩大至 $T_{11} \sim T_{12}$ 间，腹主动脉段外界在椎体外缘各旁开 1.5 ~ 2cm 处。注意保护脊髓。

③下 1/3 阴道受侵时照射野包括盆腔及双腹股沟淋巴引流区。照射野下界扩大至股骨小转子下 5cm（结合体表投影），外界扩大至股骨大转子垂直向下，建议后程腹股沟区域可改电子线照射。

（2）适形技术/调强技术

①定位：定位前 2 小时口服复方泛影葡胺肠道显影、排大便，建议适当憋尿。体膜固定，建议增强 CT 定位。

②靶区范围

GTV：GTVp（子宫体瘤区及其相邻侵犯部位，如宫颈、附件等）；

　　　GTVnd（淋巴结瘤区）。

CTV：术后盆腔放疗靶区：阴道残端、上段阴道、阴道旁及盆腔淋巴引流区（髂内、闭孔、髂总、部分髂外、骶前）。

根治性盆腔放疗靶区：宫颈、子宫、双附件、上段阴道、宫旁、阴道旁及盆腔淋巴引流区（髂内、闭孔、髂总、部分髂外、骶前）。

延伸野放疗靶区：盆腔靶区加上腹主动脉旁淋巴引流区。

下 1/3 阴道受侵时靶区：盆腔靶区（包全阴道）加上双腹股沟淋巴引流区。

PTV：在 CTV 基础上外放 8 ~ 10mm。

③靶区勾画：参照宫颈癌章节。

④治疗计划

处方剂量：CTV 45 ~ 50Gy（1.8 ~ 2Gy/f），GTVnd 60Gy，GTVp 据病变部位与周围肠道关系、周围肠道已受照剂量，酌情选择近距离治疗和（或）调强技术补量。

适形技术需注意适时遮挡膀胱、直肠，避让脊髓。调强放疗技术较常规、适形技术可以直接在逆向计划前对脊髓、小肠、膀胱、直肠、肝肾等危及器官限量，起到明显的保护作用，且可以同步瘤区加量，并利于 GTVp 补量，在临床上已渐广泛应用。调强计划危及器官限量：脊髓 0.1cc < 45Gy，小肠 V_{40} < 40%，膀胱 V_{50} < 50%，直肠 V_{50} < 50%，肝、肾 V_{33} < 33%，股骨头 V_{50} < 5%。

⑤验证：治疗前采用模拟机正侧位平片，或断层 CT 或 IGRT 验证。

2. 近距离治疗

（1）术后放疗者的近距离放疗　首次内照射前妇检了解残端情况，选取适合的施源器或制作个体化施源器，尽量选用较大直径的施源器；并口服造影剂观察小肠与残端距离。多采用阴道柱状施源器或个体化施源器照射阴道残端，驻留阴道上 1/3 或 1/2（多为 3cm），以黏膜下 0.5～1cm 为参考点。若阴道残端阳性或距切缘较近或ⅢB 期或特殊病理类型（透明细胞癌或浆液性乳头状癌），建议增加驻留长度，ⅢB 期可考虑全阴道照射。应用高剂量率照射时建议用低剂量多分次，每周 1～2 次，每次 4～6Gy。术后单纯腔内放疗者推荐剂量 30Gy，联合外照射者推荐剂量 10～20Gy。

（2）根治性放疗者的二维近距离放疗　模拟机下拍摄正交片定位，根据子宫大小、形状选择施源器，根据子宫壁厚度确定参考点（多为施源器旁 1～2cm），用点剂量评估直肠、膀胱、宫颈、宫底剂量。目前应用较多的为高剂量率后装，每周 1～2 次，每次 4～7Gy，共 4～5 次。一般直肠最高剂量水平不超过 A 点的 60%，膀胱三角区的位置受膀胱充盈程度影响大，要注意控制整个疗程膀胱受到的总剂量在其耐受水平。宫颈受累者需适当行以 A 点为参考点的腔内放疗，阴道受累者还需加阴道柱状施源器照射阴道，以黏膜下 0.5～1cm 为参考点，每次 4～5Gy，每周 1 次，共行 2～4 次。

（3）根治性放疗者的三维近距离放疗　依据外照射后肿瘤消退情况（妇检、MRI）酌情选择单纯腔内照射和（或）组织间插植放疗，宫腔放疗常用施源器包括宫腔管施源器或 Y 型施源器，仅ⅢB 期宫旁浸润严重时才考虑联合组织间插植。HRCTV 通常包括宫体、宫颈、阴道穹窿，常用分割模式有 7Gy×4 次，或 6Gy×5 次，每周 1～2 次。DVH 评估直肠、膀胱、乙状结肠、小肠剂量，并据此优化调整计划。依据 $EQD2_{总} =$

$$EQD2_{外照} + EQD2_{内照} = N_{外照}d_{外照}\left(\frac{d_{外照}}{1+\frac{\alpha}{\beta}}\right) + N_{内照}d_{内照}\left(\frac{d_{外照}}{1+\frac{\alpha}{\beta}}\right)$$ 公式进行内外照射剂量

叠加，使膀胱受量 EQD2 ≤ 85Gy，直肠、乙状结肠受量 EQD2 ≤ 70～75Gy。

【疗效及毒副反应】

1. 疗效

放疗后可通过妇检、影像学评估疗效，并定期复查（3～6 个月 1 次），随诊 5 年。Kim Huang 和 I Chow Hsu 2007 年总结指出子宫内膜癌 5 年生存率ⅠA 期在 88%～91% 以上，ⅠB 期 81%，ⅡA 期 77%，ⅡB 期 67%，ⅢA 期 60%，ⅢB 期 41%，ⅢC 期 32%，ⅣA 期 5%。

2. 毒副反应及处理方法

子宫内膜癌的放疗毒副反应与宫颈癌类似，详情可参见宫颈癌章节。

第三节 子宫肉瘤

子宫肉瘤少见，占侵袭性子宫恶性肿瘤的 4%~9%。中位发病年龄 40~60 岁。多以血行转移为主，常见肺、肝转移。临床表现无特殊，主要有月经不规律、白带增多、绝经后阴道出血、腹部肿块等，以及相应转移部位的转移症状。病理诊断为金标准。

【病理和分期】

1. 子宫肉瘤病理分类

①子宫内膜间质肉瘤：恶性度低，5 年生存率 80% 以上，多激素依赖性，首选手术，可用内分泌治疗。

②子宫平滑肌肉瘤：恶性度高，占子宫肉瘤 1/3，PET 难以区分其良恶性，多病理意外发现，易肺转移，5% 淋巴转移率。首选手术。

③混合间质肉瘤。

④混合性上皮和间质肿瘤：包括腺肉瘤和癌肉瘤。腺肉瘤低度恶性，可仅行全子宫双附近切除术。癌肉瘤又称恶性混杂苗勒管来源肿瘤，高度恶性，淋巴结转移率高，首选手术。

2. 病理分级

根据有丝分裂数分为高级别、低级别，级别越高，恶性度越高。

3. 分期（FIGO 分期 2009）

①子宫平滑肌肉瘤

Ⅰ期：肿瘤局限于子宫；

ⅠA 期：肿瘤 ≤5cm；

ⅠB 期：肿瘤 >5cm；

Ⅱ期：肿瘤扩散至盆腔；

ⅡA 期：侵犯附件；

ⅡB 期：侵犯子宫外其他盆腔组织；

Ⅲ期：肿瘤扩散至腹腔；

ⅢA 期：一处受累；

ⅢB 期：一处以上受累；

ⅢC 期：盆腔和（或）腹主动脉周围淋巴结转移；

Ⅳ期：侵犯膀胱和（或）直肠黏膜，或远处转移；

ⅣA 期：侵犯膀胱和（或）直肠黏膜；

ⅣB 期：远处转移。

②子宫内膜间质肉瘤和腺肉瘤分期

Ⅰ期：肿瘤局限于子宫；

ⅠA 期：肿瘤局限于子宫内膜、宫颈内膜；

ⅠB 期：肿瘤肌层浸润深度 <1/2；

ⅠC期：肿瘤肌层浸润深度≥1/2；

Ⅱ期：肿瘤扩散至盆腔；

ⅡA期：侵犯附件；

ⅡB期：侵犯子宫外其他盆腔组织；

Ⅲ期：肿瘤扩散至腹腔；

ⅢA期：一处受累；

ⅢB期：一处以上受累；

ⅢC期：盆腔或腹主动脉周围淋巴结转移；

Ⅳ期：侵犯膀胱和（或）直肠黏膜，或远处转移；

ⅣA期：侵犯膀胱和（或）直肠黏膜；

ⅣB期：远处转移。

③癌肉瘤：同子宫内膜癌。

【适应证及禁忌证】

根治性手术或最大可能的手术切除是子宫肉瘤最主要的治疗手段，放疗常作为术后辅助治疗或对某些转移部位（如脑、骨、肺等）的姑息治疗的手段。其中子宫内膜间质肉瘤对放疗相对敏感，建议在内分泌治疗的同时，Ⅱ～ⅣA期可以考虑术后相关区域的辅助放疗，ⅣB期可以行姑息放疗。癌肉瘤因淋巴转移几率较高，建议术后辅助放疗。子宫混合性中胚叶肉瘤、子宫平滑肌肉瘤对放疗的敏感性较差。一些回顾性分析指出：术后放疗可以提高局控率，但不能提高总生存率。最近的一份Ⅲ期随机研究（Reed NS，2008）也提示Ⅰ、Ⅱ期子宫平滑肌肉瘤行术后盆腔放疗组较术后观察组未提高总生存率。因此放疗不作为常规辅助治疗手段，但对于复发、转移等特别病例可以尝试。

【放疗方法及实施】

1. 内、外照射结合

术后盆腔放疗采用内、外照射结合，外照射剂量为50～60Gy或个体化决定。常规技术用高能X射线，用盆腔四野或两野照射，照射野的大小根据病变范围、手术情况和患者耐受程度决定。建议有条件者采用调强放疗技术。

2. 肿瘤相关区域放疗

剂量45～60Gy，因照射区域多与小肠毗邻，故有条件者尽可能采用调强放疗技术。

3. 内照射

多用于术后盆腔放疗的补充，或阴道复发者。可在外照射之后进行，也可以在外照射中穿插进行，一般应用高剂量率后装治疗机阴道残端补量，每周1～2次，每次4～6Gy，共10～20Gy。若为阴道复发或阴道残端复发，建议外照后评估病变大小再制定内照射方案。

【疗效及毒副反应】

1. 疗效随诊

前2年每3个月复查一次，随后每半年～1年复查一次。注意除原发病灶部位的复查外，还需关注肺、肝是否有远处转移。

2. 毒副反应

详见宫颈癌章节。

【注意事项】

1. 分期

FIGO 2010 分期较既往常用的 FIGO 1988 分期最大的改变就是把子宫肉瘤单独进行分期。在子宫内膜癌的分期中将原有的 ⅠA 期和 ⅠB 期合并，这主要是基于两者生存率相近，但在放疗中Ⅰ期的情况最为复杂，应根据分期、分化程度、是否行完全分期术的因素综合考虑，决定是否行放疗及放疗方式。

2. CA125

CA125 是重要的临床监测指标，在疗效评估、预测复发等方面有较高的敏感性和特异性，且应用便捷。但可能在腹膜炎症、放疗损伤等情况下出现假性升高，也可能在孤立的阴道转移时表现正常，故还需结合其他检查综合判断。

3. 完全子宫内膜癌分期术

完全子宫内膜癌分期术包括全子宫双附件切除术、盆腹腔淋巴结切除术（其中腹主动脉旁淋巴引流区需至少探查至肾血管水平）、腹膜灌洗液的细胞学检查、腹部器官（横膈、肝、网膜、盆腔及小肠腹膜的表面）需仔细检查、触诊，怀疑受侵者还需活检。先前的一些研究（Creasman WT，1987；Mariani A，2008；Hirahatake K，1997）指出 10%～35% 腹主动脉旁淋巴结转移的患者并不伴有盆腔淋巴结转移。Todo Y，2010的研究证明对于有中、高危复发因素者行盆腹腔淋巴切除术有利于提高生存率，但两项欧洲的随机研究（Kithener H，2009；Benedetti Panici P，2008）指出早期患者行盆腹腔淋巴切除术并不提高治疗结果。因此，早期子宫内膜癌患者是否需行盆腹腔淋巴切除术目前还存在一定争议，但可以肯定的是全面的子宫内膜癌分期术有利于术后辅助治疗方案的制定、有利于判断预后。

4. 高级别子宫内膜肿瘤

子宫浆液性乳头状癌、透明细胞癌、癌肉瘤因侵袭性的组织学特性及较高的宫外病变发生率的特点，无论分期均被归为高级别子宫内膜肿瘤。子宫浆液性乳头状癌因其有沿腹膜、网膜播散的特点，既往的指南中推荐全腹放疗。但全腹放疗的肠道、血液学反应严重，尤其在化疗后的患者中更为明显，故在临床难以广泛开展。且 Sutton G，2006；Wang W，2009；Mehta N，2003；Murphy KT，2003 等众多研究中也发现即使全腹放疗后也有较高的腹部复发率，故本次不作为推荐技术。一项 GOG 的Ⅲ期临床研究（Wolfson AH，2007）表明子宫癌肉瘤行全腹放疗组与顺铂、异环磷酰胺联合化疗组在生存率上无差异。但是术后盆腔放疗能显著减低盆腔复发率进而提高生存率（Reed NS，2008；Knocke TH，1999；Gerszten K，1998；Dusenbery KE，2005）。因此，癌肉瘤建议术后盆腔放疗±阴道腔内放疗。

5. 子宫内膜癌复发/转移的治疗

有报道（Jhingran A，2003；Lin LL，2005）称单纯阴道复发者行放疗仍能获得非常好的局控率和 50%～70% 的 5 年生存率，当然，如果同时合并阴道外复发或盆腔淋巴结转移，则预后会差很多。对于照射野内复发，在正常组织耐受的情况下可考虑外照射再程放疗，建议应用 IMRT 技术两程剂量叠加综合评估，慎重进行。但通常情况下受小肠、膀胱、直肠等剂量限制因素影响实施较困难，建议手术，手术＋术中放疗，内分泌治疗，化疗等其他治疗方式。

6. 关注放疗后患者的阴道狭窄

放疗期间和放疗后半年内予以阴道冲洗减少阴道分泌物粘连（每周 2～3 次），放疗后 1 个月即开始应用阴道模具或阴道扩展器，放疗后 3 个月即可开始性生活。

第四节　卵　巢　癌

【诊断标准】

1. 生物学行为

卵巢癌最初的播散方式是沿腹膜播散，也常见经卵巢脉管播散至腹主动脉旁淋巴结，沿阔韧带分布到盆腔的下腹和髂外淋巴结，有时也会经圆韧带发生在腹股沟淋巴结处、经横膈播散至胸膜腔。通过输卵管沿腹膜播散至子宫体和对侧卵巢。肿瘤能黏附在腹膜表面的任何地方，聚集成块的肿瘤细胞能渗透进所有的腹部器官，网膜、宫体、小肠、肝、胰腺、脾、肾上腺上的肿块导致疾病进展出现肿瘤相关的腹水。腹外播散并不常见。

2. 临床表现

（1）常见肿瘤相关表现　下腹肿块、下腹不适/疼痛、腹胀、大便习惯的改变、早饱、消化不良、胸腹腔积液所致表现等。

（2）合并症　因肿瘤扭转、破裂、出血、感染等导致的急腹症症状。

（3）Leser－Trelat 表现　皮脂丰富区突发的角化，发生率不高，为卵巢癌的先兆表现。

（4）副瘤综合征　表现多种多样，与卵巢癌伴发。

3. 体格检查

（1）妇检　注意邻近器官有无受累。

（2）全身体检　除一般系统查体外，强调全身浅表淋巴结触诊，尤其是颈部、锁骨上、腹股沟淋巴引流区。

4. 病理检查：诊断金标准

（1）病理类型

①上皮性肿瘤：最常见，占 80%～90%。包括浆液性囊腺癌、黏液性囊腺癌、子宫内膜样癌、透明细胞癌、移行细胞癌、鳞癌、混合型上皮性肿瘤、未分化和未分类的肿瘤。

②生殖细胞肿瘤：不到 5%，包括无性细胞瘤、内胚窦瘤、胚胎癌、多胚瘤、绒毛膜癌、畸胎瘤。

③性索间质肿瘤：颗粒－间质细胞瘤、颗粒细胞瘤、泡膜细胞瘤、纤维瘤－纤维肉瘤、硬化性间质肿瘤、睾丸支持细胞－间质肿瘤等。

④类固醇细胞瘤：间质黄素瘤、睾丸间质细胞瘤。

⑤其他：含生殖细胞和性索间质衍生物的混合肿瘤、未分类的肿瘤、两性胚胎瘤。

5. 影像学及内镜检查

（1）经阴道超声　对附件肿物的判断优于经腹壁超声。

（2）CT　腹盆腔增强CT利于判断腹盆腔淋巴结转移与否，发现肾盂输尿管积水。胸部CT利于判断肺转移、纵隔淋巴结转移与否。对于腹膜、肠系膜或肠道表面转移判断较差。

（3）PET-CT　敏感度85%～90%，特异性95%～100%，利于全身肿瘤状况评估。

（4）肾血流图　了解输尿管梗阻及肾排泄功能，化疗前评估。

（5）上消化道造影/胃镜　适用于贫血伴卵巢肿物的患者，以排除Krukenberg肿瘤。

（6）胸片、腹盆腔B超　常规检查。

（7）其他内镜　膀胱镜、乙状结肠镜。

6. 实验室检查

（1）常规检查　血常规、尿常规、肝肾功能等。

（2）肿瘤标志物检查

①CA125：最常用，85%的上皮来源的卵巢癌中有升高。绝经前妇女可因怀孕、子宫内膜异位症、良性囊肿、月经来潮、放疗、肝硬化、其他癌症出现假阳性升高；绝经后妇女若CA125>65U/ml则有97%的敏感性和80%的特异性。

②CEA：58%的Ⅲ期卵巢癌中可出现升高。

③其他：AFP是卵巢内胚窦瘤良好的肿瘤标志物。CA199在黏液性腺癌中常有升高。HCG是含绒癌成分的生殖细胞瘤的标志物。

7. 分期（FIGO，分期2009）

Ⅰ期：生长局限于卵巢内；

Ⅰa期：生长局限于一侧卵巢，没有含恶性细胞的腹水。卵巢外表面没有肿瘤，包膜完整。

Ⅰb期：生长局限于两侧卵巢，没有含恶性细胞的腹水。卵巢外表面没有肿瘤，包膜完整。

Ⅰc期：类似于Ⅰa或Ⅰb，但一侧或两侧卵巢的表面有肿瘤，或伴包膜破裂，或腹水含恶性细胞，或腹膜冲洗液阳性。

Ⅱ期：生长超出一侧或两侧卵巢向盆腔扩展。

Ⅱa：延伸和（或）转移至子宫和（或）输卵管Ⅱb扩展至其他盆腔组织。

Ⅱc期：类似于Ⅱa或Ⅱb，但超出一侧或两侧卵巢的表面，或腹水中含恶性细胞，或腹膜冲洗液阳性。

Ⅲ期：肿瘤超出一侧或两侧卵巢，且组织学证实存在盆腔外的腹膜种植和（或）腹膜后或腹股沟淋巴结阳性。浅表的肝转移相当于Ⅲ期。肿瘤局限于真骨盆，但伴扩展至小肠或网膜且经组织学证实。

Ⅲa期：肿瘤绝对局限在真骨盆，且淋巴结阴性，但存在经组织学证实的腹腔内腹膜表面的微小种植，或经组织学证实的扩展至小肠或肠系膜。

Ⅲb 期：一侧或两侧卵巢有组织学证实的种植，腹腔腹膜表面的腹膜转移灶直径不超过 2cm，淋巴结阴性。

Ⅲc 期：腹膜转移直径超过 2cm 和（或）腹膜后或腹股沟淋巴结阳性。

Ⅳ 期：肿瘤超出一侧或两侧卵巢伴远处转移。如果有胸腔积液，必须细胞学阳性才能归为Ⅳ期。肝实质的转移相当于Ⅳ期。

注：此分期还适用于原发腹膜癌、恶性颗粒细胞瘤、恶性性索间质肿瘤、癌肉瘤（恶性混合性苗勒管来源肿瘤）。

【治疗原则】

卵巢癌治疗原则见表 11 - 5。

表 11 - 5　卵巢癌的治疗原则

分期	治疗策略
ⅠA/ⅠB　G1	完全手术分期→观察*（ⅡA 类）
ⅠA/ⅠB　G2	完全手术分期→观察*/C（紫杉醇/卡铂）3 ~ 6 程（ⅡA 类）
ⅠA/ⅠB　G3ⅠC	完全手术分期→C（紫杉醇/卡铂）3 ~ 6 程（ⅡA 类）
Ⅱ Ⅲ	肿瘤细胞减灭术→C（紫杉醇/卡铂）6 ~ 8 程（Ⅰ类）/腹腔 C（对于病灶 < 1cm 的Ⅱ期Ⅱ A 类，对于Ⅲ期Ⅰ类）/WART（如果不能行化疗/残留病灶 < 2cm，Ⅲ类）→①如果 CR：观察*/临床试验入组/巩固 C（紫杉醇，ⅡB 类）/WART（Ⅲ类）；②如果部分残留：见盆腹腔复发治疗
Ⅳ	肿瘤细胞减灭术→各种姑息治疗（ⅡA 类）
盆腹腔复发治疗	CR < 6 个月**：影像学/临床复发→考虑再程肿瘤细胞减灭术→C（含铂方案Ⅰ类；其他方案ⅡA 类）/临床试验（ⅡA 类）/RT（局部姑息，ⅡA 类）/靶向治疗（贝伐单抗ⅡA 类） 仅 CA125 升高→推迟治疗至临床复发（ⅡA 类）/临床试验（ⅡA 类）/C（ⅡB 类）/靶向治疗（ⅡB 类） CR > 6 个月**：临床试验（ⅡA 类）/C（ⅡA 类）/靶向治疗（ⅡA 类）/RT（局部姑息，ⅡA 类）

注：C = 化疗，RT = 放疗，WART = 全腹放疗。

*：前 2 年每 2 ~ 4 个月复查，后 3 年每 3 ~ 6 个月复查。

**：指距末次化疗后时间。

【适应证及禁忌证】

手术和化疗是卵巢癌的主要治疗手段，放射治疗是辅助治疗。卵巢无性细胞瘤和颗粒细胞瘤，由于其对放疗敏感，术后可给予放射治疗。上皮性卵巢癌，由于对射线的敏感性差，且易较广泛侵犯腹、盆腔，一般在肿瘤缩小到较小直径时才放疗，或肿瘤化疗效果不佳时辅助治疗。对于Ⅱ、Ⅲ期，可以酌情考虑全腹放疗。局部姑息放疗在盆腹腔复发的卵巢癌中有广泛应用。

【放疗方法及实施】

1. 全腹放疗

一般用前后对穿野，上界在右侧膈顶上1cm，通过透视看膈肌的运动而给予适当的边界。下界在闭孔下缘。侧野在腹膜外1cm处。设计后野肾屏蔽，使其受量在15Gy以下，设计前后野肝屏蔽，使其受量在25Gy以下。全腹照射总剂量30Gy，每次1.2～1.5Gy，之后缩野，使腹主动脉区达到40～45Gy，盆腔达到45～55Gy。近年来也有应用调强放疗技术，特别是旋转调强技术完成全腹放疗的报道，精确性、对肝肾等危及器官的保护更好。

2. 局部放疗

局部小野照射：主要针对手术及化疗后残存病灶的放疗。可根据手术记录、CT或MRI甚至PET检查确定照射范围。建议调强放疗技术，更好的保护小肠、膀胱、直肠等危及器官，多给予45～60Gy剂量。调强/三维适形技术实施细则，如定位、危及器官剂量限制、验证等参见宫颈癌章节。

3. 腔内放疗

主要用于阴道残端残留或复发，只能限于腔内照射能达到的范围，一般需要配合外照射进行。

【疗效及毒副反应】

1. 疗效

卵巢癌5年生存率：I期达80%以上，II期可达60%以上，III期为25%以上（其中30%～50%为无病灶或小病灶生存者，10%以上为带大肿块生存者），IV期为5%～15%。

2. 毒副反应及处理方法

参见宫颈癌章节。

【注意事项】

1. 全腹放疗

Dembo，在1985年的研究分析随机分组比较了全腹放疗组和"盆腔放疗±苯丁酸氮芥"，结果全腹放疗能将5年生存率从51%提高至78%。但随着化疗的发展，Chai-ara，1994随机分组再次比较了全腹放疗和化疗的疗效，两组在5年无病缓解率、生存率上无统计学差异，且全腹放疗组趋于更差的结果，此次化疗组选用的是顺铂/环磷酰胺。因此，在能有较多化疗方案选择的今天，全腹放疗并不作为首选的辅助治疗。那么，对于化疗后的巩固治疗，全腹放疗的作用得到了欧洲和少量美国试验的支持，但仍需要更多数据评估。Fyles，1992年总结598名全腹放疗结果的数据表明其急性上消化道反应达60%、急性下消化道反应达70%以上、急性血液学毒性达11%，有23%的患者因血液学毒性而中断治疗；晚期副反应也较重，严重小肠梗阻达4.2%。因此，建议在行全腹放疗前与妇瘤科医生、肿瘤内科医生讨论综合制定。

2. 术中放疗

对于大肿块或复发病灶，可以考虑术中放疗补量。

第五节 阴 道 癌

阴道癌占妇科恶性肿瘤的 1% ~2%。最常见部位为阴道上 1/3 后壁。由于 HPV 感染和其他性传播疾病的增加，近年来发病率有增加趋势。阴道癌的扩散以局部侵犯和淋巴结转移为主，阴道上 2/3 癌更易出现盆腔淋巴结转移，阴道下 1/3 癌更易出现腹股沟淋巴结转移。

【诊断标准】

1. 临床表现

阴道出血和异常分泌物。晚期可有压迫症状、转移症状。

2. 体格检查

妇检时注意宫颈、外阴、尿道、肛门情况。仔细检查腹股沟。使用阴道窥具检查时注意在阴道内旋转窥具使阴道后壁暴露更清楚。强调双合诊、三合诊，关注直肠有无受累。

3. 病理检查：诊断金标准

阴道癌的 90% ~95% 是鳞状细胞癌，其他类型有基底细胞癌、汗腺癌、恶性黑色素瘤、前庭大腺癌、尿道旁腺癌等。

4. 其他检查

常规血液生化和尿常规及胸部 X 射线检查，盆腔增强 CT 或 MRI 对于判断盆腔内淋巴结转移有价值。B 超利于判断腹股沟淋巴结转移情况。必要时行肠镜和膀胱镜检查。PET – CT 利于评估全身肿瘤情况。

5. 原发阴道癌少见，需与继发性阴道癌鉴别

（1）肿瘤原发部位在阴道，应除外来自女性生殖器官或生殖器官外的肿瘤转移至阴道可能。

（2）肿瘤侵犯到宫颈阴道部并达宫颈外口区域应诊断宫颈癌。

（3）肿瘤限于尿道者应诊断尿道癌。

6. 分期（FIGO，2009 年）

0 期：原位癌、上皮内癌；

Ⅰ期：肿瘤局限于阴道壁；

Ⅱ期：肿瘤侵及阴道旁组织，但未达盆壁；

ⅡA 期：肿瘤阴道旁受侵，未到盆壁；

ⅡB 期：肿瘤宫旁受侵，但未达盆壁；

Ⅲ期：肿瘤扩展到盆壁；

Ⅳ期：肿瘤超出真骨盆或侵犯膀胱或直肠黏膜，膀胱黏膜泡样水肿不属于Ⅳ期；

ⅣA 期：肿瘤扩散至邻近器官或转移蔓延至真骨盆以外；

ⅣB 期：肿瘤远处转移。

【治疗原则】

阴道癌的治疗原则见表 11 – 6。

表 11 - 6　阴道癌的治疗原则

分期	治疗策略
CIS	WLE/CO_2 激光治疗/5 - FU 外涂→密切随诊→若病变持续不消退，则 I C（阴道黏膜剂量达 60 ~ 70Gy）
I（病灶厚度 < 0.5cm/直径 < 2cm/低级别）	手术（WLE/全阴道切除及重建术）→若切缘阳性/邻近切缘，则术后 RTIC（全阴道照射，阴道黏膜表面剂量达 60 ~ 70Gy，参考点位于肿瘤外 0.5cm，剂量可达 60 ~ 70Gy，肿瘤及其周围 2cm 区域阴道黏膜剂量可达 80 ~ 100Gy）
I（病灶厚度 > 0.5cm/直径 > 2cm/高级别）	手术（根治性阴道切除术 + 病灶位于上 2/3 阴道的盆腔淋巴清扫术/下 1/3 阴道的腹股沟淋巴清扫术）→若切缘阳性/邻近切缘，则术后 RTWP（45 ~ 50Gy，若病灶位于阴道下 1/3，照射野包括腹股沟淋巴引流区，淋巴结瘤区剂量 60Gy）+ I C（全阴道照射，阴道黏膜表面剂量达 60 ~ 70Gy，参考点位于肿瘤外 0.5cm，处方量可达 70 ~ 80Gy，肿瘤及其周围 2cm 区域阴道黏膜剂量可达 80 ~ 100Gy）
II	WP（45 ~ 50Gy，若病灶位于阴道下 1/3，照射野包括腹股沟淋巴引流区，淋巴结瘤区剂量 60Gy）+ I C（全阴道照射，阴道黏膜表面剂量达 60 ~ 70Gy，参考点位于肿瘤外 0.5cm，处方量可达 75 ~ 85Gy，补量区包括肿瘤及其周围 2cm 区域）
III	WP（45 ~ 50Gy，若病灶位于阴道下 1/3，照射野包括腹股沟淋巴引流区，淋巴结瘤区剂量 60Gy，宫旁及阴道旁补量）+ I C（全阴道照射，阴道黏膜表面剂量达 60 ~ 70Gy，参考点位于肿瘤外 0.5cm，处方量可达 75 ~ 85Gy，补量区包括肿瘤及其周围 2cm 区域，宫旁及阴道旁补量）
IV	姑息 RT ± 化疗

注：RT = 放疗，WLE = 局部扩大切除术，IC = 腔内放疗，WP = 全盆腔放疗。

【适应证及禁忌证】

（1）原位癌可行单纯腔内放疗，腔内放疗剂量使阴道黏膜达到 60Gy。

（2）I 期病灶，可单独用腔内放疗或局部手术加放疗，根据病灶大小决定是否加用外照射。

（3）II 期病灶应当内、外照射结合。

（4）III 期病灶的治疗方法同 III 期宫颈癌，外照射剂量可适当增加，淋巴结瘤区可加量至 60Gy。

（5）IV 期以姑息治疗为主。

（6）对阴道透明细胞癌和恶性黑色素瘤以手术为主，辅助放疗。

【放疗方法及实施】

1. 外照射

（1）定位　CT 定位：定位前口服肠道显影剂，排空直肠，充盈膀胱，仰卧位/俯卧位，热塑体膜固定。扫描时阴道内置标记物，静脉注射增强对比剂（过敏或严重肾功能不全者除外），扫描层厚 5mm。范围：盆腔放疗为 L_3 上缘至阴道口下 5cm，腹膜后延伸野的上界为 T_{10} 上缘，照射腹股沟区的下缘至股骨上 1/2 处。

（2）靶区范围　阴道癌术后及根治性放疗外照射靶区勾画：病灶位于阴道上 2/3 时，外照射靶区勾画方法参照宫颈癌章节。病灶位于或侵及下 1/3 阴道时，靶区还需包括腹股沟淋巴引流区。腹股沟淋巴引流区勾画尚无统一标准，建议以股血管外放 > 2cm，包括阳性淋巴结，前界与体重指数相关，外侧界为髂腰肌内缘，内界为长收肌侧缘或耻骨肌内缘末端，后界为髂腰肌侧和耻骨肌前间隙，内前界为缝匠肌前缘，下界为坐骨结节下缘或腹股沟阳性淋巴结下 1 ~ 2cm。

（3）剂量与限量　参照宫颈癌章节。

2. 近距离放疗

（1）阴道癌根治性放疗时的近距离放疗

①近距离前准备：外照射结束后行妇科检查，结合 MRI、CT 或超声评估残留肿瘤范围，推荐采用 MRI 检查。阴道病灶厚度≤5mm，一般选择能将阴道撑至最大程度的型号的柱状施源器，也可自制个体化施源器；阴道病灶厚度 >5mm，可根据病灶范围、大小、距阴道口距离选择经会阴组织间插植或阴道内组织间插植。对于病变位于阴道上 1/3 的患者，可采用三管式施源器腔内照射。

②阴道腔内放疗施源器置入术：患者双腿屈曲分开平卧于治疗床上→术者站立于患者一侧平行于尿道、直肠方向将涂抹润滑剂的阴道施源器置入患者阴道内，直至顶端阻力感停止→手扶施源器嘱患者双腿伸直→外固定。

③阴道组织间插植施源器置入术：因了解术前肿瘤残留情况，预先设计好进针角度及深度，警惕邻近正常阴道黏膜处及小阴唇处的高量所致的溃疡。

④阴道腔内放疗处方剂量参考点位于黏膜下 0.5cm（HDR），三维计划根据 CT、MRI 图像勾画靶区，通过 DVH 监测膀胱、直肠、乙状结肠等危及器官受量（参照宫颈癌章节）。

（2）阴道癌术后近距离放疗　首次内照射前妇检了解残端情况，选取形态、尺寸适合的施源器。置入方法同前。推荐口服造影剂透视下或 CT 扫描评估小肠与残端距离。多采用阴道柱状施源器照射，驻留位置为放疗前妇检阴道病变外放 2cm 处；参考点据肿瘤侵犯深度、阴道旁病变大小决定，多为黏膜下 0.5cm/肿瘤外 0.5cm。每周 1 ~ 2 次，每次 4 ~ 5Gy，共 10 ~ 20Gy。

【疗效及毒副反应】

1. 疗效

阴道癌 5 年生存率：Ⅰ期为 70% ~ 80%，Ⅱ期为 40% ~ 60%，Ⅲ期为 30%，Ⅳ期为 <10%。第 1 年每 3 个月复查 1 次，第 2 年每 4 个月复查 1 次，第 3 年、第 4 年每半年复查 1 次，此后每年复查。

2. 毒副反应及处理方法

阴道干燥、萎缩，阴毛减少脱落，阴道狭窄、纤维化（ >50%）；直肠炎、膀胱炎（约 40%），膀胱阴道瘘、直肠阴道瘘（约 5%），阴道坏死（5% ~ 15%），尿道狭窄（罕见），小肠梗阻（罕见）。建议内照射开始后阴道冲洗，病情控制后尽早佩戴阴道模具或使用阴道扩张器。

第六节　外　阴　癌

外阴癌较少见，占妇科恶性肿瘤的 4% 左右。过去发病年龄多在 70 ~ 80 岁，近年来年轻人发病率有所增加。与外阴癌发病相关的因素有肥胖、外阴白斑、外阴发育不良、HPV 感染、免疫抑制等。外阴癌的多发部位是大、小阴唇，占 75%～80%，其次在阴蒂区和会阴区，5% 是多中心。局部侵犯和淋巴结转移是主要的扩散方式。局部侵犯至阴道、尿道、膀胱、直肠等，腹股沟和盆腔是常见的淋巴结转移部位，晚期有血行转移。

【诊断标准】

1. 临床表现

最常见的表现是外阴瘙痒和肿块，其他有外阴疼痛、溃疡。肿物较大时可能引起排尿困难、出血等。腹股沟淋巴结转移时可出现外阴、下肢水肿。

2. 体格检查

注意阴道、宫颈、肛门情况。仔细检查腹股沟。

3. 病理检查：诊断金标准

外阴癌的 90%～95% 是鳞状细胞癌，其他类型有基底细胞癌、汗腺癌、恶性黑色素瘤、前庭大腺癌、尿道旁腺癌等。

4. 其他检查

常规血液生化和尿常规及胸部 X 射线检查，盆腔增强 CT 或 MRI 对于判断盆腔内淋巴结转移有价值。B 超利于判断腹股沟淋巴结转移情况。必要时行肠镜和腹腔镜检查。PET－CT 利于评估全身肿瘤情况。

5. 分期（FIGO，2009 年）

0 期：原位癌，表皮内癌；

Ⅰ期：肿瘤局限于外阴或（和）会阴，肿物直径≤2cm，无淋巴结转移；

ⅠA 期：肿瘤局限于外阴或（和）会阴，肿物直径≤2cm，间质浸润深度≤1mm，无淋巴结转移；

ⅠB 期：肿瘤局限于外阴或（和）会阴，肿物直径≤2cm，间质浸润深度＞1mm，无淋巴结转移；

Ⅱ期：任何肿瘤大小且侵犯邻近结构（下 1/3 尿道，下 1/3 阴道，肛门），无淋巴结转移；

Ⅲ期：任何肿瘤大小且侵犯邻近结构（下 1/3 尿道，下 1/3 阴道，肛门），伴淋巴结转移；

ⅢA 期：1～2 个区域淋巴结转移；

ⅢB 期：≥2 个区域淋巴结转移；

ⅢC：淋巴结外受累。

Ⅳ期

ⅣA 期：任何肿瘤大小且局部侵犯更广（上 2/3 尿道、上 2/3 阴道、膀胱黏膜或直肠黏膜或固定在盆骨）和（或）双侧区域淋巴结转移；

ⅣB 期：任何远处转移，包括盆腔淋巴结转移。

【治疗原则】

外阴癌的治疗原则见表 11－7。

表 11 -7　外阴癌的治疗原则

分期	治疗策略
CIS	局部切除/CO_2 激光治疗
ⅠA	WLE→观察/RT（切缘阳性/切缘 <8mm/LVSI/深度 >5mm） 若浸润深度 >1mm，建议行腹股沟淋巴结探查
ⅠB Ⅱ	WLE + 同侧/双侧腹股沟淋巴结切除术→观察/RT（切缘阳性/切缘 <8mm/LVSI/深度 >5mm）± 淋巴引流区 RT（腹股沟 ± 盆腔，>1 个 LN 阳性） 术前放化疗*→手术
Ⅲ	手术→放化疗
ⅣA	术前放化疗→手术

注：RT = 放疗，WLE = 局部扩大切除术，LVSI = 淋巴脉管间隙浸润，LN = 淋巴结。

＊：术前放疗适用于病灶接近阴蒂、尿道或直肠时，放疗剂量 45～50Gy。

【适应证及禁忌证】

1. 辅助性放疗

原发灶≥4cm 或切缘阳性或近切缘（切缘≤8mm），伴或不伴区域淋巴结阳性者，需行术后辅助放疗。术后辅助放疗可增加切缘阳性或近切缘患者 5 年 OS（68% vs 29%）。术后辅助放疗可增加区域淋巴结阳性者 3 年 DFS（40% VS 26%）。

2. 术前新辅助放疗

病灶距中线结构过近不能 R0 切除，病变累及肛门、直肠、尿道或膀胱，病变达盆壁，腹股沟或股动脉旁大淋巴结转移者推荐术前新辅助放化疗。GOG 101 研究新辅助放化疗后淋巴结 PCR 率为 40.5%，26% 的患者无病生存 56～89 个月（中位 78 个月）。GOG 205 研究 T3、T4 外阴癌新辅助放化疗后，CCR 率为 64%，活检的 PCR 率高达 78%。

3. 根治性放疗

用于不能手术者，美国 M. D. Anderso 癌症中心回顾性研究单纯放疗（未分期）5 年 LC 和 DFS 可达 56%、52%。同步化疗可提高生存率。

4. 姑息放疗

主要用于止痛和缓解压迫。

5. 禁忌证

一般状态差，KPS <70 分，合并重要器官严重功能不全，合并急性传染病，严重骨髓抑制，罹患精神疾病无法配合治疗，急性盆腔炎，严重感染等。

【放疗方法及实施】

1. 外照射

（1）常规放疗技术根据骨性标记确定照射范围，前后对穿照射，蛙腿状，X 线与电子线混合线照射减少股骨头受量。

（2）IMRT 可减少股骨头、股骨颈、小肠、直肠、膀胱受量，同步放化疗还可减少骨盆骨髓受量。但因 IMRT 易出现皮肤或皮下组织欠量，需注意皮肤补量。

①定位：定位前口服肠道显影剂，排空直肠，充盈膀胱，仰卧位，蛙腿状，铅丝标记淋巴结、切口、肛门，热塑体膜或真空垫固定。扫描时静脉注射增强对比剂（过

敏或严重肾功能不全者除外），扫描层厚 5mm。范围：盆腔及腹股沟区放疗为 L3 上缘至股骨上 1/2 处。

②外阴癌外照射靶区勾画：尚无统一规范，本中心经验如下。

GTV 包括 CT 或 PET－CT 上可见的原发肿瘤病种（术前放疗）；

CTV1 包括 GTV、全部外阴、邻近软组织；

CTV2 包括盆腔及双侧腹股沟淋巴引流区，盆腔淋巴引流区勾画方法参照宫颈癌章节，腹股沟淋巴引流区勾画方法参照阴道癌章节，下界有争议，常用大隐静脉汇入股静脉处，或缝匠肌和长收肌交接处，或坐骨结节下缘或坐骨结节下 2.5cm。

PTV 为 CTV1 外扩 10mm，CTV2 外扩 7mm，PTV 外放后缩至皮肤表面。

③剂量：尚无统一规范，NCCN 2018 建议术后辅助放疗 45～50.4Gy/1.8Gy（残留肿瘤至少 60Gy），根治性放疗 59.4～64.8Gy/1.8Gy（部分大块病灶可至 70Gy）。

2. 近距离治疗

阴道受累者可通过近距离补量。不能手术者也可以通过经会阴组织间插植来局部补量。三维近距离治疗技术比传统的二维腔内治疗技术，能更准确地评估靶区及危及器官受量，临床上已获得认可。

【疗效及毒副反应】

1. 疗效

外阴癌 5 年生存率：Ⅰ期为 96%，Ⅱ期为 80%，Ⅲ期为 50%，Ⅳ期为 20%。第 1 年每 4 个月复查 1 次，后 2 年每半年复查 1 次，此后每年复查一次。

2. 毒副反应及处理方法

（1）急性反应有阴毛脱落、皮肤色素沉着、黏膜破溃、疼痛、外阴水肿等，建议治疗期间照射区域皮肤避免沾水、搓洗，可外用薄荷淀粉、三乙醇胺等药物减轻皮肤反应。若行盆腔放疗可肠道、膀胱等并发症，详见宫颈癌章节。

（2）远期并发症有外阴皮肤萎缩及毛细血管扩张、外阴狭窄、淋巴水肿，逐步出现的阴道狭窄、阴道干燥等。还有 5% 的股骨颈骨折发生率，常与骨质疏松、吸烟相关。

（张福泉　胡　克　江　萍　朱丽红　晏俊芳）

第十二章　骨与软组织肿瘤

第一节　原发性骨肿瘤

原发性骨肿瘤临床上少见，恶性骨肿瘤约占全部恶性肿瘤的1%，普遍认为骨肿瘤的发生与年龄有关，恶性骨肿瘤多发生在青少年，往往致残或者致命。最常见的原发性恶性骨肿瘤是骨肉瘤、尤文肉瘤、软骨肉瘤、骨巨细胞瘤、纤维肉瘤、脊索瘤、恶性纤维组织细胞瘤等。

【诊断标准】

骨肿瘤的诊断需临床、影像、病理和必要的实验室检查等相结合。

1. 临床表现

疼痛与压痛　当肿瘤生长迅速时会出现明显的疼痛，初始可为间歇、轻度的疼痛，随着肿瘤的进展，逐渐发展为持续性剧痛、夜间痛，可伴有压痛。

2. 辅助检查

（1）X线检查　能反映骨与软组织的基本病变。骨内的肿瘤破坏表现为溶骨型、成骨型和混合型。有些骨肿瘤的反应骨表现为骨的沉积。肿瘤细胞产生的类骨在临床上被称为肿瘤骨。良性骨肿瘤境界清楚、密度均匀，而恶性骨肿瘤病灶则多不规则，呈虫蛀样或筛孔样，密度不均，界限不清。有时骨膜会被肿瘤顶起，骨膜下产生新骨，呈现出三角形的骨膜反应阴影，称为Codman三角，常见于骨肉瘤。尤文肉瘤常可见到骨膜掀起呈阶段性，形成同心圆或半层排列的骨沉积，X线下犹如"洋葱皮"样。此外，当肿瘤骨生长迅速、超出骨皮质范围、同时血管随之长入时，肿瘤骨与反应骨沿放射状血管方向沉积，表现为"日光射线"形态。

（2）CT和MRI　能为骨肿瘤的存在及确定性质提供依据，也可更清楚地显示肿瘤的范围、侵袭程度、与邻近组织的关系，帮助进行医疗决策。

（3）ECT检查　可以明确病灶范围，可以较其他影像检查方法提前几周甚至几个月发现原发或骨转移病灶的发生，但特异性不高，不能单独作为诊断依据。

（4）病理检查　病理组织学检查是骨肿瘤确诊的唯一可靠检查。按照标本采集方法可分为穿刺活检和切开活检两种。骨与软组织肿瘤活检首选穿刺活检，由专业的医生进行。按照病理切片制作方式可分为冷冻活检和石蜡活检，冷冻活检是术中即可获得的病理结果，用于快速诊断，而石蜡活检才是准确的最终病理结果。

（5）血清生化测定　凡骨质有迅速破坏时，如广泛的溶骨性病变，血钙往往升高；血清碱性磷酸酶反映成骨活动，如骨肉瘤为成骨型肿瘤，碱性磷酸酶常有明显升高。

3. 分期

对所有疑似患者活检后应完成分期。分期检查项目应包括：影像学检查：X线平片、CT（含胸部 CT）、MRI、骨扫描；血常规、生化（含乳酸脱氢酶、碱性磷酸酶）、相关肿瘤标志物；PET - CT 能够帮助肿瘤的分期和疗效评估，因此，经济条件允许时可考虑应用。

分期：临床上常采用 Enneking 提出的外科分期系统（见表 12 - 1），该分期系统根据骨肿瘤恶性程度、与解剖学间室位置、有无转移来划分，所谓解剖学间室指的是由骨组织、筋膜、滑膜组织、骨膜等构成的屏障，以此分界骨肿瘤的生长范围。此分期系统与肿瘤的预后有较好的相关性。内科与放疗科医生则更习惯使用 AJCC（美国癌症联合委员会）的 TNM 分期系统，该分期系统于 2017 年进行了第 8 次修订，此分期不包括原发性恶性淋巴瘤和多发性骨髓瘤。

表 12 - 1　骨及软组织肿瘤外科分期系统

外科分级 G	
G0	良性病变
G1	低度恶性病变
G2	高度恶性病变
与解剖学间室位置 T	
T0	良性囊内或间室内病变
T1	间室内
T2	间室外
转移 M	
M0	无局部和远处转移
M1	有局部或远处转移

分期	分级	部位	转移
ⅠA	G1	T1	M0
ⅠB	G1	T2	M0
ⅡA	G2	T1	M0
ⅡB	G2	T2	M0
Ⅲ	G1 ~ 2	T1 ~ 2	M1

TNM 分期系统

对于附肢骨、躯干、头骨、面部骨骼的原发肿瘤（T）

Tx：原发肿瘤不能评估；

T0：无原发肿瘤的证据；

T1：肿瘤最大直径≤8cm；

T2：肿瘤最大直径 >8cm；

T3：原发骨出现多个肿瘤。

对于脊柱的原发肿瘤（T）

Tx：原发肿瘤不能评估；

T0：无原发肿瘤的证据；

T1：肿瘤局限于一个节段脊椎或两个连续节段的脊椎；

T2：肿瘤局限于三个连续节段的脊椎；

T3：肿瘤局限于四个连续节段的脊椎或任一不相连节段的脊椎；

T4：肿瘤侵犯椎管内或大血管；

T4a：肿瘤侵犯椎管内；

T4b：有整个血管的侵犯或大血管中有癌栓的证据。

对于骨盆的原发肿瘤（T）

Tx：原发肿瘤不能评估；

T0：无原发肿瘤的证据；

T1：肿瘤局限于一个骨盆段，没有延伸到骨外；

T1a：肿瘤最大直径≤8cm；

T1b：肿瘤最大直径>8cm；

T2：肿瘤局限于一个骨盆段，但有骨外延伸，或肿瘤局限于两个骨盆段且无骨外延伸；

T2a：肿瘤最大直径≤8cm；

T2b：肿瘤最大直径>8cm；

T3：肿瘤跨越两个骨盆段，且有骨外延伸；

T3a：肿瘤最大直径≤8cm；

T3b：肿瘤最大直径>8cm；

T4：肿瘤跨越三个骨盆段，或累及骶髂关节；

T4a：肿瘤累及骶髂关节并向骶神经孔内侧延伸；

T4b：肿瘤包绕髂外血管或在主要盆腔血管内存在肿瘤血栓。

区域淋巴结（N）

Nx：区域淋巴结不能评价（由于骨肿瘤很少有淋巴结转移，所以 Nx 用在该肿瘤并不那么合适，除非有明确的临床证据证明淋巴结转移，一般都评价为 N0）；

N0：无区域淋巴结转移；

N1：有区域淋巴结转移。

远处转移（M）

Mx：远处转移不能评估；

M0：无远处转移；

M1：有远处转移；

M1a：肺转移；

M1b：其他远处转移。

组织学分级（G）

Gx：无法分级；

G1：分化良好 – 低级别；

G2：中等分化 – 高级别；

G3：分化差 – 高级别；

G4：分化差或未分化。

分期标准

IA 期	T1	N0	M0	G1，X	低恶
IB 期	T2	N0	M0	G1，X	低恶
	T3	N0	M0	G1，X	低恶
IIA 期	T1	N0	M0	G2~3	高恶
IIB 期	T2	N0	M0	G2~3	高恶
III 期	T3	N0	M0	G2~3	高恶
IVA 期	任何 T	N0	M1a	任何 G	高恶
IVB 期	任何 T	N1	任何 M	任何 G	高恶
	任何 T	任何 N	M1b	任何 G	高恶

【治疗原则】

1. 一般原则

根据患者的临床表现、组织学类型、临床分期，骨肿瘤的治疗模式包括肿瘤外科、放疗科、肿瘤内科、病理科和影像科医生在内的多学科综合研究后决定治疗模式。

局部肿瘤的治疗可以通过保肢手术或截肢实现，但推荐结合新辅助化疗和放疗的保肢手术治疗。外科手术边缘应该达到阴性，切除范围应当以最大限度减少局部复发的风险，并且最大限度地减少对功能的影响为宜。要特别注意放化疗对儿童成长发育和功能的影响。

现在的研究表明，骨肿瘤对放疗中度敏感，放疗在骨与软组织肿瘤的治疗中的作用多为辅助性治疗，除少数病种外，很少单独应用作为根治性治疗手段。依据病理类型、病变部位和程度、临床分期、手术情况、化疗情况等临床情况的不同，骨肿瘤的放射治疗包括术前、术中、术后放疗和单纯放疗模式。

2. 放射治疗方法选择依据

（1）术前放疗　术前放疗的目的是使肿瘤组织出现不同程度的破坏，肿瘤缩小，并使得原不能手术切除的患者，在放疗后得以切除。目前研究较多的是高分级骨肿瘤和软组织肿瘤保肢治疗术前进行放射治疗，局部复发率仅为4.3%，保肢手术成功率为95%，甚至好于标准的手术加新辅助化疗。目前的研究表明，有计划地进行术前放疗并不增加手术难度，反而在一定程度上减少了术后放疗的相关并发症的发生，同时，术前放疗可以消灭肿瘤周围的亚临床病灶，使肿瘤缩小，减少手术范围，有利于术后患者器官功能的恢复，另外也可降低局部种植率和手术物理牵拉导致的局部或远处转移，提高了肿瘤完成切除的可能性。术前放疗的剂量一般为40~50Gy/1.8~2.0Gy，与手术相隔时间2~6周。

（2）术中放疗　术中放疗是主要用于肿瘤部位的局部治疗。目前由于高剂量率近距离后装技术的发展，组织间插植治疗可以对瘤床、残存病灶和肿瘤邻近的区域进行照射，对进行保肢手术的骨与软组织肿瘤的术中放疗可使患者获益。国外的研究表明，软组织肉瘤的术中高剂量率后装治疗的局控率可达90%。当然，对术中放疗的并发症要引起注意，常见的并发症是切开感染、伤口不愈合及放射性神经和血管的损伤。

（3）术后放疗　对所有术后怀疑局部有残存或切缘不净的都应该进行术后放疗，

对于某些手术困难的特殊部位如骨盆、脊柱、胸部、头颅等部位的原发性骨肿瘤，术后需要放疗。以下几种情况也应该做术后放疗：病理性骨折，术前化疗无效，术前影像或细胞学诊断良性病变而进行病灶切除或行髓内针固定但术后病理诊断为恶性肿瘤者。术后放疗不影响肿瘤的分级分型，不延迟手术时间，不影响伤口愈合，同时术后放疗建立在有病理诊断的基础之上，使放疗能够针对性和目的性强。术后放疗应尽早开始，主张在伤口愈合后立即进行，并尽可能根据患者的实际情况给予根治性剂量。

（4）单纯放疗　临床上，很少用单纯放疗来治疗骨原发性恶性肿瘤。单纯放疗适用于不能手术的部位、术后复发不能再次手术、术后残留及姑息性治疗患者。一些对放疗相对敏感的肿瘤如尤文肉瘤、骨原发恶性淋巴瘤和骨髓瘤等可考虑为首选的局部治疗手段。据报道，根据肿瘤原发肿瘤的大小和性质，单纯放疗的 5 年存活率为 25% ~ 40%，局控率约为 30%。

【放疗方法及实施】

1. 体位固定

根据患者的一般情况和治疗需要通常选取仰卧位、俯卧位、侧位、蛙形位等体位。头颈部肿瘤用热塑面膜固定，体部肿瘤用真空垫、热塑体膜固定，四肢部位的肿瘤也可用支架等定位辅助器材固定体位，激光灯摆位。

2. 定位（靶区）

CT 模拟机定位，对于发生在肢体的骨肿瘤，可以用模拟定位机定位，但是推荐采用 CT 模拟定位，对病灶区进行连续扫描。放疗靶区基于与放疗体位相同的 CT 图像。使用静脉造影剂以更好地勾画靶区。有条件的单位可使用 MR 模拟定位，病灶及侵及范围显示更加清楚。照射野的设置应考虑不贯穿肢体横径，尽可能留出 2 ~ 3cm 条形区不受照射，有利于体液回流，防止病变远端肢体的水肿和紧缩型纤维化及提高患肢的功能有重要作用，同时，照射野设置时也应考虑到骨与关节的保护，勾画出靶区和周围敏感器官，根据肿瘤的不同病理类型和治疗时机决定放疗范围。

骨肿瘤主要以局部浸润和髓腔蔓延为主，因此放疗不考虑淋巴引流区。

放射治疗的射线能量可选择为光子射线（X 射线、^{60}Co γ 线、质子线），应当根据肿瘤的解剖部位和光束角度进行个体化的设定。一般术前和术后放疗常常使用 4 ~ 6 MV 或更高能量的光子射线，或与适宜权重的电子线相辅应用，危险的皮下表浅部位或已侵犯的皮肤表层应有足够的剂量照射。术中放疗常使用 ^{192}Ir 源。手术残存微小病灶时可采用带有限光筒的高能射线放疗。术中植入放射性粒子也是目前研究的热点，并且取得了相当不错的疗效。调强放疗（IMRT）能够提高肿瘤靶区的治疗剂量和减低周围正常组织的受照剂量。当肿瘤发生在躯干、周围危及器官容易受到高剂量照射时，应考虑应用调强放疗。有研究表明，与三维适形放疗相比，IMRT 能够减少周围危及器官剂量达 20%，因此能够显著降低并发症的发生并且改善患者的生活质量。

脊椎或椎旁骨与软组织肿瘤如骨肉瘤、尤文肉瘤、软骨肉瘤、骨巨细胞瘤等由于病变部位近邻脊髓，常规放疗受脊髓最大耐受量的限制，难以达到诸如切缘阳性、肉眼残留或无法手术的肿瘤的根治剂量，此时可选择质子治疗。质子治疗由于其剂量学方面的独特优势，可以给予肿瘤区域或靶区高剂量的同时很好地保护脊髓和周围的邻近重要器官如心脏、肝脏、肾脏、肠道等。有报道，47 例躯干部位的骨肉瘤、软骨肉瘤、骨巨细胞瘤和骨与软骨母细胞肉瘤患者采用兆伏级 X 线和质子混合治疗，结果显示，5 年局控率和总生存率：软骨肉瘤为 100% 和 100%；骨巨细胞瘤和骨与软骨母细胞肉瘤为 76% 和 80%。骨肉瘤的 5 年局控率为 59%。

剂量限值：没有肿瘤侵犯的承重骨 50% 体积小于 50Gy，50% 股骨头、颈剂量小于 60Gy，50% 任何关节剂量小于 50Gy，肺 V_{20} 小于等于 30%，睾丸剂量小于 3Gy。

3. 治疗计划

（1）骨肉瘤　50% ~60% 的骨肉瘤位于股骨远端（膝关节周围），其次为股骨近端，75% ~80% 发生在管状长骨的干骺端，发病高峰年龄为 10 ~20 岁的青少年，老年患者则多为 65 岁以上。10% ~20% 骨肉瘤患者就诊时即有远处转移。骨肉瘤分为三个组织学亚型，髓内型、表面型、骨外型，我们常说的经典型骨肉瘤即为髓内型高级别的骨肉瘤，约占骨肉瘤的 80%，骨外型骨肉瘤常作为软组织肿瘤看待和治疗。经典型骨肉瘤其标准治疗是术前化疗—手术—术后化疗。放疗用于手术边缘阳性、切除边缘不够以及无法完整切除或者用于有远地转移的姑息性止痛治疗。

单纯放疗仅用于拒绝手术的老年患者以及手术不能切除的部位。射野开始应设大野对病变处全骨照射，近端关节应包括在内，剂量为 40 ~45Gy，2Gy/f，5 次/周，然后缩野至病灶局部加量至 66 ~75Gy，CSCO（中国临床肿瘤学会）推荐剂量应大于 68Gy。姑息性止痛治疗时，照射剂量为 40 ~50Gy。

骨肉瘤保肢手术前可以进行术前放疗。术前放疗的治疗体积定义为：大体肿瘤靶区（GTV），临床靶区（CTV）为 GTV 轴向外放 1.5cm，纵向外放 5 ~10cm，不跨过骨骺。计划靶区（PTV）为 CTV 外放 0.5cm。三维适形放射治疗（3D-CRT）可采用 2 野或 3 野照射，辅以楔形板和组织补偿物。IMRT 可采用 5 野共面照射技术，尽量减少周围正常组织受量。剂量选择为 35Gy，3.5Gy/f 或 46 ~50Gy，2Gy/f，5 次/周。

术后放疗一般在术后 2 ~4 周进行，照射范围为全部手术区域加手术瘢痕再外放 2cm。剂量应达到 50Gy，应用缩野技术术后残存病灶或者阳性切缘需提高剂量至 65 ~70Gy。

骨肉瘤治疗失败的主要原因为肺转移，为了提高生存率，术后应用辅助性治疗以减少肺转移的发生。辅助性治疗以新辅助化疗为主，但全肺预防照射疗效与化疗接近，且毒性反应小，出现肺转移后转移病灶的数目减少，手术切除的可能性增大，因此骨肉瘤患者原发灶对术前化疗反应不佳者，可首选全肺预防照射。照射剂量 12 ~20Gy。全肺放疗目前仍有争议。

（2）软骨肉瘤　软骨肉瘤是起源于软骨细胞的肿瘤，占原发恶性骨肿瘤的 25% ~30%，仅次于骨肉瘤和多发性骨髓瘤，好发年龄为中老年，好发部位以股骨近端、肱骨近端和骨盆多见。80% 的软骨肉瘤病理为低至中分化。软骨肉瘤的治疗原则是以手术为主，可根据肿瘤的范围和侵及周围软组织范围、肿瘤部位、分化程度等来决定手术方式。

放疗用于不能切除的肿瘤或者切缘阳性，以及复发及高度恶性肿瘤，推荐剂量不低于 70Gy。一项 229 例患者的研究结果显示应用 IMRT 或质子治疗颅底软骨肉瘤 10 年局控率可达 94%。立体定向放疗外科、碳离子治疗也被证明对颅底软骨肉瘤有很高的局控率。治疗完成后 5 年内，NCCN 指南要求每 3 ~6 个月行原发部位影像学和（或）

横断面影像学检查以及胸片检查,以后每年至少 1 次全面检查进行疗效评估。

放疗应用质子线或 IMRT 技术,切缘邻近肿瘤或肿瘤切缘阳性、颅底、脊柱或骶骨部位需做放疗。对亚临床病灶,可行 50Gy 放疗。对镜下病灶照射剂量应达 70Gy。放疗时注意对周围危及器官的保护,脊髓和脑干的剂量不能大于 54Gy。

(3) 尤文肉瘤 尤文肉瘤是发生在青少年的第二常见的恶性骨肿瘤,约 30% 的患者小于 10 岁,另外 5% 的患者大于 20 岁,男性多于女性,常发生在长骨和骨盆,经常侵犯骨干,以下肢多见。尤文肉瘤的治疗原则是综合治疗,包括多药联合化疗和手术治疗与放疗的局部治疗,以提高生存率和局部控制率,尽量保全器官功能和减少治疗的并发症。2020 年 NCCN 治疗指南提示在局部治疗前多药联合化疗至少进行 9 周,对于有远处转移的患者,根据其对药物的反应,可进行化疗周期的延长,然后对病变进行再分期决定下一步治疗。

尤文肉瘤对放射线敏感,但不推荐单纯放疗。尤文肉瘤单纯放疗局控率可达 50% ~ 73%,放疗失败的主要原因是远地转移、肺转移。但由于目前保全功能的手术疗法配合化疗的效果明显优于单纯放疗(有报道局部失败率是手术的 3 倍)以及放疗相关并发症的考虑,放疗在治疗尤文肉瘤的作用逐渐减低。局部放疗主要用于手术不能切除的肿瘤,如发生在盆腔和椎体的肿瘤;手术切除不彻底、切缘阳性或切缘邻近肿瘤;切缘近但化疗后组织病理学提示肿瘤细胞坏死率小于 90% 的患者。对于有远处转移患者,有文献显示对原发灶局部放疗或手术的局部控制会使患者获益。

单纯放疗时的范围包括受侵骨全部骨髓腔及肿瘤邻近的软组织,MR 所见异常为 GTV,外放 1.5 ~ 2cm 做为 CTV,根据摆位和患者移动情况确定 PTV。剂量为:PTV 45Gy,肉眼可见肿瘤美国儿童肿瘤协作组(COG)推荐剂量为 55.8Gy,显微镜下残存病灶 50.4Gy。原发椎体的肿瘤为 45Gy,1.8Gy/f,每日 1 次。如果肿瘤位于长骨骨端或者接近骨端时,另一端的干骺板应受到保护而在照射野之外。

单纯放疗应该在 VAC/IE 化疗的第 12 周或 VIDE 化疗的第 18 周开始,并与化疗同时进行,在放疗期间停用蒽环类药物。接受治疗前 MR 所见骨和软组织病变为 GTV1 (GTV1 应将化疗前压迫入空腔脏器中的软组织体积除外),GTV1 外扩 1 ~ 1.5cm 为 CTV1,CTV1 外扩 0.5 ~ 1cm 为 PTV1,放疗剂量为 45Gy。放疗期间缩野照射骨的病灶,化疗后的软组织为 GTV2,GTV2 外扩 1 ~ 1.5cm 为 CTV2,CTV2 外扩 0.5 ~ 1cm 为 PTV2,PTV2 剂量为 55.8Gy,对于化疗反应 <50% 的软组织病灶可加量到 59.4Gy。

为了使肿瘤可切除,可考虑给予术前放疗同时巩固化疗,放疗靶区为初始 GTV 外扩 2cm,剂量 36 ~ 45Gy。

术后放疗可以在术后 60 天内开始,同时给予巩固化疗。对于发生在肢体的肿瘤,常采用前后对穿野,和其他肢体照射一样,要避免全周性照射,以减少四肢水肿和功能障碍。对发生在体部的肿瘤可采用 3D - CRT 或者 IMRT,注意对周围危及器官的保护,儿童椎体照射剂量应该均匀。质子治疗对发生在颅底和骶骨的肿瘤有明显的优越性。起始 GTV 外扩 2cm,剂量 36 ~ 45Gy。

治疗时注意剂量限值:大于 20Gy 可过早地关闭骨骺板;大于 40Gy 可损伤骨髓;骨皮质照射剂量大于或等于 50Gy 时,骨折危险增加,治疗前应向患者及家属告知。

(4) 脊索瘤 脊索瘤是起源于胚胎残留脊索组织的恶性肿瘤。数据显示脊索瘤的发病部位很均衡，29.2%发生在骶尾部，32%发生在颅底斜坡，32.8%发生在椎体。一般为单发，发病缓慢。颅底病变好发年龄为30~40岁，椎体和骶骨病变好发于40~70岁。手术是治疗脊索瘤的主要方法，但骶骨脊索瘤也只有50%可整块切除，脊柱和颅底的切除率更低。对无法切除的肿瘤、术后复发、术后残留时应进行放疗。放疗剂量应根据周围危及器官情况选择45~80Gy，传统40~60Gy放疗5年局控率仅为10%~40%，国外推荐剂量大于70Gy。采用质子或重离子治疗可以在保证危及器官安全的同时达到更高的靶区剂量，一项纳入17例患者的回顾性研究认为碳离子治疗相比手术有更高的局控率并能更好地保留膀胱直肠功能。目前没有明确的证据证明术后放疗有益于患者生存。

（5）骨巨细胞瘤　骨巨细胞瘤好发在女性，一般在骨骺发育成熟之后发病，年龄在20~40岁多见。约3/4的病变发生在长骨的干骺端，常扩展到关节软骨。仅3%发生在椎体。手术是骨巨细胞瘤的主要治疗方法。研究显示放疗会增加肿瘤恶性转化的风险。放疗用于其他治疗无效且无法手术切除、术后进展或复发的肿瘤，照射剂量50~60Gy。放疗用于Ⅲ级以上的骨巨细胞瘤的治疗。当手术不彻底、不能手术或者术后复发者应行放射治疗。照射范围应包含肿瘤外2cm，照射剂量40~50Gy，单次1.8~2Gy。IMRT能很好地保护周围正常组织和正常器官（包括骨组织在内），因此推荐使用。

4. 验证

物理师完成治疗计划后，主管医师、副主任以上医师评价并确认计划。物理师、医师均需在计划上签字。

首次治疗时，主管医师应与物理师及技师共同参与摆位并进行加速器上的治疗验证，拍摄并留取验证片，保证治疗的准确进行。以后每周拍摄验证片。IMRT治疗物理师还需行剂量验证。

5. 质量评估

放射治疗实施中，医师每周检查患者，并核查放射治疗单，监测血象及观察治疗反应，及时对症处理。

6. 操作注意事项

治疗发生在肢体的骨肿瘤时放疗不能贯彻肢体全径，注意补偿物的应用，热点不能在表皮。正常骨组织尽量避免全径照射，配合皮肤防护剂应用会减轻皮肤反应。

每周进行位置和剂量验证。

青少年照射时注意对晶状体、生殖器和骨骺的保护。

胫骨前皮肤血运差，应尽量置于照射野外。

放射治疗开始后可请康复科介入，进行功能康复。

【疗效及毒性】

1. 疗效评估

随访时根据病史、体格检查、血液检查、影像检查等对治疗疗效进行评估。由于骨肿瘤常常为综合治疗，建议评估时应用WHO评价标准。

2. 毒性作用

（1）急性反应　皮肤及皮下组织的放射性红斑、水肿、干性或湿性放射性皮炎、伤口不愈、感染和坏死、皮瓣脱落、局部感觉异常或者疼痛。发热性嗜中性粒细胞减少症，血液毒性（中性粒细胞减少，贫血）。女性患者一过性的月经不调等。

（2）晚期反应　皮肤和软组织纤维化或溃疡、血管损伤引起的症状、外周神经损伤和部分功能的丧失、放射性骨髓炎、异常骨或软组织增生、照射后的骨组织持续性脆弱导致易发骨折、关节功能障碍和淋巴水肿、皮肤变色或毛细血管扩张、放射性骨坏死。大于 60Gy 照射时有可能诱发骨肉瘤。

（3）少见的毒性反应　肾毒性、耳毒性、肝毒性、神经毒性；罕见肾衰、肺水肿。

（4）并发症的发生率为 10% ~ 30%。

【随访】

1. 随访时间

治疗后随访的频率和时间还没有可用的随机化数据。国际常用的随访方案一般是：疗效随访起止时间从放疗结束后，首次放疗后 1 个月，此后 2 年内每 6 周 ~ 3 个月随访 1 次；第 3 ~ 4 年，每 2 ~ 4 个月全身评价一次；第 5 ~ 10 年，每 6 个月随访 1 次，之后每 6 ~ 12 个月随访 1 次。骨肿瘤的晚期转移灶可能在诊断 10 年后出现，目前还没有一个广泛接受的随访终止点，但可以考虑患者死亡为终止点。

2. 随访项目

病史、体格检查、血常规、生化（含乳酸脱氢酶、碱性磷酸酶）、相关肿瘤标志物；ECG、脑增强 MRI、胸部 CT、腹部 B 超或 CT，骨扫描（间隔 6 个月），如有条件可选择 PET – CT 检查。

第二节　软组织肉瘤

软组织是指来源于中胚层的间叶组织，以及部分神经外胚层，主要包括：横纹肌、平滑肌、脂肪、纤维组织、间皮、滑膜及其分布于这些组织中的血管、外周神经等。软组织肿瘤是一组高度异质性的肿瘤，根据生物学潜能分为良性、恶性和中间性（交界性）三大类。良性肿瘤通常更接近正常组织，其生长有自限性，局部切除常可治愈，很少复发且不具破坏性，不发生转移，一般不需要放疗；交界性肿瘤分为局部侵袭性、偶见转移两种亚型，常见局部复发且常具破坏性，不转移或少数转移，以局部切除为主，切除不彻底者，需要术后放疗；恶性肿瘤又称为软组织肉瘤（Soft Tissue Sarcoma, STS），是本节讨论的重点。

软组织肉瘤发病率在（2.4 ~ 5）/10 万，约占成人恶性肿瘤的 1%，占儿童恶性肿瘤的 15%。好发年龄为 30 ~ 50 岁，男性略多于女性。广泛分布于全身各处，好发于躯干和四肢近心端，其中四肢（43% ~ 60%）、躯干（10% ~ 19%）、头颈部（7% ~ 9%）及腹膜后（15% ~ 19%）。病因尚不清楚。软组织肉瘤有 19 个组织类型及 100 多种不同亚型，一般根据细胞分化与成熟组织的相似性命名，临床上最常见的是多形性未分化肉瘤（25% ~ 30%），属于未分化/无法分类的肿瘤，其次是细胞分化明确的脂肪肉瘤（25% ~ 30%）、平滑肌肉瘤（12%）等，还有细胞分化不明确的滑膜肉瘤（10%）。软组织肉瘤开始生长较慢，一般体积较大，沿着神经、肌束、筋膜向周围组织浸润生长，晚期生长迅速，容易出现转移，以血行转移为主，最常见的转移部位是肺，很少出现淋巴结转移。

【诊断标准】

1. 临床表现

（1）无痛性肿块　发生于四肢躯干的软组织肉瘤最常见的主诉，就是体表无痛性肿块，形态以圆形椭圆形为主，质地各异，大多无压痛，进行性增大。发生于隐匿部位如纵隔、腹膜后的肿块，通常肿块较大，出现压迫症状才会就诊。

（2）压迫症状　肿块压迫血管神经时，易出现肿胀、疼痛等症状，邻近关节易出现关节活动受限。

2. 辅助检查

应进行充分的影像学检查，明确肿瘤大小，与邻近脏器以及血管神经的关系。

（1）X线摄片检查　胸部X线平片检查，最常用于筛查软组织肉瘤肺转移。

（2）超声检查　该检查经济、方便而对人体无损害，常用作软组织肉瘤的初步筛查，可发现肿瘤的体积范围、包膜边界、瘤体内部回声、有无浸润等，必要时行超声引导下穿刺活检。

（3）CT检查　可清楚地显示肿瘤与周围正常组织的关系，还能通过增强扫描显示血管的情况，是胸腹腔内脏器官的常用检查手段，对于四肢及躯干浅表部位，是不宜行MRI检查的替代检查手段。肺部CT检查是评估肺转移的主要手段。

（4）MRI检查　对软组织的分辨率较高，T1、T2加权像以及增强扫描，可清楚地分辨肿瘤与肌肉、血管、骨骼等周围正常组织的关系，是软组织肉瘤的主要检查方法，建议所有患者治疗前都行MRI检查作为基线检查。

（5）PET – CT检查　全身PET – CT检查主要是筛查有无多中心发生的肿瘤、有无远处转移的重要手段，对判断预后、分期及化疗效果评估有一定的效果。

（6）病理学检查　病理活检组织学检查是软组织肉瘤诊断的金标准，也是进行术后病理分期的重要依据，对指导临床治疗和判断预后具有十分重要的意义。针芯穿刺活检是最常用的，为防止针道转移，最终手术需要切除针道。穿刺有困难或考虑取材不足时，可考虑切开活检。较小或浅表肿瘤可行切除活检。病理学检查包括病理形态学检查、免疫组织化学检查、分子病理检测和基因检测等。

（7）组织学分级　组织学分级是软组织肉瘤诊断的必要组成部分，也是临床分期的重要内容，是影响预后的重要因素。推荐法国癌症中心联盟肉瘤学组（FNCLCC）或NCI系统，一般根据组织分化、肿瘤坏死及有丝分裂数来评分，根据评分的不同，用Gx（分级无法评分）、G1（2、3分）、G2（4、5分）和G3（6、7、8分）来表示组织学分级，G1又称低级别肉瘤，G2和G3又称高级别肉瘤。

3. 分期

AJCC分期是临床使用最多的肉瘤分期系统，这一系统适用于除卡波西（Kaposi）肉瘤、隆突性皮肤纤维肉瘤、婴儿型纤维肉瘤、血管肉瘤以外的几乎所有亚型的软组织肉瘤。适用于四肢、躯干、头颈、腹膜后等几乎所有肉瘤部位，但不包括胃肠道。

AJCC 第 8 版临床分期（2017 年）

（1）躯干和四肢软组织肉瘤

原发肿瘤（T）

Tx：原发肿瘤不能明确；

T0：无原发肿瘤证据；

T1：肿瘤直径≤5cm；

T2：肿瘤直径＞5cm，且≤10cm；

T3：肿瘤直径＞10cm，且≤15cm；

T4：肿瘤直径＞15cm。

区域淋巴结（N）

N0：无区域淋巴结转移；

N1：区域淋巴结转移。

远处转移（M）

M0：无远处转移；

M1：远处转移。

组织学分级

Gx：无法评估；

G1：Ⅰ级，分化好；

G2：Ⅱ级，中等分化；

G3：Ⅲ级，分化差。

分期

分期	T	N	M	G
ⅠA 期	T1	N0	M0	G1、Gx
ⅠB 期	T2、3、4	N0	M0	G1、Gx
Ⅱ期	T1	N0	M0	G2、G3
ⅢA 期	T2	N0	M0	G2、G3
ⅢB 期	T3、4	N0	M0	G2、G3
Ⅳ期	任何 T	N1	M0	任何 G
	任何 T	任何 N	M1	任何 G

（2）头颈部软组织肉瘤

原发肿瘤（T）

Tx：原发肿瘤不能明确；

T0：无原发肿瘤证据；

T1：肿瘤直径≤2cm；

T2：肿瘤直径＞2cm，且≤4cm；

T3：肿瘤直径＞4cm；

T4：肿瘤侵及邻近结构；

T4a：肿瘤侵犯眼眶、颅底/硬脑膜、中央区脏器、面部骨骼或翼状肌；

T4b：肿瘤侵犯脑实质、颈动脉包膜、椎前肌或通过周围神经浸润到中枢神经系统。

区域淋巴结（N）

Nx：区域淋巴结不能评估；

N0：无区域淋巴结转移；

N1：区域淋巴结转移。

远处转移（M）

M0：无远处转移；

M1：远处转移。

组织学分级（G）

Gx：无法评估；

G1：Ⅰ级，分化好；

G2：Ⅱ级，中等分化；

G3：Ⅲ级，分化差。

分期

尚未确定，参考躯干和四肢软组织肉瘤的分期。

（3）腹膜后软组织肉瘤

原发肿瘤（T）

Tx：原发肿瘤不能明确；

T0：无原发肿瘤证据；

T1：肿瘤直径≤5cm；

T2：肿瘤直径＞5cm，且≤10cm；

T3：肿瘤直径＞10cm，且≤15cm；

T4：肿瘤直径＞15cm。

区域淋巴结（N）

N0：无区域淋巴结转移；

N1：区域淋巴结转移。

远处转移（M）

M0：无远处转移；

M1：远处转移。

组织学分级（G）

Gx：无法评估；

G1：Ⅰ级，分化好；

G2：Ⅱ级，中等分化；

G3：Ⅲ级，分化差。

分期

分期	T	N	M	G
ⅠA期	T1	N0	M0	G1、Gx
ⅠB期	T2、3、4	N0	M0	G1、Gx
Ⅱ期	T1	N0	M0	G2、G3
ⅢA期	T2	N0	M0	G2、G3
ⅢB期	T3、4	N0	M0	G2、G3
	任何T	N1	M0	任何G
Ⅳ期	任何T	任何N	M1	任何G

【治疗原则】

目前手术切除依然是软组织肉瘤局部治疗的首选治疗方式，然而，由于肿瘤发现时通常体积较大而且浸润周围正常组织，扩大根治性切除常常会带来机体功能丧失及美容的缺陷，所以软组织肉瘤的治疗模式已经从单一外科手术治疗，转变为手术和放疗、化疗相结合的综合治疗模式。近年来，随着肿瘤分子机制研究的深入，分子靶向治疗以及免疫治疗也逐步应用于软组织肉瘤的治疗。

1. 四肢、躯干浅表及头颈部软组织肉瘤

（1）ⅠA、ⅠB期

扩大切除手术；

切缘≤1cm，考虑再次扩大切除手术、观察（ⅠA期）或者术后放疗。

（2）Ⅱ期可切除

扩大切除手术；

扩大切除手术 + 术后放疗；

术前放疗 + 扩大切除手术。

（3）ⅢA、ⅢB期可切除

扩大切除手术 + 术后放疗 ± 术后化疗；

术前放疗 ± 术前化疗 + 扩大切除手术 + 术后化疗；

术前化疗 + 扩大切除手术 + 术后放疗 ± 术后化疗。

（4）Ⅱ、ⅢA、ⅢB期不可切除或者可切除但是功能受损严重

化疗、放化疗、放疗后，降期变为可切除且功能损害可接受（参见可切除的治疗选择）。

姑息治疗：局部切除、截肢手术、放疗、观察、最佳支持治疗。

（5）Ⅳ期

姑息治疗：姑息手术、放疗、SBRT、化疗、消融、栓塞、观察、最佳支持治疗。

2. 腹膜后软组织肉瘤

（1）可手术切除

术前放疗 ± 化疗 + 扩大切除手术 + 术中放疗 + 术后放疗（R1）；

扩大切除手术 ± 术中放疗 + 术后放疗（R1）。

（2）无法切除或者Ⅳ期

化疗、放化疗、放疗后，降期变为可切除且功能损害可接受（参见可切除的治疗选择）；

姑息治疗：姑息手术、放疗、SBRT、化疗、消融、栓塞、观察、最佳支持治疗。

【放疗适应证、禁忌证】

1. 术后放疗的适应证

（1）切缘阳性，不宜再行扩大切除手术。

（2）局部切除术后，不准备做扩大切除手术。

（3）术后分期ⅠA、ⅠB期，手术安全范围不够（≤1cm）。

（4）肿瘤直径>5cm，分期T2、T3、T4。

（5）病理分级G2、G3的高级别肉瘤。

（6）多次术后复发，有复发倾向。

（7）肿瘤累及血管神经，切除可能不彻底。

2. 术前放疗的适应证

（1）肿瘤较大。

（2）肿瘤与血管神经关系密切。

（3）肿瘤周围浸润严重，预计根治性切除困难。

（4）扩大切除手术可能造成功能严重受损。

3. 姑息放疗的适应证

（1）Ⅳ期无法手术。

（2）无法耐受手术。

（3）寡转移灶的SBRT。

4. 放疗的禁忌证

（1）全身状况较差，不能耐受放疗。

（2）局部手术伤口未愈合，放疗会影响伤口愈合。

（3）放疗可能造成器官功能严重损害。

【放疗方法及实施】

1. 固定

体位固定的原则，首先是使治疗靶区尽可能位于治疗床的中心，便于机架旋转等中心照射，其次是保持舒适的体位，平静呼吸，确保照射体位的可重复性。

根据病变部位、患者情况、需要照射的范围及需要避开的重要组织，设计个性化的体位固定装置。目前临床上用于体位固定的装置主要有：热塑膜、真空垫、发泡胶等。躯干及头颈部位一般采用仰卧位，热塑膜或真空垫固定；大腿部位多采用仰卧，两腿尽量分开，尽量使对侧大腿免受照射，热塑膜+真空垫固定；小腿及足部，可采用侧卧位，患侧肢体伸直，健侧肢体屈曲，尽量避免对侧肢体照射，热塑膜+真空垫固定；上臂部位，常用仰卧位，上臂置于体侧，腋下垫泡沫与躯干尽量分开，应用热塑膜或真空垫固定；前臂及手部，通常采用仰卧或俯卧，患侧肢体前伸，避开头颅及躯干，真空垫+热塑膜固定。

2. 定位及靶区勾画

采用大孔径 CT 定位 ± MRI 定位，使扫描范围足够大，尽量使靶区在扫描的中心。

（1）术后放疗　伤口完全愈合后（一般术后 3~8 周），有些肢体肿瘤术后有运动障碍，放疗前要评估，必要时可延长放疗开始时间。

CTV1：瘤床及高危区域，根据术前影像资料以及手术记录确定瘤床区域范围，高危区域包括邻近的血管、神经、骨骼等以及术中银夹标记的部位、估计手术切除范围不足的区域。

CTV2：瘤床及整个手术区域外放 2~3cm，包括全部手术切口、引流口，但不扩大到超过自然的屏障，如筋膜面、骨膜等。对于腹膜后软组织肉瘤，建议仅针对肿瘤后切缘照射，减少小肠等器官的受照。

照射野应尽量避开关节、股骨头和股骨颈，一般不超过长骨周径的 1/2，不应横贯肢体横径，至少应留有 2~3cm 的条形区不受照射，以利于体液的回流。一般无需加照肿瘤以外的淋巴引流区。男性病人大腿根部病变尚需注意保护生殖器官。

（2）术前放疗　为减少术前放疗引起的手术伤口愈合障碍，皮肤照射区域最好能在手术切除区域内，尽量缩短放疗到手术的时间，最好在放疗后 2 周内手术。

GTV：整个肿瘤病灶范围，根据临床及影像学检查，尽量包括整个肿瘤，如果肿瘤较大，也可以仅包括邻近血管、神经等估计手术难以彻底切除的区域。

CTV：肿瘤范围适当外放，包括周围的亚临床病灶区域，对于肿瘤较小且分化较好的，外放 2~3cm；对于肿瘤较大或分化差的，外放 3~6cm。应包括肿瘤周边水肿区域和肿瘤邻近的血管、神经及淋巴结区域，只有在肿瘤接近关节时才应考虑包括部分关节，骨和筋膜可视为天然屏障而自然成为 CTV 边界。一般不做区域淋巴结预防照射，但横纹肌肉瘤、滑膜肉瘤和上皮样肉瘤淋巴结转移率可达 14%~20%，对这些肿瘤可考虑做淋巴引流区预防性照射。

（3）姑息放疗

GTV：包括影像学显示的肿瘤范围。

IGTV：肺转移 SBRT 治疗，考虑呼吸运动的影响。

3. 治疗计划

常规分割方法，每次剂量以 1.8~2.0Gy 为宜，通常采用 IMRT、IGRT、VMAT、螺旋断层放疗等。

（1）术后放疗　总剂量：由正常组织的耐受性来决定。

CTV1：

　R0：60Gy/30f；

　R1/R2/钛夹：66Gy/30f。

CTV2：54Gy/30f。

（2）术前放疗

GTV：50Gy/25f；

CTV：45Gy/25f。

术后加量：根据手术病理结果。

R0：不放疗；

R0（小切缘＜1cm）：Dt 10～14Gy；

R1：Dt 16～20Gy；

R2：Dt 20～26Gy。

4. 验证、质量评估

为减少摆位误差以及体内器官的移动对靶区的影响，可采用 KV、CBCT、ABC、呼吸门控、核磁引导、光学体表引导等技术。

一般采用 DVH 图来评估靶区的剂量、正常组织的受量，并参考靶区适形指数、均匀指数等参数，对放疗计划进行优化。需要临床医生正确的勾画靶区及正常组织。脊髓等正常组织的限量参考其他肿瘤治疗的章节，这里重点提示一下软组织肉瘤常见部位的放疗剂量限制：在常规分割下，对于成人的整块骨或者 10cm² 以上的骨骼、整块肌肉，放疗总剂量＜60Gy；对于四肢，要确保部分区域放疗总剂量＜10Gy；对于股骨头（含股骨颈），V_{30}＜15%，V_{20}＜50%。

【疗效及毒副反应】

1982 年以来，NCI 发表了 2 篇随机对照研究，无论是低级别还是高级别肢体软组织肉瘤，保肢手术＋术后辅助放疗都能使 10 年局部复发风险降低 20%～30%，从此奠定了放疗作为软组织肉瘤的主要治疗手段之一，不论是 NCCN 指南还是中国的专家共识，都推荐局部广泛切除联合辅助放疗作为可手术切除、高级别软组织肉瘤的标准治疗模式。虽然术后辅助放疗能提高局部控制率已得到广泛认可，但对是否提高总生存率还存在争论。在一组 983 例的大宗病例研究中，788 例（80.2%）接受术后放疗，195 例（19.8%）单纯手术，所有病例在总生存率（P＝0.06）或疾病特异性生存率的各组之间无显著差异（P＝0.20），表明术后放疗仅能提高肿瘤的局部控制，不能提高总生存率；进一步亚组分析，对于肿瘤直径＞5cm 的患者，术后放疗组 3 年总生存率从 55.6% 提高至 73.4%（P＜0.001），3 年特异性生存率从 68.1% 提高到 80.6%（P＝0.005）。这些数据支持对于肿瘤直径＞5cm 的高危患者辅助术后放疗可能更为有益，期待进一步的循证医学证据。

目前尚无确切的证据支持术前新辅助放疗比术后辅助放疗有更多的生存获益。2002 年柳叶刀上发表了一篇前瞻性随机研究，根据肿瘤大小（≤10cm 或＞10cm）分层后，随机分为术前放疗组（94 例），放疗剂量 50Gy/25f；术后放疗组（96 例），放疗剂量 66Gy/33f；主要终点是 120d 内的手术伤口并发症；伤口并发症术前组 31/88（35%），术后组 16/94（17%），术前放疗组的伤口并发症高于术后放疗组 2 倍（P＝0.01）；特别是下肢的肉瘤，术前放疗增加了术后伤口并发症的发生率。进一步随访发现，放疗的时机对软组织肉瘤患者的功能在手术后第一年的影响微乎其微，2 年内发生纤维化、关节僵硬和水肿的比率术前放疗均低于术后放疗，但差异无统计学意义；术前放疗与术后放疗的 5 年局部控制率分别为 93% 和 92%，无转移及无复发率分别为 67% 和 69%，无复发生存率分别为 58% 和 59%，术前放疗比术后治疗的总体生存稍好，分别为 73% 和 67%（P＝0.0481）。后续的许多研究表明，术前新辅助放疗的显著优势在于晚期放射并发症减少（如骨折、纤维化、水肿、关节僵硬等），提高患者的生活质量；另外，还发现术前新辅助放疗能够减少靶区体积，降低辐射剂量和在肿瘤切除时防止肿瘤播散种植，偶然减少肿瘤体积可能有助于肿瘤完整切除，但术前放疗仅依靠活检取得的病理诊断，有时并不一定准确，可能会增加术后伤口并发症，延迟愈合；对于大肿瘤、高分级的肢体软组织肿瘤，可能因为疗效欠佳而延迟手术最佳时机。术后放疗的优点在于肿瘤病理诊断准确，便于组织分型，准确估计手术范围有利于照射靶区的确定；其缺点为放疗靶区范围较大，放疗晚期并发症增加，肢体骨折的概率增加。因此建议软组织肉瘤患者，应根据肿瘤的大小、深浅、解剖部位、分期、组织学分型、病理分级以及患者自身的合并症等综合考虑，手术与放疗的顺序应个体化，经过外科、放疗科、病理科、影像科医师等多学科的共同研究，并与患者仔细商讨，共同制定更符合患者利益的治疗方案。

放疗的副反应主要分为急性反应和晚期反应，主要的急性反应是高剂量区的皮肤黏膜损伤，要积极预防和处理，可以采取预防性应用皮肤保护剂、减少肢体活动、避免皮肤摩擦、防止破口感染等措施，确保靶区有足够的剂量。晚期反应主要表现在皮下组织、肌肉纤维化，严重的可能影响肢体运动功能；另外就是骨关节损伤，少数患者可发生关节活动受限以及骨折，晚期反应一旦发生很难逆转，可能造成功能障碍，影响生活质量。预防晚期副反应，在制定放疗计划时就要注意以下几点：关节腔包括股骨头、股骨颈照射剂量不要超过 45Gy；避免肢体全周或接近全周照射，至少应留有 2~3cm 的条形区不受照射；对于骨膜未受侵的病例，四肢长骨周径的照射一般不超过 1/2；放疗后渐进性的增加肢体活动，减少受照骨负重。

【随访】

为了早期发现复发、转移灶，需要定期随访。四肢及躯干浅表部位的软组织肉瘤更容易出现肺转移，头颈及腹膜后软组织肉瘤更易于局部复发。因此，要根据患者预后因素、个体差异制定个体化的随访原则。对于低风险肿瘤（低度恶性、T1 分期），根据原发部位的不同，采用 CT、MRI 或超声复查有无复发，胸片检查肺部有无转移，每 6 个月 1 次，5 年后，可适当延长到每年 1 次。对于高风险肿瘤（高度恶性或 > T2 分期），随访路径同上，但建议采用 CT 行肺部检查，另外应用超声行区域淋巴结检查，每 3 个月 1 次，如无异常可适当延长，5 年后，每 6 个月到 1 年 1 次。

（王宗烨　刘长青）

第十三章　皮肤及恶性黑色素瘤

黑色素瘤又称为恶性黑色素瘤，是一种能产生黑色素的高度恶性肿瘤，大多见于30岁以上成人，原发病变90%多发生于皮肤，多见于足底、小腿、指（趾）间、手掌、指甲下、甲沟、头皮、颈部和外阴部等，也可发生在躯干皮肤，还可发生在内脏器官。黑色素瘤是发病率增长最快的恶性肿瘤之一，年增长率为3%～5%。恶性黑色素瘤的治疗方法有手术、化疗、生物治疗和放疗等，需重视应用多学科综合治疗。放疗是利用高能量射线杀死肿瘤细胞，可用于治疗皮肤、黏膜黑色素瘤及转移瘤治疗。

【诊断标准】

1. 临床表现

早期临床症状可总结为 ABCDE 法则。

A 非对称，色素斑的一半与另一半看起来不对称。

B 边缘不规则：边缘不整或有切迹、锯齿等。

C 颜色改变，表现为污浊的黑色，也可有褐、棕、棕黑、蓝、粉、黑甚至白色等多种不同颜色。

D 直径，色素斑直径 >5～6mm 或色素斑明显长大。直径大于1cm 的色素痣最好做活检评估。

E 隆起，一些早期的黑色素瘤，整个瘤体会有轻微的隆起。

2. 病理学检查

CSCO 专家组建议病理报告中必须包括的内容为肿瘤厚度、是否伴有溃疡，这两个指标与 T 分期直接相关，也是判断预后最重要的特征，为明确诊断建议免疫组织化学染色：S－100，HMB－45 和波形蛋白；建议所有患者治疗前都做基因检测，目前成熟的靶点是 BRAF、CKIT 和 NRAS，与预后、分子分型和晚期治疗有关。

3. 影像学检查

影像学检查应根据当地实际情况和患者经济情况决定，必查项目包括区域淋巴结 B 超（颈部、腋窝、腹股沟、腘窝等）、胸部（X 线或 CT）和腹部（B 超、CT 或 MRI），根据临床症状或经济情况可行全身骨扫描或头颅检查（CT 或 MRI），对于原发于下腹部皮肤、下肢或会阴部的黑色素瘤，要注意行盆腔影像学检查（B 超、CT 或 MRI），了解髂血管旁淋巴结情况。经济情况好的患者可以行 PET－CT 检查，特别是对原发灶不明的患者。

4. 实验室检查

包括血常规、肝肾功和 LDH，这些指标主要为后续治疗做准备，同时了解预后情况，如 LDH 越高预后越差，有报道 LDH <0.8 倍正常值的患者总生存明显延长。黑色素瘤尚无特异的血清肿瘤标志物，不推荐肿瘤标志物检查。

5. 分期（2017 年恶性黑色素瘤 AJCC 第 8 版分期）

原发灶（T）

Tx：原发灶无法评价；

T0：无肿瘤证据；

Tis：原位癌；

T1：厚度≤1.0mm；

T1a：厚度≤0.8mm且不伴溃疡

T1b：厚度≤0.8mm但伴溃疡或厚度为0.81~1.0mm；

T2：厚度1.01~2.0mm；

T2a：厚度1.01~2.0mm且不伴溃疡；

T2b：厚度1.01~2.0mm但伴溃疡；

T3：厚度2.01~4.0mm；

T3a：厚度2.01~4.0mm且不伴溃疡；

T3b：厚度2.01~4.0mm但伴溃疡；

T4：厚度>4.0mm；

T4a：厚度>4.0mm且不伴溃疡；

T4b：厚度>4.0mm但伴溃疡；

区域淋巴结（N）

Nx：区域淋巴结无法评价；

N0：无淋巴结转移；

N1：1个淋巴结转移或者无淋巴结转移但是出现以下转移：移行转移，卫星结节和/或微卫星转移；

N1a：1个临床隐匿淋巴结转移（镜下转移，例如经前哨淋巴结活检诊断）；

N1b：1个临床显性淋巴结转移；

N1c：无区域淋巴结转移但是出现以下转移：移行转移，卫星转移和/或微卫星转移；

N2：2~3个淋巴结转移或1个淋巴结伴有移行转移，卫星转移和/或微卫星转移；

N2a：2~3个临床隐匿淋巴结转移（镜下转移，例如经前哨淋巴结活检诊断）；

N2b：2~3个淋巴结转移中至少1个临床显性淋巴结转移；

N2c：至少1个淋巴结转移（临床显性或隐性）伴有移行转移，卫星转移和/或微卫星转移；

N3：≥4个淋巴结转移，或2个以上淋巴结伴有移行转移，卫星转移和/或微卫星转移；融合淋巴结无论是否伴有移行转移，卫星转移和/或微卫星转移；

N3a：4个及以上临床隐匿淋巴结转移（镜下转移，例如经前哨淋巴结活检诊断）；

N3b：4个及以上淋巴结转移中至少1个临床显性淋巴结转移或可见融合淋巴结；

N3c：2个及以上临床隐匿淋巴结转移或临床显性淋巴结转移伴/不伴融合淋巴结且伴有移行转移，卫星转移和/或微卫星转移。

远处转移（M）

Mx：远处转移无法评价；

M0：无远处转移；

M1a：转移至皮肤、软组织（包括肌肉），和/或非区域淋巴结转移；

M1a（0）：LDH正常；

M1a（1）：LDH升高；

M1b：转移至肺伴或不伴M1a转移；

M1b（0）：LDH 正常；

M1b（1）：LDH 升高；

M1c：非中枢神经系统的其他内脏转移伴或不伴 M1a 或 M1b 转移；

M1c（0）：LDH 正常；

M1c（1）：LDH 升高；

M1d：转移至中枢神经系统伴或不伴 M1a 或 M1b 或 M1c 转移；

M1d（0）：LDH 正常；

M1d（1）：LDH 升高。

AJCC 第 8 版病理分期

	N0	N1a	N1b	N1c	N2a	N2b	N2c	N3a	N3b	N3c
Tis	0	–	–		–	–		–		
T0	–	–	ⅢB	ⅢB	–	ⅢC	ⅢC	–	ⅢC	ⅢC
T1a	ⅠA	ⅢA	ⅢB	ⅢB	ⅢA	ⅢB	ⅢC	ⅢC	ⅢC	ⅢC
T1b	ⅠA	ⅢA	ⅢB	ⅢB	ⅢA	ⅢB	ⅢC	ⅢC	ⅢC	ⅢC
T2a	ⅠB	ⅢA	ⅢB	ⅢB	ⅢA	ⅢB	ⅢC	ⅢC	ⅢC	ⅢC
T2b	ⅡA	ⅢB	ⅢB	ⅢB	ⅢB	ⅢB	ⅢC	ⅢC	ⅢC	ⅢC
T3a	ⅡA	ⅢB	ⅢB	ⅢB	ⅢB	ⅢB	ⅢC	ⅢC	ⅢC	ⅢC
T3b	ⅡB	ⅢC	ⅢC	ⅢC	ⅢC	ⅢC	ⅢC	ⅢC	ⅢC	ⅢC
T4a	ⅡB	ⅢC	ⅢC	ⅢC	ⅢC	ⅢC	ⅢC	ⅢC	ⅢC	ⅢC
T4b	ⅡC	ⅢC	ⅢC	ⅢC	ⅢC	ⅢC	ⅢC	ⅢD	ⅢD	ⅢD
M1a	Ⅳ	Ⅳ	Ⅳ	Ⅳ	Ⅳ	Ⅳ	Ⅳ	Ⅳ	Ⅳ	Ⅳ
M1b	Ⅳ	Ⅳ	Ⅳ	Ⅳ	Ⅳ	Ⅳ	Ⅳ	Ⅳ	Ⅳ	Ⅳ
M1c	Ⅳ	Ⅳ	Ⅳ	Ⅳ	Ⅳ	Ⅳ	Ⅳ	Ⅳ	Ⅳ	Ⅳ

【放疗】

1. 皮肤黑色素瘤

皮肤出现棕色及黑色加深或褪色病变；病变迅速增大；原斑块病变突出表面；持续瘙痒、结痂、出血；出现卫星病灶；长线锯齿状变化，完整切除行病理检查。首选手术广泛切除病变：对于 T1 及部分 T2 病变，1cm 切缘能降低复发率；厚度 >2mm 的肿瘤，1cm 的切缘是不够的，需要达到 2cm，通常无需切除筋膜；但对浸润较深的原发灶（>4mm）可考虑切除筋膜。对浸润厚度 >1mm 的患者可考虑进行前哨淋巴结活检，证实区域淋巴结存在微转移的患者，都被推荐行即刻的区域淋巴结清扫术。对于ⅡB ~ Ⅲ期的高危黑色素瘤患者，推荐术后行大剂量干扰素辅助治疗，如有 BRAF – V600 突变的黑色素瘤患者可以选择维莫非尼单药辅助治疗；Ⅲ/Ⅳ期患者可考虑应用免疫治疗或参加临床试验。

（1）根治性放疗适应证

① >60 岁以上，病变厚度 >1mm；

②病变位于面部，病变较厚；或年龄较小；或拒绝手术；

③不能手术的局部晚期，转移或复发患者。

（2）淋巴引流区辅助放疗适应证　辅助放疗可提高局部控制率，但未能改善无复发生存时间或总生存时间，推荐用于以控制局部复发为首要目的的患者，或在无法进行全身性辅助治疗的患者中作为备选。淋巴结区复发的高危因素包括：临床显性转移淋巴结伴结外受侵（肉眼或镜下）；腮腺受累淋巴结≥1个；颈部或腋窝受累淋巴结≥2个，腹股沟受累淋巴结≥3个，颈部或腋窝淋巴结≥3cm，和/或腹股沟淋巴结≥4cm（2B 类证据）。

应由有经验的放射肿瘤医师来确定淋巴结辅助外照射治疗的最佳方案。较新的放射治疗方式，例如 IMRT 或容积旋转调强技术（VMAT），可降低淋巴结辅助放疗的毒性风险，并应在适当可行时加以考虑。

（3）放疗技术

根治性放疗

①靶区

原位癌，CTV：病灶 +1cm；

厚度 <1mm，CTV：病灶 +2cm；

厚度 1 ~4mm 或 >4mm，CTV：病灶 +3cm。

②射线：X 线 +0.5cm 填充/电子线。

③剂量：目前无标准推荐剂量，以下剂量方案可选：（64 ~70）Gy/（32 ~35）f，每周 5 次；或（50 ~57.5）Gy/（20 ~25）f，每周 5 次；对于体积较小者，可考虑行 35Gy/5f/w 方案。

辅助放疗

靶区：根据原发灶部位对应的高危淋巴引流区域。

目前尚未建立统一的放疗剂量，常用剂量包括：

◆ （60 ~66）Gy/（25 ~33）f/（5 ~7）w；

◆ 48Gy/20f（连续 4w）；

◆ 30Gy/5f/2w（每周两次或隔天一次）。

2. 脉络膜黑色素瘤

脉络膜黑色素瘤是成人眼内常见的原发性恶性肿瘤，转移率及死亡率均相当高。眼球摘除是其最常用的治疗方法，但其并不能提高患者生存时间，甚至可增加肿瘤的转移率。因此，传统手术治疗已逐渐被取代。脉络膜黑色素瘤伽玛刀治疗在控制肿瘤的前提下，以尽可能保护患者容貌外观和眼球功能为目的，早期采用伽玛刀治疗脉络膜黑色素瘤时，许多治疗计划边缘剂量大都在 50 ~90Gy。

放疗技术：

X 刀治疗与眼位状态：眼外肌缝线固定；闭目保持不转动；注意视点固定法。

GTV：眼球后部、视盘附近、视盘、球后视神经。

CTV：GTV +5mm。

PTV：CTV +3 ~5mm。

危及器官（OAR）：眼球壁，视神经，视交叉和脑干。

剂量：90% 剂量参考线，<30% 参考剂量线邻近附近晶状体和虹膜，<10% 参考

剂量线邻近角膜，45Gy/3f/5d 或 50Gy/4f/7d。

3. 葡萄膜视神经盘恶性黑色素瘤

葡萄膜恶性黑色素瘤是最常见的眼睛肿瘤，建议大体积肿瘤（厚 >8mm，直径 >15mm）、疼痛无视力的或无光感的患者采用眼球摘除，大的肿瘤也可以用质子线治疗，剂量 50Gy，目前眼球摘除后最常见的失败原因是远处转移。中等大小葡萄膜恶性黑色素瘤（厚 3 ~ 8mm，直径 10 ~ 15mm）推荐敷贴放疗，巩膜表面敷贴器放射治疗是国外大多数眼科中心的首选疗法，这属于一种近距离放疗，具体方法是在局部巩膜表面放置一个含^{125}I 或^{106}Ru 放射性粒子的金属盘。

4. 头颈部黏膜黑色素瘤

头颈部黑色素瘤，包括鼻腔副鼻窦恶性黑色素瘤、鼻前庭恶性黑色素瘤、鼻腔恶性黑色素瘤、上颌窦恶性黑色素瘤、口腔恶性黑色素瘤。首选手术，病灶广泛切除后仍可发生区域性淋巴结复发，故主张高危、复发患者做术后瘤区和淋巴结照射，提高局部控制，以术后 4 周为宜，延迟放疗可能是有害。如患者无法或拒绝手术，则可考虑行根治性放疗。

放疗技术

（1）根治性放疗靶区

GTV：参考增强 CT 或 MRI 进行勾画。

CTV：原发灶 +2 ~ 3cm ± 区域淋巴结引流区。

（2）术后辅助放疗靶区　包括瘤床 +1 ~ 1.5cm ± 区域淋巴结。

PTV：CTV +3 ~ 5mm。

（3）危及器官（OAR）：眼球壁，视神经，视交叉和脑干，脊髓。

（4）放疗剂量：根治性放疗剂量推荐：高危组（66 ~ 70）Gy/（33 ~ 35）f/（6 ~ 7）w，中低危组（44 ~ 50）Gy/（22 ~ 25）f 或（54 ~ 63）Gy/（30 ~ 35）f；辅助性放疗剂量推荐：高危组（60 ~ 66）Gy/（30 ~ 33）f/（6 ~ 6.5）w，中低危组（44 ~ 50）Gy/（22 ~ 25）f 或（54 ~ 63）Gy/（30 ~ 35）f；部分根治性或辅助性患者可考虑放疗剂量：（30 ~ 36）Gy/（5 ~ 6）f。

5. 阴道黑色素瘤

非常少见，以至于患者病例数太少无法行前瞻性对照研究，易出现远处转移，病理确诊后应立即根据肿瘤浸润深度及生长扩散范围选择适当手术方式，早期低危患者可选用局部病灶扩大切除（切缘距肿瘤 >2cm），晚期或高危组则应选用广泛性外阴切除及腹股沟淋巴结切除至盆腔廓清术；5 年生存率 5% ~ 20%；对于无法耐受或拒绝手术患者，可考虑行根治性放疗。

放疗技术

（1）根治性放疗靶区：GTV 为影像学所见肿瘤区域，CTV：GTV +1 ~ 2cm ± 淋巴引流区。

（2）剂量：因阴道黑色素瘤发病率极低，故目前无标准放疗剂量方案，推荐剂量为：肿瘤区病灶（57.6 ~ 64）Gy/16f，亚临床病灶（36 ~ 40）Gy/（9 ~ 10）f。

6. 黑色素瘤脑转移

临床上凡是体表或内脏有黑色素瘤手术史，颅内压增高症状病程短且发展快，CT 及 MRI 检查明显占位效应，均应考虑颅内黑色素瘤的可能性。黑色素瘤脑转移进展迅速，恶性程度较高，颅内黑色素瘤的血运丰富，易侵犯血管并引起瘤内出血和广泛血性播散转移，预后极差。

单发脑转移灶用立体定向外科（SRT）；如脑转移灶为 2～4 个，且直径均 <5cm，可考虑 SRT 治疗；SRT 疗效与转移灶体积、年龄、RTOG－RPA 分级相关，与脑转移灶数目无关，WBRT 用于 ≥5 个脑转移灶的治疗。

（1）SRT 适应证

①KPS≥70 分，预计生存期 >2 个月。

②单发或多发病灶；0.5～5cm，直径 3～5cm 病灶（X 刀分次放疗），多发病灶的数目≤5 个。

③放射抗拒的直接用 SRT。

④复发病灶或新出现病灶。

⑤无明显颅内高压及脑疝形成。

（2）禁忌证

①接受足量照射后短期内复发者。

②伴有严重颅内压增高，且未采取减压措施者。不能接受 SRT，否则可能加重症状危及生命。

③转移瘤内有活动性或较新鲜出血者近期不宜接受 SRT。

④难以按 SRT 治疗体位和时间治疗患者，SRT 也不能治疗。

（3）立体定向放疗技术

①靶区勾画：

GTV：根据术前和术后 MRI 或术后 PET 范围进行勾画。

CTV：GTV ＋（1～2）mm。

②处方剂量：伽玛刀处方线定为 50% 等剂量线。直线加速器 X 刀处方线多为 80%～90% 等剂量线包括 CTV。根据肿瘤体积，（RTOG 90－05）推荐最高边际剂量：病灶直径 ≤2cm，直径 2～3cm，直径 3～4cm 的患者表面等剂量处方分别是 24Gy，18Gy，15Gy。

如为 X 刀推量照射，≤1cm 病灶，20～24Gy/f；1～2cm 病灶，12～13Gy/1f×2f；2～3cm 病灶，8～10Gy/1f×（2～3）f；3～4cm 病灶，6～8Gy/1f×（4～5）f。

（4）全脑放疗技术

①CTV：全脑，需包括前、中、后三个颅窝，颅底线上全部脑组织和脑膜。

②体位固定：仰卧，头膜固定，采用两颞部相对平行的两个照射野。

③剂量：剂量 30Gy/10f/2w 或 40Gy/20f/4w。如患者 PS 较差，可考虑 20Gy/5f/w 方案。

7. 黑色素瘤骨转移

（1）适应证

①KPS >60 分，预计生存期 >2 个月。

②疼痛剧烈，有压迫症状。

（2）禁忌证　不能平卧耐受放疗体位。

（3）放疗技术

①靶区勾画

GTV：CT 或 MR 显示骨破坏和软组织肿块病灶。

CTV：GTV +（2～3）cm（脊椎：上下一个椎体）。

②剂量：一般情况好者，30Gy/10f 或 40Gy/20f。一般情况差者，8Gy/f。

【随访】

放疗后 1 个月，以后每 3～6 个月检查皮肤和淋巴结，胸腹部 CT、浅表淋巴结 B超、LDH、肝功和血常规，每 12 个月复查脑 CT（或 MRI）以及骨扫描一次，如 5 年内未见复发迹象，则改为每年检查，终身随访。

（李永恒　李　帅）

第十四章　儿童肿瘤

第一节　全身放射治疗（TBI）规范

加速器和^{60}Co 治疗机产生的（4~10MV）X 线及 γ 射线适于白血病等多种疾病在造血干细胞移植前的大剂量全身放疗（TBI），如：急性髓性白血病（AML）、急性淋巴细胞白血病（ALL）、慢性髓性白血病（CML）及其他诸如骨髓异常增生综合征、多发性骨髓瘤、骨髓纤维变性、骨髓发育不良综合征、合并免疫缺损、再生障碍性贫血及一些特殊的感染性疾病（慢病毒感染）等病症的治疗。

【照射方式和治疗方案】

1. 照射方式

照射方式需根据患者具体病情和医院所具备条件选取。使用^{60}Co 治疗机进行 TBI 照射时，需要在机头上附加均整板，加速器则可以免去。常规条件下，各类治疗不能满足 TBI 条件的需要，常采用机架旋转 90°，延长源皮距离至 3~5m，准直器旋转 45° 角，使射野对角线与患者人体长轴方向一致，形成水平照射来实现。患者可单独采用仰卧或侧卧位形成的一组对穿照射野，也可使用仰、侧卧位相结合形成的几组对穿照射野以达到均匀照射目的。

由于 TBI 照射时皮肤、皮下组织、肋骨、锁骨及表浅淋巴结处于低剂量建成区，需在射线入射方向上紧贴患者身体表面放置能达到一定建成厚度的有机玻璃散射屏以提高剂量。

（1）四野照射方法　患者取仰、侧卧位，组成两对平行对穿照射野。侧卧位照射（AP/PA）时，前野（AP）两手在胸前交叉，用双手屏蔽肺部。仰卧位照射（LR/RL）时，射线分别从患者身体两侧入射，双手置于胸前，用两上臂屏蔽部分肺部受量（图 14-1），对头、颈、踝等几何尺寸较小部位，加挡模板或人体组织等效材料制成的米袋等。在两小腿之间用一个填实的圆锥形米袋（锥底直径 11~12cm，长 40~45cm），大头朝下，对膝至踝之间几何尺寸的变化进行补偿。

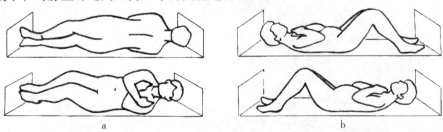

a　　　　　　　　　　　　b

图 14-1　四野照射方法的体位示意图

（2）双侧位照射方法　与四野照射方法基本相同，但患者仅取仰卧位，射线分别从身体两侧（R/L、L/R）入射形成一对平行对穿的照射野（图 14-1b），头、颈及踝等部位用模板或等效材料制成的米袋进行屏蔽；对于肺部受量的控制，可使用患者两上臂屏蔽其部分受量；在两小腿之间仍夹一个圆锥形米袋，对膝至踝之间几何尺寸的变化进行补偿。该照射方法的特点是体位舒适，在长时间的照射中体位易于保持不变。

使用加速器进行 TBI，在机头上不做任何均整的条件下，应用双侧位法：一方面，患者取仰卧位时的头颈和踝部相对胸腹横径小，受量较高，但其分别处于接近射野边缘的区域，而该区域则属于低剂量分布区域，这样为获得人体纵轴方向的均匀照射提供互补。另一方面，双侧位法使用自身（上臂）的屏蔽可控制肺部受量从而获得很好的效果。缺点是纵隔亦受量较低，在 TBI 完成后需对其进行补量。

（3）前后两野对穿照射方法　患者取侧卧位，射线分别从前面（A/P）和后面（P/A）入射形成一对平行对穿的照射野，其体位略不同于图 14-1a 所示，两上肢自然下垂置于身体两侧。在照射前，需定位、测算并使用低熔点铅制作肺挡块对肺部进行屏蔽，可以较好地控制肺部剂量，剂量计算简便，但由于治疗时间较长，患者治疗体位不易保持，需要采取措施来保障。由于人体厚度前后径变化较侧向小，因此前后两野对穿照射剂量分布比从体侧照射均匀，同时有相应的计算公式，肺组织受量在肺挡铅厚度固定时靠调整治疗中放射肺挡铅的时间占全部治疗时间的比例来控制。挡铅置于人体前后，其形状和大小按拍摄的定位片缩放测绘加工，照射中肺组织受量可用热释光剂量元件或半导体探头做体外监测。

具体的 AP/PA 照射方法：①患者半坐立在一个木制可升降的圆凳上，仅使用前野照射 TBI 总剂量的一部分，照射中用挡铅屏蔽肺部，铅块用高强度两面胶固定在有机玻璃散射屏上。②将患者移至 TBI 治疗床上取侧卧位，使用后野完成与半坐立前野相同剂量的照射，余下剂量仍采用侧卧分前后野等剂量对穿照射。该方法可准确计算肺部受量以防止过量照射和减少放射性肺炎的发生率。使用前后两野照射方法更适于分次 TBI，有条件的医院，使用分次全身照射治疗时，其剂量计算和操作要简单得多。

（4）调强放疗　随着调强技术的出现及调强治疗系统的发展，容积旋转调强放射治疗（VMAT）和螺旋断层调强放射治疗（Tomotherapy）技术使在常规放疗 SSD 条件下实施全身个体化剂量分布成为可能。VMAT 和 Tomotherapy 技术能够实现全骨髓照射（TMI）或全骨髓淋巴照射（TMLI），而且可以在提高照射剂量的同时维持正常危及器官低剂量，有望在将来进一步改善 TBI 的疗效。但目前该技术临床经验有限，需要进一步的临床对照试验验证疗效。

2. 治疗方案

TBI 治疗方案分为单次全身放射治疗（STBI）和分次全身放射治疗（FTBI），目前国内外多采用 FTBI，FTBI 与 STBI 相比，放射生物学优势明显。在 STBI 照射中，以 7Gy/f、8Gy/f、9Gy/f 的照射方案较多，其剂量率要求在5cGy/min左右；在 FTBI 照射中，其剂量率在 10~20cGy/min，并以 12Gy 分 3 天照射的方案较多。

吸收剂量的测量与处方剂量的计算：

（1）TBI 患者处方剂量的归一点，定在腹脐水平的体中点，该点剂量的测算，在完全模拟 TBI 照射的条件下，使用 30cm×30cm 的固体水，分别测算出深度为 5~20cm 处的每个 cGy 对应的加速器上剂量监测系统的读数 MU 数值。

（2）TBI 吸收剂量测量与处方剂量计算分为四个步骤。①在标准条件下，对加速器进行剂量刻度。②在第一步工作完成之后马上进行第二步，即在完全模拟 TBI 条件下，测算出模体中不同深度的单位 cGy 对应的加速器上的 MU 数值。③对测量结果进行全散射的修正。④TBI 患者处方剂量 D_W 的计算：$D_W = D_T \times MU/cGy$。式中 Dt 为组织剂量；MU/cGy 为患者腹脐体中点的每个 cGy 对应的 MU 数值。

（3）TBI 照射不同于标准源皮距的常规治疗，在人体中平面处射野面积远大于人体许多，而常规治疗一般射野面积小，周围体模可提供充分的旁散射，因此对 TBI 输出量的确定，需采用全散射系数进行修正，将面积为 30cm×30cm 的固体水模块中测算的结果，经过有关的各种大照射野条件系数修正，转换成全散射条件下 TBI 照射的重要数据。

另外一种对 TBI 输出剂量确定的方法是在测量时，尽量模拟实际照射条件，即在所用的固体水模块 30cm×30cm×30cm 的两侧摆放长度、厚度与人体组织类似的等效材料，这样做的结果使其更接近于实际。

【肺组织和眼晶体的剂量估算】

1. 肺组织剂量的估算

肺组织剂量与间质性肺炎发生率的关系具有一定的阈值，在 7.5～8.0Gy，另外与剂量率的大小也有直接关系，尤其是 STBI 治疗，当采用低剂量率时，可有效降低辐射对肺组织的毒副反应，肺部剂量主要由未屏蔽时的照射剂量、屏蔽期间的漏射剂量及组织不均匀性的校正系数三部分组成。其计算公式：

$$D_{肺} = \left[\left(D_{总} - D_{屏} \right) + D_{漏} \right] \times F_{校正}$$

2. 眼晶体的损伤及剂量估算

白内障是 TBI 患者常见的眼部并发症，与照射总剂量以及剂量率有关。引起白内障的阈值剂量：单次照射剂量为 2Gy；3 周～3 个月分次照射其累积剂量为 4Gy，若总剂量达到 14Gy，则无论照射次数和间隔时间长短，均可导致白内障，眼晶体照射剂量估算的公式：

$$D_{晶体} = D_{AP} + D_{PA}$$

$$D_{AP} = D_{总1/2} \times D_{漏射}/PDD_{半颅}$$

$$D_{PA} = D_{总1/2} \times PDD_{全颅}/PDD_{半颅}$$

【TBI 治疗的质量控制与保证】

作为 TBI 治疗的质量控制与保证，在其照射过程中必须进行实时剂量监测，其目的：①监测加速器和 ^{60}Co 治疗机长时间运行的稳定性；②监测患者照射中各部位受照剂量的准确性和均匀性。电离室只适于使用水模体或固体水对加速器和 ^{60}Co 治疗机的绝对剂量测量，而不适于全身照射的剂量监测。多通道半导体探头和热释光剂量计 TLD 是 TBI 照射中剂量监测的主要手段，是 TBI 治疗必不可少的质量控制和保证。

在 TBI 照射中，从头至踝的人体体中面的剂量监测（D_M）是通过半导体探头或 TLD 对体表入射量 D_A 和相应出射量 D_P 的实时剂量监测结果，并使用下列公式推算出来的，即对入射和出射剂量的平均值，加以 F_c 的修正：

$$D_M = \left[\left(D_A + D_P \right)/2 \right] \cdot F_c$$

其中，F_c 为修正系数，依赖辐射能量和患者的体厚。

修正系数 F_c 的测算：①首先将数块均匀的人体组织等效模板（如：固体水）靠紧，

立于 TBI 治疗床面上，并把经国家标准实验室比对过的 0.6cc 指型电离室插入固体水模板中，在完全模拟 TBI 治疗条件下，即机架旋转 90°，射线呈水平入射；准直器开至最大，并在射线入射方向上距固体水模体表面 10cm 内，放置一定厚度有机玻璃散射屏。②调整源至固体水模板中电离室探头中心的距离，即 SAD = 350 ~ 400cm。③使用非氧化锌成分的胶带，分别将一对体外（In – Vivo）半导体探头固定在固体水模体的入射和出射的表面，同样，将两个探头的中心均置于射束的中心轴上，并在测量中，总是保持射线入射和出射的模体表面距电离室中心等距离。④启动加速器，出束，依次对叠加不同厚度的模板进行照射，最后测算出不同厚度模板的值 F_c，其计算公式：

$$F_c = 2D_M / (D_A + D_P)$$

对于 TBI 照射中的实时剂量监控，无论采用 TLD 还是半导体探头，只要将其监测到的 D_A 与 D_P 的平均值乘以相应体厚的 F_c 即可推算出该部位体中面的受量及人体长轴方向上的均匀性。

螺旋断层放疗（HT）作为一种螺旋 CT 与直线加速器的综合体，其优势在于治疗范围可达 40cm × 145cm，能够满足 TMI 超大范围、超长靶区的治疗需求，且其二元气动多叶准直器开合时间为毫秒级，采用 360°螺旋连续照射，使得针对于全骨髓（TMI）和全骨髓 + 全淋巴（TMLI）的精确照射成为可能。相较于传统 TBI，其优点在于骨髓剂量高，而正常组织保护好，可有效降低急慢性不良反应发生概率。HT 既能满足 TMI/TMLI 高调制能力的需求，也无不连续照射时照射野衔接的问题，特别是对青少年，由于身体长度有限，在应用 HT 治疗时更有优越性；另外 HT 独有的 MVCT 图像引导功能也能够确保 TMI/TMLI 长跨度治疗的精度，HT 的这些优势使其成为全身照射靶向化极具吸引力的调强治疗技术。国外研究报道应用 HT 实施 TMI，相较于传统 TBI 技术，正常组织的受照射剂量比靶区剂量低 1.7 ~ 7.5 倍，相关毒副反应明显低于国际发表的 TBI 患者，且较 TBI 技术并未增加髓外复发的比例，以其安全、可行、高效成为 TMI/TMLI 的首选方式和手段。

照射技术：

（1）体位固定 患者仰卧位，双侧上肢置于身体两侧，十指并拢，手掌、前臂紧贴躯干置于体侧。固定装置为碳素一体板加头颈肩和体部热塑网固定躯干上部，负压真空垫固定下肢，为保证患者能长久维持此姿势，固定范围要求包括头部、躯干、盆腔及脚底。待热塑膜冷却变硬后，利用激光灯定位线确定标记点。鉴于 HT 单次治疗长度上限为 145cm，对于身高超过 145cm 的患者将治疗分为体部计划和腿部计划，分 2 次完成扫描。体部计划定位铅点置于体膜上，腿部计划铅点置于真空垫和腿部皮肤上。在股骨中段用铅丝标记出体部计划和腿部计划扫描衔接层面。CT 扫描时患者正常呼吸，采集图像层厚 5mm，第一组 CT 由头顶扫描至股骨中段铅丝标记层面下约 5cm；第二组 CT 脚先进，由脚趾扫描至股骨中段铅丝标记层面上约 5cm 处。扫描完成后将 2 组 CT 图像均传送至 Pinnacle 医生工作站进行靶区勾画。

（2）靶区勾画 TMI 的理论照射目标为全身骨髓，TMLI 为全身骨髓 + 淋巴，定义临床靶区 CTV 为全身骨骼 ± 全身主要淋巴引流区，考虑到身体不同区域的固定效果和摆位难度，将 CTV 分为 CTV1：头部骨骼、脊柱、肋骨、胸骨、肩胛骨、锁骨、骨盆，CTV2：上、下肢长骨（肱骨、尺骨、桡骨、股骨、胫骨、腓骨）以及手指、脚趾骨，CTV3：颈部、韦氏环、纵隔、腋窝、腹主动脉旁、腹膜后、髂血管、骶前及腹股沟淋巴引流区，

CTV2 外扩 0.5cm 为 PTV2，TMI 计划中 PTV 为 PTV2 + CTV1，TMLI 计划中 PTV 为 PTV2 + CTV1 + CTV3，最后修饰 PTV，减少"孤岛"结构。勾画正常组织器官包括：大脑、晶体、眼球、口腔、腮腺、食管、气管、甲状腺、双肺、心脏、胃、肠道、肝脏、肾脏、膀胱、直肠、脾脏以及卵巢或睾丸。为防止计划衔接层的剂量出现明显的冷热区，可将衔接层上下 1.5cm 的 PTV 删除，改为剂量限制结构，在计划设计时可主动调整衔接层的剂量分布。勾画完毕后将图像和结构传输至 Tomotherapy Planning Station 进行计划设计。

（3）计划设计　设定 90% PTV 满足处方剂量 12Gy，每日 4Gy/f。铅门宽度 5.0cm，螺距 0.287，初始调制因子体部计划设定为 2.5，腿部计划设定为 1.5。正常组织剂量限制遵照剂量合理最低原则，在不影响靶区剂量要求的前提下尽可能地降低正常组织受量，重要组织预设剂量和限制：必须达到的严格限制条件为双肺 D_{50} ≤6Gy、D_{10} ≤9Gy、晶体 D_{max} ≤3Gy、脑 D_{50} ≤6Gy。尽量达到的限制条件为口腔 D_{50} ≤8Gy、食管 D_{50} ≤7Gy、小肠 D_{50} ≤6Gy、肝脏 D_{50} ≤6Gy、卵巢/睾丸 D_{50} ≤3Gy，D_{max} ≤8Gy。腿部计划不考虑危及器官受量，可相应提高处方剂量覆盖要求至 95%。为确保衔接处 PTV 叠加剂量 ≤120% 处方剂量，可限定股骨段剂量限制结构的中位数为 6Gy。

（4）剂量验证　参照相关文献选择精度高且易于操作的 ArcCHECK 完成 TMI/TMLI 剂量验证。受限于 ArcCHECK 的最大探测范围（只有 20cm）体部计划剂量验证采用分段独立验证的方式分头颈、胸腹和盆腔 3 段来完成，腿部计划单独验证。

治疗实施：为避免超长时间出束导致磁控管降温不及时、剂量率下降、设备报错，体部治疗计划通过手动中断的方式分 3 段完成，且每段治疗前均行 MVCT 图像引导配准。先选择头颈部合适区域 10～15 层，normal 模式（4mm 层厚）行 MVCT 扫描并进行首次图像配准后，开始头颈段治疗，在总治疗的 1/3 时程，人为中断治疗并生成后续治疗；选择胸腹段适当层面行 MVCT 扫描并进第 2 次配准，要求最终将 y 轴方向（头脚向）数值归零，防止在治疗衔接处出现冷热区，由中断处继续开始胸腹段治疗；重复操作至完成盆腔段治疗。为减少中断处剂量的不确定性，每天治疗的中断时间节点建议与上次治疗时间节点间隔 100s（约 4cm 进床距离）。单次全程治疗时间 1.5～2.0h，治疗前需确认患者可以长时间保持仰卧位，同时需要密切监控患者的状态，防止出现呕吐而导致患者窒息。

第二节　儿童白血病

白血病是一类造血干细胞的克隆性疾病，克隆中的白血病细胞失去进一步分化成熟的能力而停滞在细胞成熟的不同阶段。在骨髓和其他造血组织中的白血病细胞大量增殖聚集，并浸润其他器官组织，使正常造血功能受到抑制。根据细胞成熟程度可分为急性和慢性白血病。急性白血病与慢性白血病之比约为 7:1。儿童白血病是儿童最常见的恶性肿瘤，在儿童和青少年恶性肿瘤中占首位，其中以急性淋巴细胞白血病（ALL）最为多见。

【诊断标准】

（一）临床表现

1. 贫血

贫血往往是首起表现，呈进行性发展，半数患者就诊时已是重度贫血。

2. 发热

半数患者以发热为早期表现。可低热，亦可高达 39～40℃以上。发热主要原因是白血病本身所致，这种发热用抗生素治疗无效，在诱导治疗 72 小时内缓解；其次是感染所致。

3. 出血

急性白血病以出血为早期表现的占 40%，以皮肤瘀点、瘀斑、鼻出血等多见。颅内出血也不少见。资料显示急性白血病死于出血者占 62.24%，其中 87% 为颅内出血。

4. 器官和组织浸润的表现

如淋巴结和肝脾肿大，骨关节疼痛、眼球突出、复视，头痛、呕吐等，睾丸无痛性肿大等。

（二）实验室检查

1. 血常规

多数患者白细胞增多，最高者可超过 $100 \times 10^9/L$，血片分类检查原始和（或）幼稚细胞可占到 30%～90%，白血病患者往往存在不同程度的红细胞和血小板下降等血象表现。

2. 骨髓象

多数患者骨髓象增生显著活跃，有核细胞显著增多，主要是白血病性原始或早期幼稚细胞，而中间阶段细胞缺如，形成所谓裂孔现象。原始 + 幼稚淋巴细胞≥20% 诊断为 ALL。

（三）诊断

根据临床表现、血象和骨髓象等，诊断需符合以下标准其中一项：①骨髓形态学标准：按照 WHO 2016 诊断标准，骨髓中原始及幼稚淋巴细胞≥20%；②若幼稚细胞比例不足 20% 必须要有分子诊断确定存在 ALL 致病基因，如 ETV6 - RUNX1。诊断成立后，应进一步分型。

1. 形态学 - 免疫学 - 细胞遗传学 - 分子生物学（MICM）分型

（1）细胞形态学分型　按 FAB 分型标准分为 L1、L2 和 L3 型，但 L1、L2 型已不具有明显的预后意义。

（2）免疫学分型　根据 WHO 2016 版分类标准，分为 T、B 型两大系，以及伴髓系抗原表达的 ALL。儿童 ALL 主要以 B 细胞型为主，占 80%。

（3）细胞遗传学及分子生物学分型　根据染色体数量和染色体结构改变进行分型。

2. 临床危险度分型

与儿童 ALL 预后确切相关的危险因素包括：

（1）诊断时 <1 岁或≥10 岁。

（2）诊断时已发生中枢神经白血病或者睾丸白血病患者。

（3）免疫表型为 T 系 ALL。

（4）诊断时外周血白细胞计数≥$50 \times 10^9/L$。

（5）染色体数目 <45 的低二倍体、核型为 t（9；22）（q34；q11.2）/BCR - ABL1、t（4；11）（q21；q23）/MLL - AF4 或其他 MLL 基因重排、t（1；19）（q23；p13）/E2A - PBX1。

（6）泼尼松反应不良。

（7）诱导缓解治疗第 15 天骨髓原始及幼稚淋巴细胞≥25%。

（8）诱导缓解治疗结束（化疗第 33 天）骨髓未获完全缓解，原始及幼稚淋巴细胞 >5%。

（9）微小残留病（MRD）水平：在具备技术条件的中心可以检测 MRD。诱导缓解治疗结束（化疗第 33 天）MRD $\geq 1 \times 10^{-4}$，或巩固治疗开始前（第 12 周）MRD $\geq 1 \times 10^{-3}$ 的患儿预后差。

在上述危险因素的基础上进行儿童 ALL 的临床危险度分型，一般分为 3 型：

低度危险组（LR）：不具备上述任何一项危险因素者。

中度危险组（IR）：具备以下任何 1 项或多项者：危险因素中第（1、2、3、4、7）或 t（1；19）（q23；p13）/E2A – PBX1 阳性或诱导缓解治疗末（第 33 天）MRD $\geq 1 \times 10^{-4}$，且 $\leq 1 \times 10^{-2}$。

高度危险组（HR）：具备以下任何 1 项或多项者：t（9；22）（q34；q11.2）/BCR – ABL1 阳性、t（4；11）（q21；q23）/MLL – AF4 或其他 MLL 基因重排阳性、危险因素中第（6、7、8、9）。

中枢神经系统白血病（CNSL）的诊断：小儿中枢神经系统白血病发病率极高，以急性淋巴细胞白血病最多见，完全缓解 3 个月后急性淋巴细胞白血病上升，2 年后有所下降。通常累及蛛网膜或硬脑膜和脑实质，临床表现主要为头痛、恶心、呕吐等颅内高压症状，脑脊液检查可见颅内压增高，细胞数增多，且可检出原、幼淋巴细胞。符合以下任何一项，并排除其他原因引起的中枢神经系统病变时，可诊断 CNSL：①在诊断或治疗过程中以及停药后脑脊液中白细胞计数 $\geq 5 \times 10^6$ 个/L，并在脑脊液离心制片中存在形态学明确的白血病细胞；②有颅神经麻痹症状；③有影像学检查（CT/MRI）显示脑或脑膜病变、脊膜病变。

睾丸白血病（TL）的诊断：睾丸单侧或者双侧睾丸无痛性肿大，质地变硬或呈结节状，或者是弥漫性肿大。缺乏弹性，睾丸透光试验阴性，穿刺或者活检可见到白血病细胞浸润而成立诊断。

【治疗原则】

1. 一般治疗

主要包括防治感染、纠正贫血、控制出血、维持营养等。

2. 化疗

化疗的策略是完全缓解并延长生存，即白血病所有症状体征消失，血象、骨髓象恢复正常。常采用作用于不同细胞周期的联合化疗。按照不同危险度分型治疗，采用早期强化疗、后期弱化疗、分阶段、长期规范治疗的方针。治疗程度依次是：诱导缓解治疗、早期强化治疗、巩固治疗、延迟强化治疗和维持治疗，总疗程 2~2.5 年。

3. 中枢神经系统白血病的治疗

中枢神经系统白血病常为髓外白血病治疗后复发的根源，可以考虑采用甲氨蝶呤或者阿糖胞苷鞘内注射或中枢神经系统放射治疗。

4. 睾丸白血病的治疗

因为血 – 睾屏障的原因，药物对睾丸白血病治疗效果不佳，需要行放射治疗，即使一侧睾丸肿大，也需要照射两侧睾丸。

5. 骨髓移植

对于诱导缓解治疗失败（诱导治疗第 33 天骨髓未达完全缓解）、t（4；11）（q21；q23）/MLL－AF4 阳性、t（9；22）（q34；q11.2）/BCR－ABL1 阳性，特别是 MRD 持续高水平，以及骨髓复发的患者建议进行造血干细胞移植。

【适应证及禁忌证】

1. 适应证

（1）CNS 未受累的预防性放疗和 CNS 受累或复发后的放射治疗。

（2）脾照射。

（3）睾丸放疗。

（4）骨髓移植前全身放射治疗（TBI）。

2. 禁忌证

（1）全身情况差，不能耐受放疗。

（2）严重血象下降。

（3）患者依从性差，不能配合放疗定位。

【放疗方法及实施】

1. 固定定位

对大多数儿童来说，顺利完成定位和后续的治疗难度较大，所以在定位前需要充分与患儿交流，取得其信任消除其恐惧，对于难以配合以及年龄较小的患儿，需要辅以麻醉。放疗定位时需要采用固定面网提高摆位的可重复性，推荐采用 CT 定位系统定位。

2. 靶区确定

脑部放疗时注意务必充分包括蛛网膜下腔，照射野下界应包括第二颈椎下缘水平，眼眶处的前界注意包括视神经。中枢神经系统白血病进行全脑全脊髓放疗时需要控制脑部照射野与脊髓垂直射野衔接处的剂量，需要在衔接处留出 0.5～1cm 左右间隙，并且在治疗过程中不断变换此衔接部位（同一方向），以避免脊髓超量照射和欠量照射。

3. 放疗剂量

（1）CNS 预防治疗和颅脑照射　由于颅脑照射后晚期损害明显以及全身治疗的改进，出现了能够更好地进入血－脑屏障的药物，现在越来越少使用脑预防照射，仅选择性的用于高危 ALL 患者，且趋势是逐渐减少放疗剂量。预防性放疗剂量为 18Gy/9～10f，脊髓则采用鞘注化疗。最近的研究提示：在有效全身及鞘内化疗保证下，放疗剂量降低到 12Gy/6f，不会增加 CNS 复发危险。对于初诊合并中枢神经系统白血病的患者，目前倾向如果治疗反应良好，可不予放疗。可在完成延迟强化治疗后接受颅脑放疗。但 <2 岁不建议放疗；年龄≥2 岁，剂量为 12～18Gy/12f，脊髓放疗剂量10～15Gy。

（2）脾照射　脾肿大多见于慢性白血病，不同于以往的姑息性治疗的观点，目前脾的照射应该更加积极。脾照射往往采用前后对穿的照射野，单次剂量 0.5～1Gy，每天 1 次或 1 周 2～3 次，视患者血象变化而定。治疗期间密切监测血象，往往需要每周多次验血。最常用的放疗剂量是 4～10Gy，最多不超过 20Gy。单纯的脾区的照射需要 CT 定位，固定技术同其他体部照射固定相同，可以采用固定体模或者负压真空气垫。

多采用三维适形放疗计划或调强放疗设计。

（3）睾丸放疗　化学药物难以穿过血-睾屏障。放疗可以进一步控制该处癌细胞，显著降低局部复发率。随着中等剂量以及大剂量化疗的应用，放疗应用于睾丸白血病浸润的情况逐渐减少。对于睾丸复发的患者，一般作双侧睾丸放疗（即使为单侧复发），剂量（20~26）Gy/（2.5~3.5）w，对年龄较小的幼儿采用12~15Gy可保护正常的性腺功能。

（4）全身放射治疗　主要应用于白血病等病症患者在造血干细胞移植前的预处理。全身照射靶区包括整个人体，不需要对任何部位进行完全屏蔽，以免漏照。TBI治疗方案可分为单次TBI（Single TBI；STBI）和多次TBI（Fractional TBI；FTBI）两种治疗形式，后者应用逐渐增多。全身放疗的剂量常采用2Gy/f，每日2次，达12Gy；MSKCC的方案是1.2Gy，每日3次，总剂量13.2Gy。NCCN 2020 V版指南建议为12~14Gy，单次剂量1.5~2Gy。

4. 疗效及毒副反应

白血病放射治疗的副作用取决于放疗部位、放疗剂量等，如中枢神经系统照射会发生继发脑肿瘤、内分泌系统疾病、生长发育缺陷、认知功能障碍、神经系统毒性等，脾区照射引起的血象下降，睾丸照射引起的不育，全身照射引起的白内障、肺损伤等在放疗开始时均需予以考虑。

第三节　神经母细胞瘤

神经母细胞瘤（NB）是儿童最常见的原发于颅外的实体肿瘤。发病率在白血病、中枢神经系统肿瘤及淋巴瘤之后位居儿童肿瘤第4位，占小儿恶性实体瘤的10%。确诊时90% <10岁，发病高峰为2岁。最常见的部位是肾上腺髓质（占30%~40%）和腹部、盆腔的椎旁神经节（25%）。相较于儿童，婴儿期的胸部（15%）和头颈部（5%）原发肿瘤稍多。超过70%的患者在就诊时已有转移。最常见的转移部位为淋巴结、骨、骨髓、皮肤（或皮下组织）和肝。肺和中枢神经系统较少受累。

【诊断标准】

1. 临床表现

临床表现取决于原发肿瘤所在交感神经节的部位以及发生转移部位。症状最常表现为疼痛，常常由骨转移，肝转移，骨髓转移以及肿瘤局部侵犯引起。其他全身症状包括体重减轻、食欲下降、不适和发热。肿瘤发生在颈部肿块可以引起Horner综合征和脊髓压迫；儿茶酚胺增加可以引起潮红、多汗、苍白、头痛、高血压等。皮肤转移可出现皮肤蓝染，形成典型的"蓝莓饼"表现。

2. 实验室检查

主要包括尿中儿茶酚胺以及其代谢产物测定，主要有高香草酸（HVA）和香草扁桃酸（VMA），90%以上患者尿中HVA、VMA有所升高。

3. 影像学检查

在辅助诊断、分期以及之后的放射治疗等方面起到很大作用。85%的病例X线检查可见内在斑点样钙化。CT可以获得有关淋巴结转移、肝转移、病变是否可切除等信息。MRI 可以更清晰地显示血管包绕、椎管内扩散（哑铃征）、肝脏以及骨髓浸润等。全身骨显像对转移灶的发现有较高敏感性。

NB 最终确诊需要获得病理。无论是原发肿瘤切除、穿刺活检还是转移性淋巴结切取活检，或者是骨髓穿刺活检均可获得。骨髓病理学检查是必行的分期检查。

4. 分期

目前公认的最低诊断标准至少具备下列之一：①光镜下获得肿瘤组织的明确病理诊断。儿茶酚胺或代谢产物升高，包括多巴胺、高香草酸（HVA）、香草扁桃酸（VMA），被认为升高标准必须是 >3.0 秒/相应年龄平均每毫克肌酸酐，并且至少检测 2 次。②骨髓针吸或环钻活检均获得确定的肿瘤细胞（瘤体或免疫细胞学阳性的细胞簇）及尿、血浆中儿茶酚胺或代谢产物升高。

目前 NB 的分期系统多采用国际神经母细胞瘤分期系统（INSS）：

Ⅰ期，肿瘤局限于原发灶，可被完全切除，有或无微小残留病变，无淋巴结转移。

ⅡA 期，局限性肿瘤不能被完全切除，无典型淋巴结受累。

ⅡB 期，局限性肿瘤可以或不能完全切除，附近淋巴结浸润，对侧淋巴结不受累。

Ⅲ期，不能被完全切除的肿瘤超过中线，伴或不伴邻近淋巴结受累，肿瘤或浸润生长或通过累及淋巴结向中线两边扩散，有对侧淋巴结转移。

Ⅳ期，播散性生长肿瘤侵袭远处淋巴结、骨髓、肝、皮肤和/或其他部位（排除Ⅳs 期）。

Ⅳs 期，肿瘤局限于原发灶，转移局限于皮肤、肝和/或骨髓（年龄 < 1 岁的婴儿），肿瘤细胞 < 骨髓有核细胞 10% ，^{131}I MIGB 扫描显示骨髓阴性，否则列为Ⅳ期。

【治疗原则】

按危险程度将患儿分为低危、中危和高危组，各组治疗原则有所不同：

1. 低危组

低危组治疗常采用单纯手术切除，主要包括所有Ⅰ期（INSS 分期）患者、预后好的无 MYCN 基因扩增的异倍体 4S 期、能够完全切除的Ⅱ、Ⅲ期患者。术后辅助性放疗、化疗不被常规推荐。对于部分难以完全切除的Ⅰ、Ⅱ或Ⅲ期患者，可以采用新辅助术前化疗或者放疗使肿瘤缩小，提高手术切除率。

2. 中危组

包括所有ⅡA、ⅡB 患者，但预后不良、MYCN 扩增、年龄大于 1 岁者除外。这部分患者多数局部进展或是区域淋巴结转移，往往需要联合治疗。手术除了尽可能切除病灶以外还可以起到确立诊断、判断预后、明确分期作用。环磷酰胺、阿霉素、卡铂和依托泊苷是主要采用的化疗药物。对于大于 1 岁区域淋巴结转移的患者，术后辅助性放疗可以提高局部控制率和总体生存率。

3. 高危组

主要包括Ⅱ~Ⅲ期患者当中年龄较大者或病理提示预后不良者或 MYCN 扩增者以及所有Ⅳ期患者（不包括Ⅳs 期）。联合诱导化疗、手术切除、全身或局部放疗、自体干细胞移植，以及 13 - 顺维甲酸是常用的治疗方法。放射治疗在晚期 NB 治疗中起着很好的缓解骨转移或内脏转移引起疼痛的作用。

【适应证及禁忌证】

1. 适应证

（1）低危组　仅有极少数病例，当病变复发后手术或化疗均可能影响其功能时可考虑放疗。

（2）4S 期　这类患者通常预后好，无需或仅需少量治疗，仅当疾病进展危及重要器官功能时方可考虑放疗。

（3）中危组　手术或化疗后病变进展或化疗、二次手术后仍有肿瘤残留。

（4）高危组　骨髓移植前全身放疗（TBI）以及对原发灶和转移灶局部放疗。

（5）晚期患者转移性病变的姑息放疗治疗。

2. 禁忌证

（1）全身情况差，不能耐受放疗。

（2）严重血象下降。

（3）患者依从性差，不能配合放疗定位。

【放疗方法及实施】

1. 定位和固定

定位前应该充分与患儿沟通，获得信任，消除其恐惧。对于不合作和年龄更小的孩子往往需要麻醉辅助。固定装置需要有便捷、安全、重复性好等特点。如负压真空气垫等。定位过程当中需要将熟睡的小孩子捆在定位床上，以免坠落。推荐 CT 定位。

2. 靶区确定

放疗区域确定一般需要 CT 或者 MR。照射野一般包括肿瘤周边 2cm 范围。无论影像学还是病理证实区域淋巴结存在转移者均应包括在照射野之内。关于淋巴结预防照射尚存在争议。POG 研究表明，POG 分期Ⅲ期 NB，区域淋巴结预防放疗有优势。而 Halperin 研究中不做淋巴结预防照射，只进行肿瘤区的照射，结果显示 7 例复发的患者当中只有 2 例位于邻近的淋巴结区域，不建议进行淋巴结区域的预防照射。

3. 布野和治疗计划

前后对穿平行照射是常用的布野方向，这样可以充分覆盖脊柱附近的肿瘤并且可以保证脊柱得到均匀剂量照射。有些肿瘤体积较大，与周围危及器官关系紧密，三维适形和调强放疗可以更好地保护周围正常组织和器官。后纵隔肿瘤应采用两后斜野并加用楔形板的技术。也有报道采用质子放疗可以得到优于光子放疗的效果。

4. 转移灶的放疗

对于 NB 转移灶的放疗，照射的范围应适当扩大。骨转移的范围常比平片显示的更广；眼眶转移时需要包括整个眼眶；肝转移虽然不需要包括全肝，但在治疗时必须有足够大的外放边缘以弥补呼吸动度。过于复杂的设计和过长的治疗周期对于Ⅳ期患者是没有必要的。但应注意特殊情况，即Ⅳs 期患儿，他们预后往往很好，应该采用精确的治疗尽量保护正常组织。

5. 放疗剂量

NB 标准的放疗剂量仍然存在争议。有研究显示，控制肿瘤的放射治疗剂量可能呈现年龄依赖特点。小于 1 岁婴儿 12Gy 的剂量即可，1~4 岁儿童大约需要 25Gy，而 4 岁以上的儿童即使大于 25Gy 也难以奏效。MSKCC 的研究表明 21Gy 超分割放疗得到了 90% 的 5 年生存率。推荐对于镜下残留或者微小病变给予 22~24Gy 照射，分次剂量可给予 1.5、1.8 或 2Gy，视肿瘤的大小和正常组织受量而定。也可以采用超分割方案，单次量 1.2~1.5Gy，总量 21Gy 左右。对于肿瘤负荷较大者应给予更高剂量的照射，美国儿童肿瘤协作组正在进行总量 36Gy 的增量研究。

术中放疗在神经母细胞瘤治疗中也有报道。Haas – Kogan 报道的术中放疗的剂量为 7~16Gy，局部控制率为 100%。

对于预期寿命不超过 6~12 月的患者，可以缩短疗程，降低总量并且采用大分割放疗方式进行。如采用 5~20Gy，分 1~5 次完成的分割模式，以利于尽快缓解症状。

6. 疗效及毒副反应

（1）早期并发症 急性期反应的发生取决于肿瘤位置和照射野。需要注意的一点是急性反应中如黏膜溃疡以及皮肤反应等发生的严重程度会受到是否采用超分割放疗以及是否合并化疗的影响。

（2）晚期并发症 晚期反应的发生取决于放疗部位和放化疗的总剂量。接受放疗时年龄决定着骨骼异常的严重程度。骨骼异常包括脊柱畸形，如脊柱后凸、脊柱侧凸或肢体缩短。年纪越小的患儿越容易发生晚期放射损伤。化疗的加入会降低放疗耐受性，增加放疗的风险。

第四节　肝母细胞瘤

肝母细胞瘤（Hepatoblastoma，HB）是小儿最常见的肝脏原发性恶性肿瘤，90% 发生于 5 岁以内。该病起病隐匿，早期多无症状，约 20% 患儿在诊断时已发生远处转移。手术切除肿瘤是 HB 的重要治疗手段，能否完整切除肿瘤是影响预后的关键因素，但若诊断明确后直接手术，肿瘤完全切除的比例仅为 50%~60%，且单纯手术治疗的患儿容易术后复发。目前以手术联合化疗为主的多学科诊治成为 HB 治疗的标准模式。

【诊断标准】

根据患者临床表现、实验室以及影像检查和最终的病理可以明确诊断。

1. 临床表现

HB 多以无意中发现上腹部肿块或体检时发现肝脏占位性病变为首诊，有的出现腹痛、发热，有的出现急腹症，可能提示肿瘤破裂、腹腔积血，也有出现贫血和血小板增多为表现的副癌综合征。

2. 影像学表现

B 超、CT、磁共振显像检查确诊率高，其中 B 超为首选方法，CT 与磁共振显像对 HB 有很好的定性定位价值，尤其可判断门脉系受侵情况、肿瘤形态和是否多灶发病等情况。

3. 实验室检查

甲胎蛋白（AFP）水平升高为 HB 重要的诊断标准之一，且 AFP 水平与患儿临床病情呈正相关，是临床上作为诊断和手术后随访检测的重要指标。

4. 病理诊断

经典的活检是通过开腹肝脏楔形活检，也有建议在 B 超或 CT 引导下穿刺的，但由于肝源性肿瘤质脆易出血，该方法受到不少质疑。大多数学者认为可分为两型：上皮细胞型和上皮与间叶混合型。

5. 分期系统

目前仍然没有统一的分期标准，有 PRETEXT（治疗前）分期与 POST－TEXT（化疗后手术前）分期和改良的 COG Evans 分期。

PRETEXT（Prtreatment Extent of Disease）仅指治疗前肿瘤累积肝脏的范围，主要用于评估初诊手术完整切除的可行性；POST－PRETEXT（Oost－Treatment Extent of Disease）则是指新辅助化疗后肝脏肿块的累积范围，主要用于评估延期手术完整切除的可行性：

PRETEXT/POST－TEXT Ⅰ期：肿瘤局限在 1 个肝区，相邻的另外 3 个肝区无肿瘤侵犯；

PRETEXT/POST－TEXT Ⅱ期：肿瘤累积 1 个或 2 个肝区，相邻的另外 2 个肝区无肿瘤侵犯；

PRETEXT/POST－TEXT Ⅲ期：2 个或 3 个肝区受累，另 1 个相邻的肝区未受累；

PRETEXT/POST－TEXT Ⅳ期：肿瘤累积所有 4 个肝区。

改良的 COD Evans 分期系统为：

Ⅰa 期：肿瘤完全切除，组织病理学类型为单纯胎儿型；

Ⅰb 期：肿瘤完全切除，除单纯胎儿型以外其他组织病理学类型；

Ⅱ期：肿瘤基本切除，有镜下残留；

Ⅲ期：肿块有肉眼残留；或基本切除伴淋巴结阳性；或肿瘤破裂或腹膜内出血；

Ⅳ期：诊断时发生远处转移，不论原发病灶是否完全切除。

【治疗原则】

手术是肝母细胞瘤首选和最有效的治疗手段，只有能够完全切除的肿瘤才有可能治愈，所以要尽可能创造机会手术切除。通常肿瘤不能完全切除与下列因素有关：①巨大肿瘤可能引起大出血；②肝脏左右叶均受累；③肿瘤侵犯肝静脉或下腔静脉；④肝内弥漫性多病灶。由于肝母细胞瘤确诊时大多数肿瘤在 10～12cm，在应用新辅助化疗之前，只有 30%～50% 病例确诊时可以被完整切除，严重影响了疗效。近 20 年来，由于采取了手术结合化疗，大大提高了疗效和手术切除率。

肝母细胞瘤是一种对化疗高度敏感的肿瘤，化疗的有效率达到 80%～90%，采用新辅助化疗可以大大提高肿瘤的切除率。新辅助化疗使 75% 不能手术的患者获得延期手术的机会。由于全身静脉化疗的副作用较大，随着影像学和介入技术的不断发展，越来越多应用肝动脉栓塞化疗（TACE）治疗无法手术切除的肝母细胞瘤，使巨大肿瘤缩小，再进行手术切除。但是在某些病例，尽管采用了术前化疗和（或）TACE，手术仍然无法完全切除肿瘤时，原位肝移植可以使局部肿瘤得到有效控制。但由于供肝来源困难，经费昂贵，所以肝移植有一定的限制。

在北美国家，肝母细胞瘤的标准治疗是完全切除肿瘤之后再予以化疗，如果术中发现肿瘤不能被完全切除，则先进行 1～2 个疗程化疗，待肿瘤缩小后再进行手术切除、再化疗、酌情配合放疗、免疫治疗等综合治疗。

【适应证及禁忌证】

1. 适应证

（1）术前放疗使肿瘤缩小，以利手术。

（2）术后切缘阳性或术后残留者的辅助性放疗。

2. 禁忌证

（1）全身情况差，不能耐受放疗。

（2）严重血象下降。

（3）依从性差，不能配合放疗定位。

【放疗方法和实施】

1. 固定和定位

采用负压真空气垫或固定体模固定患儿以提高治疗的可重复性，但是同其他儿童肿瘤放疗固定过程中遇到的最大难题相同的是小儿难以配合，往往需要反复沟通，取得配合，甚至麻醉后再行固定和定位。推荐 CT 定位，层厚 5mm，扫描范围至少包括隔顶以上至肝脏下缘以下的区域。考虑到呼吸对肝脏运动的影响，有条件的在定位时可以尝试采用呼吸门控或者 4D – CT 等先进技术。

2. 靶区确定

放射治疗医生应该仔细研究患者影像学资料、手术记录和病理报告，对肿瘤的位置了然于胸后勾画靶区，GTV 主要包括 CT、MR 所见肿瘤区域或术后残留区域，CTV 在 GTV 基础上外放 1～2cm，再放出 0.5～2.5cm 的呼吸边界（依呼吸运动对肝脏位置影响大小而定），最终在此基础上放出 1cm 左右的摆位误差得到 PTV。肝脏、脊髓、胃、小肠等正常组织也应勾画出。

3. 治疗技术

三维适形和调强放疗等精确治疗技术应该尽量用于治疗，从而尽量减少周围正常组织尤其是正常肝脏少受照射。

4. 放疗剂量

在保证肝脏耐受的前提下，对于术后辅助放疗，如果镜下残存可给予 25～45Gy，肉眼残存肿瘤可照射 35～45Gy，术前放疗的应用已显著减少，仅用于个别术前化疗后肿瘤缩小不理想的部分患者。对于姑息性全肝照射（20～25）Gy/（2～2.5）w 已足够。

5. 治疗验证

EPID、KVX 线或 CBCT 验证，以确保治疗准确实施。

【疗效】

早期肝母细胞瘤治疗后预后较好，长期生存率可达 70%～100%，而进展期只有 20%～60%。治疗后复发的患儿不足 1/3 生存超过 3 年。

第五节　肾母细胞瘤

肾母细胞瘤（Wilms 瘤）是小儿最常见的肾脏恶性肿瘤，由后肾胚基发展而来，肿瘤由类似肾母细胞的成分组成。患儿多见于 5 岁以内。大多数肾母细胞瘤为孤立的单发病灶，左右两侧发病数相近，4%~8% 呈双侧性，或同时或相继发生。偶可发生于肾外。肾母细胞瘤常与先天畸形并发，如 WAGR 综合征（肾母细胞瘤、虹膜缺如、泌尿生殖器畸形、精神发育迟缓），Denys - Drash 综合征（假两性畸形、肾小球系膜硬化、肾衰竭、肾母细胞瘤）、生长多度综合征，如 Beckwith - Wiedermann 综合征、Simpson - Golabi - Behmel 综合征等。与肾母细胞瘤相关的基因主要有 WT1 基因（11p13）、WT2 基因（11p15）等。

【诊断标准】

1. 临床表现

肾母细胞瘤的典型表现为腹部肿块，多由家长偶然发现或常规体检时发现。肿块常位于一侧上腹部，表面光滑，硬度中等，多无压痛，较固定，肿块巨大时可越过中线并引发压迫症状。约有半数患者仅有腹部肿块这一表现。当肿块迅速增大，同时伴有贫血、高血压、发热以及急腹症表现时，往往提示肿瘤发生囊内出血、自发破裂。在少数情况下，可出现呕吐、食欲减退，甚至体重减轻。约 1/3 肾母细胞瘤患者可有腹痛，多在腹部钝性外伤后出现。半数患者在诊断时可有镜下血尿，亦可出现肉眼血尿。当肿瘤推挤或侵及邻近器官时，可出现相应的临床症状。

应详细询问病史，包括腹痛类型、治疗史、家族史等。体格检查明确腹部情况和了解有无相关先天性疾患，如有无虹膜症、偏身肥大症、泌尿生殖系统异常等。

常用检查方法：静脉肾盂造影、腹部 B 超、腹部 CT，目前静脉肾盂造影基本被腹部 B 超代替。肺部是 Wilms 瘤最好发的转移部位，所以需常规行胸部 X 线或胸部 CT 检查。

化验检查：血、尿常规及肝、肾功能，测定儿茶酚胺、VMA、HVA、AFP 以及 LDH 有助于和神经母细胞瘤或肝母细胞瘤相鉴别。若并发先天畸形，应行染色体检查。

2. 临床分期

根据肿瘤组织分型与预后的关系，NWTS（National Wilms' Tumor Study 美国国家肾母细胞瘤研究组）将肾母细胞瘤分为两大类。

（1）组织结构良好型（Favorable Histology，FH） 无间变的肾母细胞瘤，此型预后良好，包括上皮型、间叶型、胚芽型和混合型。

（2）组织结构不良型（Unfavorable Histology，UH） 肿瘤细胞具有间变表现，肿瘤细胞核比邻近同类细胞核增大 3 倍，核染色加深，有多极和分类相，或母细胞的幼稚细胞组成定性团块，以及有多倍体着丝点图像，此型预后差，包括间变型、肾脏透明细胞肉瘤和横纹肌样瘤。但是多数学者认为后两者不是肾母细胞瘤的变型，而是不同的肿瘤类型，因此不应当包括在不良组织类型中。

根据 NWTS - 5 的分期标准，将肾母细胞瘤分为五期：

（1）Ⅰ期 肿瘤局限于肾内完整切除；肾包膜完整，未被肿瘤穿破或在切除前未行活检（细针穿刺吸取检查不在此限制内）；肾窦血管未受侵，手术切缘及远端无肿瘤残留依据。

（2）Ⅱ期 肿瘤完全切除，切缘无肿瘤残留，但肿瘤超出肾实质，包含下列情形之一：肿瘤局部扩散浸润（如肾包膜浸润或肾窦软组织广泛侵犯）；肾切除标本内肾实质外浸润，如肾实质外血管和肾窦浸润。

（3）Ⅲ期　术后腹部残留有非血源性肿瘤，并有下列一种或多种情况：

①腹部或盆腔有淋巴结转移；

②肿瘤浸润腹膜表面；

③腹膜肿瘤种植；

④切除后镜下或肉眼有肿瘤残留；

⑤由于肿瘤浸润重要脏器，无法完整切除；

⑥术前或术中肿瘤破溃；

⑦肿瘤切除前行活检术（不管是开放式肿块切除或细针穿刺）；

⑧一处以上肿瘤被切除。

（4）Ⅳ期　有血源性转移（肾上腺除外）或淋巴结转移至腹盆腔外（如胸腔）。

（5）Ⅴ期　双侧肾脏肿瘤，每侧按照上述标准分期。

3. 鉴别诊断

肾母细胞瘤需与神经母细胞瘤和腹膜后畸胎瘤鉴别，可做尿儿茶酚胺代谢产物、骨髓涂片穿刺及血清甲胎蛋白检查，有时也要注意与儿童腹腔淋巴瘤鉴别。

【治疗原则】

肾母细胞瘤的治疗包括手术、化疗及放疗。诊断明确后应尽早手术，90%～95%病例可行手术治疗。不能手术的病例主要是由于肿瘤直接侵犯肝脏和（或）腹膜组织。手术一般采用经腹途径，取患侧上腹部横切口，必要时可过中线，长度以有利于肿瘤取出为宜，切口长度过小容易造成肿瘤破溃。在肾切除前应当充分了解对侧肾脏情况，或进行必要的探查，探查时需要对肾脏的各个方向进行触诊。手术同时常规取腹膜后淋巴结活检。手术时需要注意，在切除肾母细胞瘤的同时，应当尽可能避免术中肿瘤破溃。根据手术确定的分期和组织病理学再确定放疗和化疗的时机。NWTS－5推荐的治疗方案见表14－1，表14－2。

表 14 –1　组织结构良好型（FH）Wilms 肿瘤

危险分组	治疗方案
极低危组	
＜2 岁，Ⅰ期，肿瘤重量 ＜550g	肾切除术，无辅助治疗 4A
低危组	
≥2 岁，Ⅰ期，肿瘤重量 ≥550g	肾切除术，不放疗，EE4A 方案化疗
Ⅱ期，无 1p16q 杂合性丢失	
中危组	
Ⅰ、Ⅱ期，合并 1p16q 杂合性丢失	肾切除术，不放疗，DD4A 方案化疗
Ⅲ期，无 1p16q 杂合性丢失	肾切除术，放疗，DD4A 方案化疗
Ⅳ期：伴肺转移，对（DD4A 方案）化疗快反应（6 周内有效），无 1p16q 杂合性丢失	肾切除术，放疗，DD4A 方案化疗；不做全肺放疗
高危组	
Ⅲ期，合并 1p16q 杂合性丢失	肾切除术，放疗，M 方案化疗
Ⅳ期，伴肺转移，对化疗慢反应，有肺以外远处转移，有无 1p16q 杂合性丢失	肾切除术，放疗，M 方案化疗，全肺放疗及转移灶放疗

表 14 - 2　组织结构不良型（UH）肾肿瘤

危险分组	治疗方案
高危 UH 型肾肿瘤	
Ⅰ～Ⅳ期，局灶间变型	肾切除术，放疗，DD4A 方案化疗
Ⅰ期，弥漫性间变型	
Ⅰ～Ⅲ期，肾透明细胞肉瘤	肾切除术，放疗，Ⅰ方案化疗
Ⅱ～Ⅳ期，弥漫性间变型	肾切除术，放疗，UH1 方案化疗，所有转移灶放疗
Ⅳ，肾透明细胞肉瘤	
Ⅰ～Ⅳ期，横纹肌样瘤	

注：M 方案化疗：长春新碱、放线菌素 D、阿霉素/环磷酰胺、依托泊苷。

Ⅰ方案化疗：交替长春新碱、阿霉素、环磷酰胺/环磷酰胺、依托泊苷。

UH1 方案：交替长春新碱、阿霉素、环磷酰胺/环磷酰胺、卡铂、依托泊苷。

DD4A 方案：长春新碱、放线菌素、多柔比星。

【适应证】

放疗的重要性体现在有效提高了肿瘤的局部控制率，减少局部复发。关于放疗与手术间隔时间，推荐在术后 10 天内开始，最迟不超过 14 天。

NWTS - 5 推荐的放疗适应证及剂量见表 14 - 3。

表 14 - 3　肾母细胞瘤的治疗适应证及剂量

分期	适应证及剂量
Ⅰ～Ⅱ期，FH 型；	不需要放疗
Ⅲ期，FH 型；Ⅰ～Ⅲ期，局灶间变型	腹部野放疗 Dt10.8Gy/6f，术后残留病灶 >3cm 者加量 10.8Gy/6～10f
Ⅲ期，弥漫性间变型；Ⅰ～Ⅲ期，横纹肌样瘤	19.86Gy（≤12 个月的婴儿 <10.8Gy）12.6～18Gy（年龄≤12 个月）；21.6Gy（较大儿童，如既往曾行放疗，放疗剂量≤10.8Gy）；追加剂量9Gy（术后肿瘤大体残留）
复发腹部肾母细胞瘤	
肺转移	全肺放疗 12Gy/8f
肝转移	全肝放疗 19.8Gy/11f
脑转移	全脑放疗 Dt30.6Gy/17f；全脑 21.6Gy + 瘤床 10.8Gy（IMRT 或立体定向放疗）
骨转移	骨病灶外放 3cm，25.2Gy/20f
未切除的转移淋巴结	19.8Gy

【放疗方法及实施】

外照射最好采用 4～6MeV 的 X 线，这样既可保护皮肤又可满足靶区剂量的均匀性，还可以使邻近器官得到较好的保护。目前认为在高强度化疗配合下，力求达到缩小放射野范围，尽可能多野照射及减少照射剂量的目的。可充分利用现代放疗技术如 SBRT、IMRT、3D - CRT 等。儿童肾母细胞瘤靶区划定原则和成人一样，照射体积尽可能缩小，但照射野内有椎体时应包括其整个椎体，而且剂量要求均匀，这样可以避免治疗后的不对称发育导致侧弯畸形。

（1）体位固定 需做固定式的模型以保证治疗质量。对年龄稍大的儿童经解释及父母配合下可顺利完成照射。对年龄较小或不合作的患儿必要时用镇静剂如水合氯醛、氯胺酮等，用量按个体不同而定，使患儿能入睡并进行治疗。

（2）放射布野 照射野应以包括整个瘤床为目的。射野的上界放在肾脏上极水平，若肿瘤位于肾下极，则另外放 1cm 的安全界即可，下界充分包括肿瘤的下界并外放 2cm。肿瘤位于右肾时，部分肝脏可包括在照射野内。照射野内界一般过中线，包括整个脊柱和整个腹主动脉旁淋巴结，但需严格保护对侧肾脏。照射野外界要求到达患侧腹壁边缘。

全腹放疗指征：弥漫性肿瘤溢出；术前或腹腔内肿瘤破裂；肿瘤的腹腔种植；腹水细胞学检查阳性。如全腹放疗剂量 >10Gy，对侧保留的肾脏剂量 <14.4Gy。术后肉眼残留肿瘤应再加量 10Gy。对于 <12 个月的婴儿全腹放疗剂量不超过 10Gy。靶区要包括所有腹膜面，上界到膈肌，下界到闭孔下端，应注意保护髋臼和股骨头。全肺照射时上界达锁骨上，下界达 L1，确保两侧肺上叶和下叶后基底段均在照射野内，两侧肩关节遮挡保护，同时注意保护对侧肾脏。

【疗效及毒副反应】

Wilms 瘤 4 年生存率，预后良好组 I 期为 97%，II 期为 92%，III 期为 76%，IV 期为 82%；预后不良组，I～III 期为 68%，IV 期为 55%。预后除与肿瘤组织学类型相关外，其他相关因素还有年龄、淋巴结转移及腹部原发病灶的生长程度。

由于射线引起正常组织损伤，尤其后期损伤会影响患儿存活质量。如发育早期的骨和软组织受到照射，会出现生长阻滞和不对称，因此治疗中应尽量避免重要组织超量照射。放化疗综合治疗时，必须适当降低放疗和化疗的剂量，否则会有毒副反应相加。儿童正常组织的放射线耐受剂量见表 14-4。

表 14-4 儿童正常组织的放射线耐受剂量

组织、器官	儿童耐受剂量（cGy）
骨干骺端	1000～2000
肾	1000～2000
全肺	1200～2000
全脑	3500～4000
脊髓	3000～4000
小肠	2500

1. 早期急性反应

根据不同的照射部位出现相应的放疗反应。

晚期放射性损伤：

（1）脑 脑坏死与智力障碍。

（2）眼 白内障、眼球内陷、睫毛脱落、乱生。

（3）颌骨 发育不全、坏死。

（4）颈部 甲状腺功能低下、继发癌。

（5）脊柱 侧弯、变形。

（6）卵巢　不育。

（7）四肢　发育不全、短缩、变形。

（8）脊髓　放射性脊髓炎。

2. 放疗后继发肿瘤

资料表明，儿童肿瘤放疗后出现第二个恶性肿瘤为正常儿童发病率的 4.64 倍，潜伏期 15 ~ 20 年，好发在甲状腺、脑和乳腺。

第六节　视网膜母细胞瘤

视网膜母细胞瘤（Retinonlastoma，RB）是儿童最常见的眶内恶性肿瘤，发现时的平均年龄为 2 ~ 4 岁，很少超过 6 岁。约 75% 为单侧，发病年龄在 2 ~ 3 岁；双侧性 RB 发病更早，RB 发病没有种族和性别倾向。约 40% 为遗传型，为常染色体隐性遗传。在新诊断的病例中，约 10% 有家族史，通常为双侧发病。

【诊断标准】

1. 症状体征

常见白瞳症和斜视，白瞳症俗称"猫眼"，为瞳孔后有特殊的黄白反光，如肿瘤较大或有视网膜剥离，用带闪光灯的相机给患儿照相时，反射回来的光线使照片上的瞳孔呈白色。肿瘤长到一定程度会出现视力减退、眼部疼痛、突眼、眼底出血、视网膜剥离等，眼底镜检查可发现视网膜肿块，呈淡红色或淡白色，伴有新生血管。

2. 辅助检查

（1）视网膜图示和照片，是诊断和描述肿瘤单发或多灶及肿瘤位置最常用的方法。

（2）B 超　对判断肿瘤的位置和大小非常有用。

（3）影像学检查　CT/MRI 检查可明确肿瘤在眼内和眼外的侵犯范围以及中枢神经受侵情况。

（4）不常规行脑脊液、骨髓穿刺和全身骨显像检查，除非有症状或体征提示有眼球外扩散。

【分期】

因放射治疗为 RB 的主要治疗手段，因此为了适应外照射为主的治疗，指导放疗方案的制定和肿瘤预后的评估，1963 年 Reese 和 Ellsworth 制定了首个 R – E（Reese – Ellsworth）分期。

（1）Ⅰ期预后非常好

ⅠA 为单个肿瘤，直径小于 4 个视盘直径，或肿瘤位于赤道后方；

ⅠB 为多个肿瘤，直径均小于 4 个视盘直径，肿瘤均位于赤道或赤道后方。

（2）Ⅱ期预后较好

ⅡA 为单个肿瘤，直径为 4 ~ 10 个视盘直径，肿瘤位于赤道上或赤道后方；

ⅡB 为多个肿瘤，直径均为 4 ~ 10 个视盘直径，肿瘤均位于赤道上或赤道后方。

（3）Ⅲ期预后欠佳

ⅢA 为任何赤道前方肿瘤；

ⅢB 为单个肿瘤，直径大于 10 个视盘直径，肿瘤位于赤道后方。

（4）Ⅳ期预后不好

ⅣA 为多个肿瘤，部分直径大于 10 个视盘直径；

ⅣB 为任何超过视网膜齿状缘的肿瘤。

（5）Ⅴ期预后极差

ⅤA 侵犯超过一半视网膜；

ⅤB 为玻璃体种植。

该分期侧重对眼内肿瘤体积进行评估，缺乏对肿瘤位置和播散情况的描述。

自 20 世纪 90 年代开始，以化疗为主的综合治疗逐渐取代放疗，成为眼内期 RB 治疗的主要方法，R - E 分期已不能满足临床需要，因此制定了眼内期 RB 国际分期（IIRC），用于预测化疗联合局部治疗的效果和评估疾病预后。IIRC 有两个不同的版本，应用较多的是"洛杉矶儿童医院版"IIRC。

A 期：风险很低。视网膜内散在对视功能无威胁的肿瘤。

·所有肿瘤局限于视网膜内，直径≤3.0mm；

·肿瘤距离黄斑 >3.0mm，距离视神经 >1.5mm；

·没有玻璃体或视网膜下的种植。

B 期：风险较低。没有玻璃体或视网膜下种植的肿瘤。

·不包括 A 期大小和位置的肿瘤；

·视网膜下液局限于肿瘤基底部 5.0mm 以内。

C 期：风险中等。伴有局部视网膜下或玻璃体种植以及各种大小和位置的播散性肿瘤。

·玻璃体和视网膜下种植肿瘤细小而局限；

·各种大小和位置的视网膜内播散性肿瘤；

·视网膜下液局限于 1 个象限内。

D 期：高风险。出现弥散的玻璃体或视网膜下种植。

·肿瘤眼内弥漫生长；

·呈油脂状的广泛玻璃体种植；

·视网膜下种植呈板块状；

·视网膜脱离范围超过 1 个象限。

E 期：极高风险。具有以下任何 1 种或多种特征。

·不可逆转的新生血管性青光眼；

·大量眼内出血；

·无菌性眼眶蜂窝织炎；

·肿瘤达到玻璃体前面；

·肿瘤触及晶状体；

·弥漫浸润型 RB；

·眼球痨。

2016 年 AJCC 第 8 版 TNM 分期在保留眼外期 RB 分期的优势同时，融入了眼内期 RB 国际分期（IIRC）内容，并且在分期内容中加入了遗传学特征，有望成为国际公认并广泛应用的 RB 分期方法。

cTx：不确定眼内是否存在肿瘤；

cT0：眼内没有发现肿瘤存在；

cT1：视网膜内肿瘤，肿瘤基底部视网膜下液范围≤5.0mm；

cT1a：肿瘤直径≤3.0mm 且距离黄斑视盘距离 >1.5cm；

cT1b：肿瘤直径 >3.0mm 或距离黄斑视盘距离 <1.5cm；

cT2：眼内肿瘤合并视网膜脱落、玻璃体种植或视网膜下种植；

cT2a：肿瘤基底部视网膜下液范围 >5.0mm；

cT2b：肿瘤合并玻璃体种植或视网膜下种植；

cT3：眼内晚期肿瘤；

cT3a：眼球萎缩；

cT3b：肿瘤侵及睫状体平坦部、整个睫状体、晶状体、悬韧带、虹膜或前房；

cT3c：眼压升高合并新生血管或牛眼；

cT3d：前房出血或合并大范围玻璃体出血；

cT3e：无菌性眼眶蜂窝织炎；

cT4：眼外肿瘤侵及眼眶和视神经；

cT4a：影像学检查显示球后视神经受累或视神经增粗或眶内组织受累；

cT4b：临床检查发现明显的突眼；

cNx：局部淋巴结未进行检查；

cN0：局部淋巴结未受累；

cN1：耳前、下颌下及颈部淋巴结受累；

cM0：无任何颅内及远处转移的症状和体征；

cM1：存在远处转移但无组织病理学检测结果证实；

cM1a：临床及影像学检查显示肿瘤侵犯多组织器官，如骨髓、肝脏等；

cM1b：影像学检查显示肿瘤侵犯中枢神经系统（不包括三侧视网膜母细胞瘤）；

pM1：通过组织病理学检测证实存在远处转移；

pM1a：肿瘤侵犯多组织器官，如骨髓、肝脏等；

pM1b：肿瘤侵犯脑脊液或脑实质；

肿瘤遗传特性分期（H 分期）

Hx：没有 RB1 基因突变的任何证据；

H0：基因检测结果显示存在正常 RB1 等位基因；

H1：双侧视网膜母细胞瘤、三侧视网膜母细胞瘤；视网膜母细胞瘤家族史阳性；基因检测明确显示 RB1 基因突变。

【治疗原则】

视网膜母细胞瘤治疗的目的是根治肿瘤，保存视力。

对眼外期 RB（肿瘤突破巩膜壁向眼外生长或肿瘤突破筛板侵犯视神经等），患儿行眼球摘除术后要追加全身化疗和局部放疗。文献报道其 5 年生存率为 55%～60%。若肿瘤已延伸至颅内，在眼球摘除术后要联合放疗和大剂量全身化疗、鞘内注射化疗。

RB 发生全身转移后总体预后很差，目前一般采用强化的全身化疗联合外周血干细胞移植的方法。

眼内期 RB，一旦确诊即应选择是否采用保眼治疗。治疗的基本原则依次为保生命、保眼球、保视力，在不影响生存率的前提下尽量保眼球和保视力。保眼治疗是通过单独眼局部治疗或联合化疗、放疗等方法，直接破坏肿瘤以保留眼球的治疗。目前主要的眼局部治疗包括冷冻、激光光凝、经瞳孔热疗疗法、球注化疗、局部放疗等。

1. 眼球摘除术

用于无论单眼、双眼受累，只用在已失明的患眼或其他治疗手段不能保视力的情况，或不适宜保守治疗的复发肿瘤。近年来逐步开展的眼动脉化疗和球注化疗，可以使部分 D 期和 E 期 RB 患眼以及以往难以控制的复发 RB 患眼得到有效控制，从而降低眼球摘除率。

2. 眶内容剜除术

用于局部广泛浸润，肿瘤破坏眼球及周围组织，通常在眶内容物剜除术之后给予放化疗。

3. 放射治疗

目前主要作为 RB 的二线治疗方法或辅助治疗方法。主要有两种治疗方式：近距离放疗和外照射放疗。近距离放疗即巩膜外敷贴放疗，适用于直径 <15mm、高度 <10mm 的 RB 肿瘤，且眼内无玻璃体种植或虽存在局限玻璃体种植但其与肿瘤表面距离 <2mm 者。近距离放疗可以联合全身化疗或眼动脉化疗后使用，其可治疗眼内孤立的、经化学减容治疗后体积仍较大且未能被完全控制的残余原发肿瘤，也可选择性单独用于治疗眼内复发 RB。外照射目前已不被用于 RB 的一线保眼治疗，多应用于全身化疗或眼动脉化疗联合激光光凝。冷冻玻璃体腔注射化疗失败的患眼，为避免摘除眼球。主要用于治疗眼外 RB，当眼内肿瘤侵犯至眼眶或仅有局部颅内侵犯时，除了全身化疗联合眼球摘除术外，需要辅助采用外照射以控制残余肿瘤细胞。

4. 联合治疗

除 IIRC 的 A 期肿瘤和部分瘤体较小的 B 期肿瘤可以直接通过冷冻或激光进行治疗外，其余分期（瘤体较大的 B、C、D 期）的肿瘤因瘤体太大，存在明显渗出性视网膜脱离、视网膜下或玻璃体种植等情况，均宜或必须采用联合治疗方法。化疗根据注药途径分为静脉化疗、动脉化疗和玻璃体主要化疗，其他治疗方法包括局部治疗和手术治疗。局部治疗包括：激光光凝治疗、冷冻治疗、经瞳孔温热治疗、放疗等。

【适应证及禁忌证】

1. 适应证

（1）单纯放疗　多灶性病变及病变接近黄斑区或视神经乳头时，为了保留视力，可行放疗。Ⅲ期以上病变也可采用放疗。如肿瘤已侵犯中枢系统可行全脑全脊髓放疗。

（2）术后放疗　眼球摘除术后，病理提示肿瘤侵犯视神经断端、球外结构时需行术后放疗；眶内容剜除术后需辅以术后放射治疗。

（3）复发肿瘤的放射治疗。

2. 禁忌证

已有全身广泛转移的，有明显恶病质的，均属放疗禁忌证。

【放疗方法及实施】

（1）体位固定　多数患儿年龄较小，需麻醉后进行定位和治疗，可选用热塑膜做成面罩进行体位固定。

（2）放射源　选用高能 X 射线或联合应用电子线进行治疗。

（3）照射范围　根据 CT、MRI 显示的肿瘤大小及侵犯范围确定照射野，在正常组织耐受性的情况下，靶区应包括整个视网膜原基和玻璃体及相应病变侵犯及预防范围。

（4）剂量　单次剂量 1.8 ~ 2.0Gy，总剂量在 45 ~ 50Gy。Ⅰ ~ Ⅲ 期总剂量 40 ~ 45Gy，Ⅳ ~ Ⅴ 期 45 ~ 60Gy。在有效的诱导化疗后，巩固放疗总剂量可适当降低，有文献报道采用的总剂量 26Gy，若诱导化疗无效，放疗剂量应该在 40 ~ 45Gy，术后放疗剂量 35 ~ 40Gy。

（5）射野选择　常规放疗采用一前一侧两野照射，通过挡块保护角膜和晶体，采用电子线和光子线结合，通过治疗计划调整剂量比，使照射野获得较好的剂量分布。现阶段应该尽量应用（调强）适形放射治疗或质子（重离子）治疗，采用侧野、前斜野结合照射可给予靶区较为均一的剂量分布，并可很好地保护晶体和眶骨生发中心。

【疗效及毒副反应】

1. Schlienger 报道了 111 例患者，5 年、10 年、20 年和 30 年生存率分别为 75%、70%、63% 和 55%。Abramson 报道了 63 例 Reese – Ellsworth ⅤB 期患者，首次治疗为外照射，49.2% 患者肿瘤得到了控制，41.3% 复发，12.7% 出现第二肿瘤，52.4% 有视觉并发症。1 年和 10 年视力保存率分别为 81.4% 和 53.4%。

2. 放疗可引起第二原发肿瘤、白内障、眼眶和面骨发育畸形、视野缺损、泪腺萎缩和角膜炎等并发症。

【操作注意事项】

1. 治疗中尽量减少晶体、角膜受量，如采用前野照射，需撑开眼皮，用胶布固定。要注意避免健侧眼受照。

2. 大多数患儿年龄较小，需行麻醉，氯胺酮可引起眼球水平震颤，如晶体或角膜需要遮挡时不要采用氯胺酮麻醉。

①用热塑膜进行体位固定时应在眼球处开窗，以观察设野范围。

②侧野要有足够前界，如有铅块遮挡时注意靶区要包括全部视网膜，单前野需包括整个眼球。

第七节　髓母细胞瘤

髓母细胞瘤是儿童常见的中枢神经系统肿瘤之一，占 20%，多发生在小脑蚓部和小脑半球，占所有后颅凹肿瘤的 40%，男女比例 2：1，儿童发生髓母细胞瘤的中位年龄是 5 ~ 6 岁。

【诊断标准】

结合临床表现和影像学检查，经手术病理确诊。

1. 临床表现

常见颅内压增高的症状和体征，包括头痛、晨起呕吐，也可表现为共济失调，头痛，视乳头水肿，颅神经麻痹和乏力。

2. 影像学表现

脑 MRI 可以更好地提供解剖信息和肿瘤范围，脊髓 MRI 可以除外脑膜播散。MRI 检查应在术前或术后 2 周后进行，以避免手术的影响。

3. 实验室检查

脑脊液检查瘤细胞除外脑脊液播散。脑脊液检查由于术前多数患者合并颅高压，应在术后 2 周后行腰穿，以免影响准确性。

4. 手术病理

光镜下肿瘤细胞的核质比高，细胞圆形，常见分裂相，也可见凋亡小体。免疫组织化学用来鉴别胶质和神经元来源肿瘤。根据 WHO 2016 分类定义，髓母细胞瘤分为以下 4 种病理亚型：经典型；促结缔组织增生/结节型髓母细胞瘤（DN）；广泛结节型髓母细胞瘤（MBEN）；大细胞型/间变型髓母细胞瘤（LC/A）。

髓母细胞瘤从基因水平上可分为：WNT、SHH、Group 3 和 Group 4 这 4 种分子亚型。

【分期】

1. 采用 Chang - Harisiadis 肿瘤分期系统

T1：肿瘤直径 <3cm，局限于小脑蚓部或第四脑室顶部，很少累及小脑半球。

T2：肿瘤直径 ≥3cm，累及 1 个相邻的结构，或部分进入第四脑室。

T3a：肿瘤累及 2 个相邻的结构，或完全占据第四脑室并扩展至中脑导水管、第四脑室正中孔、Luschka 孔，有脑水肿。

T3b：肿瘤起源于第四脑室底部并完全占据第四脑室。

T4：肿瘤经中脑导水管侵入第三脑室、中脑或向下侵及上颈髓。

M0：无蛛网膜下腔或血液系统转移。

M1：脑脊液发现肿瘤细胞，但无影像学播散和转移证据。

M2：影像学发现肿瘤播散至小脑、大脑区域蛛网膜下腔、第三脑室或侧脑室。

M3：影像学发现肿瘤播散至脊髓蛛网膜下腔。

M4：中枢神经系统外转移。

2. 最大程度安全切除术后危险度分组

（1）标准危险组　M0 和术后 MRI 上 ≤1.5cm^2 肿瘤残留，年龄 <3 岁的患儿还应满足病理亚型为促结缔组织增生型和广泛结节型。

（2）高危组　年龄 ≤3 岁的除标危外全部定为高危；年龄 >3 岁患儿；M1 ~ 4；术后 MRI 上 >1.5cm^2 肿瘤残留；病例组织学弥漫间变型。

【治疗原则】

脑水肿和颅内高压患儿，术前给以激素和脑室腹腔分流处理。手术全切仍是髓母细胞瘤的首选治疗，术后给以放化疗。根据危险分组如下。

1. 标准危险组

>3 岁患儿，术后全中枢放疗 23.4Gy（单次量 1.8Gy）加上后颅凹补量到 54～55Gy。放疗期间同步每周一次长春新碱（VCR）化疗（1.5mg/m²），共 6～8 次。同步放化疗后 4 周开始 PCV 方案化疗。

2. 高危组

>3 岁患儿，术后全中枢放疗 36Gy（单次量 1.8Gy），整个后颅凹和大于 1cm 转移灶补量到 54～55Gy，同步每周一次 VCR 化疗（1.5mg/m²），同步放化疗后 4 周开始 PCV 方案化疗 ± 自体造血干细胞移植。

3. 小于 3 岁婴儿

标准危险组术后 2～4 周化疗，不行放疗；高危组术后 2～4 周化疗 ± 自体造血干细胞移植，延迟放疗（3 岁后）或化疗后局部瘤床放疗或姑息放疗。

4. 复发髓母细胞瘤治疗

能手术的患者尽量争取手术切除肿瘤。如不能手术，建议活检明确病理诊断后行挽救化疗，肿瘤缩小、转移病灶缩小后再作手术评估。既往无放疗的患者，如挽救化疗后获得缓解，可参考高危组的放疗策略进行放疗。既往已放疗的患者，须仔细评估有无再次放疗可能。

【适应证及禁忌证】

1. 适应证

所有 ≥3 岁患儿，术后均需放疗。<3 岁高危组患儿延迟至 3 岁后放疗或化疗后行局部瘤床放疗或姑息放疗。如果化疗结束年龄未达 3 岁，可能局部瘤床放疗，3 岁后也不做全中枢放疗。

2. 禁忌证

（1）全身情况差，不能耐受放疗。

（2）严重血象下降。

（3）患者依从性差，不能配合放疗定位。

【放疗方法和实施】

1. 固定

全中枢照射采用俯卧位或仰卧位，俯卧位采用俯卧头架和面网固定头部。仰卧位采用头颈肩面网固定。后颅凹照射可以采用俯卧位或仰卧位面罩固定。

2. 定位

推荐 CT 定位，层厚 5mm，扫描范围从头顶扫描到骶骨下缘。

3. 传统照射野

包括：全脑野，脊髓野，后颅凹补量野。

（1）全脑野　除脑组织外向前应包括整个额窦和筛板区，下界在 C_4 水平，上界开放至颅骨外 3cm，为将来脊髓野移动预留位置，每缩一次野，全脑照射野在 Y 轴方向上、下各缩小 1cm，同时，脊髓电子线照射野向头侧移动 1cm，并保持与全脑照射野有 1cm 的间隙。

（2）脊髓野　采用电子线垂直野照射，根据脊髓长度分 2 ~ 3 段，每段中间间隔 1cm。整个椎体外放 1cm 并包括椎体深部，下界应包括 MRI 显示的硬膜下腔的末端，可以低于硬膜下腔下 2cm（至少 S_2 底面），但也可达 S_4 底面。脊髓转移时，照射野应包括可见病变上下至少一个椎体。

（3）后颅凹补量野　上界：枕骨大孔和头顶中点上 1cm，下界在 C_1 ~ C_2 间隙，前界（包括后床突）采用后斜野以减少内耳受照。

4. 适形照射靶区

GTV – T：原发肿瘤的术前范围和术后任何残留病变。CTV1：全脑和全脊髓；CTV2：后颅凹或 GTV – T + 2cm 边界。PTV = CTV + （5 ~ 7） mm。

5. 治疗计划

全脑采用两侧对穿照射野，脊髓采用垂直单野，后颅凹补量野采用三维适形照射或调强放疗。

6. 剂量

推荐高危患儿全中枢剂量 36 ~ 39Gy，低危患儿合并化疗时全中枢剂量 23.4Gy。明确脑膜播散总剂量可达 39.6Gy，结节样脑膜转移病变总剂量为 45 ~ 50Gy，后颅凹补量可到 54 ~ 55.8Gy。

7. 剂量限制

晶体 Dmax < 10Gy，内耳 Dmax < 30Gy，脊髓 < 45Gy，视神经或视交叉 < 54Gy，脑干 < 54Gy。

8. 治疗验证

EPID、KV X 线或 CBCT 验证全脑照射野或脊髓野。

【疗效及毒副反应】

1. 疗效

联合放疗的综合治疗 5 年无复发生存率，在标准危险组约为 80%，高危组约为 60%，在小于 3 岁患儿，放疗作为手术和化疗后的挽救治疗，5 年无复发的生存率为 30% ~ 40%。

2. 毒副反应

（1）急性放射反应　恶心呕吐，血象下降。

（2）晚期反应　认知障碍，垂体和甲状腺功能丧失，放射诱发肿瘤，神经性耳聋，Moya 病（颅内颈动脉进行性阻塞）。

3. 操作注意事项

（1）全脑野和脊髓野，脊髓和脊髓野的衔接处，每照射 5 ~ 6 次或全中枢照射中至少 2 次移动 1 ~ 2cm（同一方向移动）。

（2）每周定期查血常规，如下降每周至少查 2 次。

（3）术后放疗尽量在术后 30 天内开始。

第八节 尤文肉瘤

尤文肉瘤已归入尤文家族肿瘤（ESFT）中，ESFT除了包括骨尤文肉瘤（ES）还包括骨外尤文肉瘤（EES），原始神经外胚层肿瘤（PNET）、骨的PNET和胸壁的小细胞恶性肿瘤（Askin瘤）。其中骨尤文肉瘤在儿童中仅次于骨肉瘤，是第二常见的原发恶性骨肿瘤，占儿童肿瘤2%；男女比例是（1.5~2.0）：1，中位发病年龄为14岁（8~25岁）；多发生于白人儿童，黑人和亚裔儿童少见。

【诊断标准】

结合临床表现和影像学检查，依据组织活检病理来确诊。

1. 临床表现

尤文家族肿瘤可发生在任何骨或软组织，典型表现持续几周或几个月的局部疼痛或肿块以及肿块所引起的压迫症状。有时可见明显软组织块，肋骨病变常表现为肿块伴胸腔积液，脊柱或骶骨受累可伴相关神经症状。

2. 影像学表现

用来分期和评估原发肿瘤，骨骼系统和肺或胸膜。原发肿瘤推荐采用MRI来进行分期，CT可以用于发现微小病理骨折或皮质破损。骨骼系统：FDG-PET/CT在评估骨转移方面比骨扫描敏感。MRI更多用于脊髓压迫或颅骨转移。螺旋CT在检测肺转移方面优于FDG-PET/CT，但FDG-PET/CT可以帮助确认胸部CT发现的异常。PET-CT可以精确地发现病变和提高分期水平。

3. 实验室检查

包括LDH，如果升高预后差。

4. 活检

应在影像后谨慎进行，推荐原发灶切取活检以得到足够组织用于生物学研究，分子学研究应用新鲜组织。可用周围受侵软组织活检而不必得到骨组织，骨活检可增加病理性骨折发生。活检标本应行免疫组织化学检查以除外其他疾病。骨髓活检和骨髓穿刺应来自于远离原发灶或已知转移灶的至少两个部位（要求双侧骨髓取样）。

5. 病理

光镜下为蓝色小圆细胞，病理需要与神经母细胞瘤、横纹肌肉瘤、淋巴母细胞淋巴瘤、组织细胞增多症和小细胞骨肉瘤来鉴别。免疫组织化学：95%EFST表达CD99。尤文家族肿瘤分子学特征：非随机染色体易位，90%以上涉及22染色上EWSR-1基因易位，最常见两种易位是t（11；22）（q24；q12）和t（21；22）（q22；q12），可采用RT-PCR或FISH来检查易位。

6. 分期

目前尚无被广泛接受的尤文瘤分期系统，多采用AJCC的骨和软组织肉瘤分期系统。

【治疗原则】

1. 总治疗原则

尤文肉瘤是一个全身性疾病，20%~25%病例在诊断时就已发生转移。治疗方案为化疗、手术、放疗等多学科综合治疗策略。由于单纯局部治疗的局部复发率高，几乎所有的患者在诊断时即使没有明显转移灶，也都有微转移，所以无论病期如何，治疗方案都采用初始诱导化疗，然后局部治疗（手术和/或放疗）＋后续辅助化疗。

2. 局限病变

联合化疗和手术和/或放疗可以提高 5 年生存率。活检后开始化疗 3～6 周期然后行手术或放疗的局部治疗。标准化疗方案为 VDC（长春新碱＋多肉比星＋环磷酰胺）与 IE（异环磷酰胺＋依托泊苷）两者交替。化疗间隔 2～3 周，总疗程 48 周左右。通常，在无疾病进展的情况下，现给予 4～6 周期化疗，然后进行局部治疗，并再给予相同的化疗方案。手术仍被认为是最好的局部控制手段，放疗用于不能手术或部分切除的肿瘤，或手术标本中组织学反应差等情况。

3. 转移或复发病变

转移性病变治疗与局限病变类似，转移灶局部治疗常需要放疗，肺转移化疗后可以采用手术切除残留灶或全肺照射。骨或骨髓转移或复发病变预后差，5 年生存率小于 20%，无标准治疗方案。

【适应证及禁忌证】

1. 适应证

（1）根治性放疗　原发颅面骨、脊椎或盆骨等不能手术的肿瘤或受累淋巴结。

（2）术前放疗　诱导化疗后肿瘤缩小不明显者。

（3）术后放疗　切除不全肿瘤或部分切除肿瘤或肉眼全切肿瘤切缘足够，但组织学反应差（≥10% 残留肿瘤细胞）。

（4）姑息放疗　肺转移或其他部位转移导致疼痛，神经症状或疼痛性淋巴结转移。

2. 禁忌证

（1）全身情况差，不能耐受放疗。

（2）严重血象下降。

（3）患者依从性差，不能配合放疗定位。

【放疗方法和实施】

放疗是尤文家族肿瘤综合治疗中重要的局部治疗手段。

1. 固定

体位采用仰卧位，俯卧位或侧卧，负压成型气垫固定。

2. 定位

推荐 CT 定位。

3. 治疗计划

三维适形放疗或调强放射治疗计划。

4. 剂量限制

长骨 V_{40} <64%，平均骨剂量 <37Gy，Dmax <59Gy，肢体纵向 2～5cm 皮缘剂量 <15Gy，脑或脊髓的照射剂量不超过 30Gy。

5. 放疗方法

依照射部位分为原发灶放疗、淋巴结放疗、肺转移放疗和肺外转移姑息放疗。

6. 原发灶放疗

（1）儿童肿瘤研究组前瞻性研究显示：受累野照射与全骨照射的局控率无差别。INT-0091采用联合VACA-IE方案化疗的受累野照射，局部失败率为11%。因此推荐原发灶放疗采用受累野照射。

（2）靶区

①GTV1（原发灶区）：由体检或影像学（推荐MRI）定义的疗前可见或可触到的骨或软组织病变；

②GTV2：（不能手术肿瘤）疗前骨病变经诱导化疗后残留软组织病变或（切除不全肿瘤）镜下残留病变或切缘距离不够或（部分切除）诱导化疗残留软组织和骨病变经外科减瘤术后肿瘤；

③CTV1 = GTV1 + （1~1.5）cm，

④CTV2 = GTV2 + 1cm。

PTV应考虑靶区生理移动（呼吸、消化器官）的范围。

7. 剂量

（1）根治性放疗　不能手术肿瘤（累及骨和软组织）GTV1（原发灶区）剂量45Gy后GTV2（切除不全或部分切除）补量10.8Gy（肿瘤≤8cm）或补量16.2Gy（肿瘤>8cm）；不能手术肿瘤（只累及骨）GTV1（原发灶区）剂量55.8Gy。

（2）术前放疗　GTV1（原发灶区）剂量45Gy后GTV2（化疗后残留病变）补量5.4Gy。

（3）术后放疗　部分切除但组织学反应好或肉眼全切切缘足够但组织学反应差：GTV1（原发灶区）剂量为45Gy（单次量1.8Gy）；切除不全或部分切除但组织学反应差：GTV1（原发灶区）剂量45Gy后GTV2（切除不全或部分切除）补量10.8Gy（肿瘤≤8cm）或补量16.2Gy（肿瘤>8cm）。

8. 转移灶放疗

（1）淋巴结转移　手术切除后照射淋巴结瘤床50.4Gy，不能手术，淋巴结照射剂量达55.8Gy。

（2）肺转移全肺放疗　除非化疗方案中含有白消安，否则尤文家族肿瘤出现肺转移，推荐全肺放疗。靶区：GTV1为从膈肌到肺尖的整个肺，CTV1 = GTV1 + 1cm。剂量：14岁以下予15Gy，14岁以上予18Gy（单次量1.5Gy），还有推荐12~14Gy。目前COG研究以年龄在6岁上下进行分层（12Gy∶15Gy）。如果残留肺病变可考虑补量到45Gy。

（3）肺外转移姑息放疗　照射采用局部野照射，剂量依症状缓解而定。

【治疗验证】

根据不同照射部位可以选用EPID，KV X线或CBCT验证。

【疗效及毒副反应】

1. 疗效

尤文肉瘤在标准的综合治疗后，局限型长期无病生存率为70%~80%，转移型长期无病生存率在20%以下。单独放疗的局部控制率为53%~86%，联合放化疗的局部控制率达 58% ~93% ，剂量小于 40Gy ，局控率明显降低。原发部位和肿瘤大小影响局部失败率，肢体原发或盆腔原发的局部失败率分别为 5% ~10% ，15% ~70% 。肿瘤大于 8cm 或小于 8cm 的局部失败率分别为 10% ，20% 。

2. 毒副反应

（1）急性反应　放射性皮炎，采用阿霉素或放线菌素后可出现记忆反应。

（2）晚期反应

①肢体生长延缓：骨生长延缓多发生在股骨远端和胫骨近端，如果两侧下肢长度差异在 2~6cm ，可以通过增高鞋来调整，否则就需手术干预。

②肌肉萎缩和软组织关节纤维化：导致肢体运动幅度减少。

③受累骨永久性脆弱：放疗后 18 个月内发生骨折风险最高，避免触碰或高强度运动。

④继发恶性肿瘤：20 年累积继发肿瘤和肉瘤率为 9.2% 和 6.5% ，继发肉瘤发生率为剂量依赖，剂量小于 48Gy ，未出现继发肉瘤，但 Paulino 等报道 45Gy 出现放射诱导骨肉瘤。

⑤病理性骨折：需要注意可能是继发骨恶性肿瘤的先兆。此外还伴有皮肤脱色素或淋巴水肿等。

【操作注意事项】

1. 原发灶放疗注意事项

（1）活检或肿瘤切除瘢痕应包括在照射野内。

（2）骨干病变，应尽可能避开受累骨的一侧或两侧骨骺端。

（3）如果按照推荐治疗边界要求照射邻近骨的骨骺但病变没有超过关节腔，应采用更小边界以便可以避免照射邻近的骨骺。

（4）骨骺板尽可能避免照射。

（5）应保留足够皮肤和皮下组织（1~2cm）以避免出现照射后缩窄性肢体纤维化或淋巴回流受阻，如果必须照射肢体全周，剂量控制在 20~30Gy 。

（6）假肢植入后术后照射应包括假肢及外放 2cm 安全边界。

（7）除非绝对要求覆盖肿瘤，否则照射野不应当跨过关节，如果包括关节，剂量不超过 45Gy 。

（8）某些情况可推荐三维适形照射，另外三维适形照射可减少接受 48Gy 体积，V_{48} 与继发肉瘤风险相关。

（9）特殊情况下照射要个体化考虑。

（10）放疗膀胱时，若并用化疗，适当减少放疗剂量。

2. 肺照射注意事项

白消安用药前后全肺照射可能导致严重的肺纤维化，因此接受白消安治疗患者应避免肺部大野照射。

（王雅棣　路　娜）

第十五章　肿瘤急症

第一节　脊髓压迫

【诊断标准】

1. 有近期原发癌病史，临床有新出现的明显背痛、腰痛、颈痛，或根性神经痛，或肢体感觉运动障碍，或膀胱直肠括约肌功能障碍者，经 X 线片示椎体骨质破坏、椎体压缩及椎旁软组织肿物，或全身骨扫描示脊椎核素浓聚，或脊髓 MRI（CT）证实为肿瘤转移至脊髓和（或）脊神经根受压者。

2. 症状　95% 以上的患者首先出现中央背部疼痛，随体位改变而加剧，疼痛通常与受累脊髓的部位一致。随着病变的继续发展，出现运动障碍、感觉障碍、膀胱直肠括约肌功能障碍，症状可迅速加剧以至截瘫。

3. 影像学诊断　MRI 是首选的诊断手段，有研究表明 MRI 改变了 40% 患者的放疗计划。而且脊髓压迫往往是多发病变，其他影像学手段很难行全脊柱的整体扫描。

【治疗原则】

1. 激素治疗

激素的使用应尽可能在肿瘤患者出现体征或临床症状的初期，即使没有影像学资料支持脊髓压迫诊断的患者，首程单次大剂量的激素并不产生明显的副作用；对于确有脊髓压迫的患者可以使其及时缓解症状，避免长期压迫导致的不可逆性神经损伤，为随后的放疗或手术治疗赢得时间。

放疗过程中应用脱水剂和激素可减轻或预防脊髓水肿，改善临床症状，减少放疗产生的毒副反应，缩短疗程提高疗效，帮助功能恢复。激素和脱水剂应用剂量的大小应当因人而异，对临床症状较重、放疗产生的毒副反应较大者，地塞米松剂量可适当加大至 20 ~ 40mg/次，应用次数可增多，2 ~ 3 次/天或少量多次，对缓解临床症状、减少毒副反应有较大帮助，具体的剂量、用法及疗效有待进一步探讨和观察。有研究报道地塞米松初始剂量 100mg/d 的 2 周递减方案比低剂量的激素方案配合放疗有更好的症状缓解率（Zaidat，Ruff，2002）。

2. 放射治疗

（1）CRT　迄今为止，虽然放疗和外科手术在脊髓压迫症治疗的疗效上平分秋色，但是接受放疗的患者往往有更好的生活质量，所以放射治疗依旧占据脊髓压迫症治疗中的主导地位。但是，到目前为止并没有统一的治疗方案。30Gy/10f/3w 的方案，甚至 40Gy/20f/4w 的长疗程方案与 8Gy/f、16Gy/2f/6d、20Gy/5f/w 等短疗程方案相比在症状缓解、OS 上没有明显差别，但是短疗程在局控率、PFS 上明显逊色于长疗程方案。

因此放射治疗计划的实施要因人而异，对于预后较好、预计生存期较长的患者可以采取较长的疗程，对于预后较差、预计生存期较短的患者可以采取较短的疗程，以期用最短的时间内使患者最大获益（KevinShiue，2010）。但是目前也有国内学者推崇单次大剂量的短疗程放疗（向东华，2000 年；杨毅，2005 年）。

再程放疗中有 40% 的患者可以获得运动功能的改善，放疗的方案对预后影响不大，而且累计生物学剂量在 120Gy 以下都是安全的（Rades D，2008）。

（2）SBRT　SBRT 在脊髓压迫症治疗中的应用方兴未艾，目前尚缺乏足够的研究数据，相关的放疗实施方案也大相径庭，而且由于脊髓压迫症中肿瘤压迫神经系统，肿瘤与脊髓位置关系颇为紧密，所以在 SBRT 的治疗过程中，对放射精度和位置验证的要求极高，否则极易出现严重的放射性脊髓损伤。为避免出现上述情况，过于保守的治疗方案又极易出现漏照的情况。所以，目前关于 SBRT 的研究虽然显示出良好的疗效，但是其安全性和有效性仍然尚待验证。

（3）术中放疗（IORT）　IORT 显示出良好的应用前景，但是目前还缺乏研究，尤其是与放疗和手术治疗的对照研究，安全性和有效性有待进一步研究。

3. 手术治疗

（1）减压治疗　众多研究证明，在脊髓压迫症后 6 ~ 8h 内行减压术，可以缓解坏死的进程，是治疗脊髓压迫症的关键。减压的入路主要有前方入路和后方入路。

（2）内固定术　内固定的目的是复位和重建脊柱的稳定性，防止脊髓的继发损害。目前多采用钢丝、椎弓根螺钉和钢板固定。术后脊髓损伤均有好转，达到骨性融合，内固定物无松动和脱落。

并发症：①手术伤口限制患者活动，导致卧床时间延长；②不能完整切除肿瘤。

【适应证及禁忌证】

（1）患者无法耐受手术、多发转移、肿瘤放射敏感性高、预计生存期 3 ~ 6 个月，无脊椎不稳定性者，首选放射治疗。

（2）虽已累及脊柱及附件，但无脊柱不稳定性或有神经损伤但已手术固定或术后放疗。

（3）预计生存期大于 3 ~ 6 个月，肿瘤放射敏感性差或脊柱稳定性差的患者可考虑手术治疗而后给予术后放疗。

Harrington 分期

分期	分级标准
Ⅰ级	没有神经系统症状表现
Ⅱ级	有椎体骨转移，但没有椎骨塌陷和不稳定
Ⅲ级	有明显的神经症状，但没有椎体骨受累表现
Ⅳ级	疼痛、椎体塌陷和不稳定，但没有明显的神经系统症状
Ⅴ级	疼痛、椎体塌陷和不稳定，有明显的神经系统症状

【放疗方法及实施】

患者平卧位或俯卧位行定位，尽可能根据 MRI 影像勾画 GTV，CTV 外扩 2mm，

PTV 外扩 3mm，照射野包括病灶的上下半个正常椎体，野宽 5~8cm。保护脊髓在 45Gy 安全照射范围内，颈椎两侧对穿照射，胸、腰、骶部病灶行双侧后斜野照射或后野单野源皮距照射，目前多主张单次中高剂量的放疗，放疗剂量一般为 30~50Gy，2~5 周。

【疗效及毒副反应】

早发现、早治疗是改善脊髓压迫症预后的关键。疾病进展速度、肿瘤的组织学类型、治疗前是否出现瘫痪、ECOG 评分、椎体被累及的数目、病灶的间距都是脊髓压迫症的预后因素。放疗前运动功能障碍的恶化速度与疾病预后和生存时间负相关；放疗开始 48 小时内的运动功能障碍进展往往提示不良预后（Zaidat Ruff，2002）；患者失去行走功能 12 小时以内开始放疗的有可能在治疗后恢复行走功能，多发病灶导致的瘫痪往往是不可逆的。而放疗后运动功能的恢复提示较好的 1 年生存率（Rades D，2007）。

在接受放射治疗患者中，60%~70% 患者的疼痛症状可得到缓解，25%~40% 患者的运动功能可得到改善，25%~35% 的患者获得重新行走的能力，已经出现瘫痪的患者有 10% 重新获得行走的能力，只有 9% 的患者出现瘫痪。急性的放射性反应没有出现，迟发的 RIM 极为罕见。

【操作注意事项】

放射治疗搬运患者时保持平卧位，治疗前后使用外科专用支具，务必保护脊髓受损部位不受外力造成二次损伤。

第二节　上腔静脉综合征

【诊断标准】

1. 上腔静脉综合征（SVCS）的临床表现和影像学表现是诊断的关键。临床表现取决于起病缓急、压迫部位与压迫程度及侧支循环形成情况。
2. 症状　头面部发胀、颈部肿胀、轻度气短、咳嗽胸痛、肩部肿胀、哮喘、发绀、头痛。
3. 体征　头颈部或胸部静脉扩张，面部肿胀，偶伴发绀、上肢水肿，也可见 Horner 综合征。
4. 影像学诊断　X 线片表现纵隔增宽、上纵隔肿块或肺门肿物，少数出现胸腔积液、右肺塌陷、肋骨凹陷等。
5. 必要时行增强 CT 及 MR 检查可以明确肿瘤与血管的关系、梗阻部位等。

【治疗原则】

SVCS 是较为常见的肿瘤危象，也是临床常见的肿瘤急诊之一，发生时病情急剧危险，临床上必须紧急处理，应给予有效的治疗迅速缓解症状。SVCS 的治疗目标是缩小肿块，缓解阻塞，恢复正常的静脉血流。采用放疗、化疗及手术治疗 SVCS 均有报道。

1. 放射治疗

多数学者认为应首选放疗。放射治疗有良好的疗效，能有效缓解其症状，前程大剂量放射治疗症状缓解较快，增加的毒性作用经加强支持及对症治疗可控。常规放疗多采用每天 3Gy 或 4Gy 剂量放疗或大野 2Gy 套小野 1Gy 放射 4～5 天，后改为常规放疗至根治。三维适形放疗多采用 GTV 2.2～2.5Gy，CTV、PTV 1.8～2Gy 的治疗方案。照射剂量多综合考虑治疗目的（根治或姑息）、肿瘤的病理类型及病变范围等因素。姑息治疗可以采取短疗程大分割，1～2 周疗程，单次 3～5Gy。例如：20Gy/5 次或 30Gy/10 次，其目的在于尽快缓解症状。

2. 化疗治疗

对于化疗敏感的肿瘤患者，因为放射部位易出现反应性水肿，放射治疗初期可使上腔静脉阻塞加重，导致呼吸困难加重，甚至发生意外，故化疗可能比放射治疗更有效及安全、迅速；瘤块过大时可先行化疗后施放射治疗，以期及时缓解症状，尽早结合放疗可以提高疗效。纵隔放射治疗已足量时化疗为主要疗法；恶性淋巴瘤和小细胞肺癌化疗疗效显著，与放射治疗相比，疗效相差不大，且可避免放射治疗初期反应性水肿所致上腔静脉阻塞症状的加重。

SVCS 的化疗静脉滴注部位应选择下肢静脉，避免使用上肢，尤其是右上肢，否则药液缓慢流经不够通畅的静脉，容易刺激其内膜，促进静脉血栓形成，不利病情恢复。

3. 手术治疗

手术一般针对良性病变，或对放化疗不敏感，且预计生存期大于 6 个月的患者。手术治疗仅在以上方法不满意的病例方可考虑使用，但难度较大，并发症和死亡率均高。

4. 血管内支架

近年来，随着介入放射学的进展，支架的出现为血管狭窄及闭塞性病变的治疗提供了一种全新的治疗方法，血管内支架置入术在治疗肿瘤并 SCVS 方面甚至优于放射治疗和化疗。对于病理提示放化疗不敏感、原发灶病理不明或既往应用过放疗、化疗效果欠佳的患者，往往由于对治疗反应差、局部水肿等原因，造成临床症状加重，一般状况恶化而失去进一步治疗机会，对于这部分病例，上腔静脉支架成形术可以作为首选的治疗方法，具有安全、创伤小、恢复快、疗效显著、易耐受、并发症少的特点，适于一般状况较差的患者，有助于改善患者的生存质量。但是为防止上腔静脉成形术后支架内发生血栓性闭塞，充分的抗凝或抗血小板聚集治疗是必不可少的。

5. 一般处理

加强辅助治疗是处理 SCVS 的必要手段。头高位卧床休息，必要时吸氧，下肢输液。在放化疗期间给予利尿和激素减轻水肿。卧床、头抬高、吸氧可减少心输出量和静脉压力；利尿剂可减少液体潴留和消除水肿；皮质类固醇能暂时减轻呼吸困难，缓解与肿瘤坏死和放射治疗有关的水肿及炎症反应，进而改善阻塞情况，而且对非霍奇金淋巴瘤和小细胞肺癌有协同作用；解除患者的紧张情绪和心理压力，避免出现恐惧、焦虑、悲观、失望的心理，有助于患者的治疗。

【禁忌证】

（1）同一部位曾经做过放疗。

（2）确诊因结缔组织等非肿瘤疾病引起的压迫。

（3）病理类型确诊为放射抗拒性肿瘤。

（4）极其严重的压迫时，放射后组织水肿会造成巨大风险。

【放疗方法及实施】

患者平卧位行定位，根据 CT 影像勾画 GTV，CTV 外扩 2mm，PTV 外扩 3mm，照射野包括全部病灶。多采取 3D - CRT，有条件的患者可使用 IMRT，保护照射野内肺、脊髓等。

目前推荐前程单次大剂量 3 ~ 4Gy，后程常规分割至放疗结束，根据具体病理类型选择治疗剂量，对于姑息治疗的患者可尽量缩短疗程。

【疗效及毒副反应】

根据不同的病理类型，缓解率也不同，大约 3/4 的 SCLC 患者和 2/3 的 NSCLC 患者可以在 7 ~ 15 天得到症状的缓解，72 小时后大多数患者都会有症状的改善。虽然静脉连续造影术显示 SCVS 的 PR 为 23%，CR 为 31%，总缓解率高达 54%，但是患者主观评价的实际缓解率往往低于此数据，而且影像学的缓解与临床的缓解往往差距较大。

【操作注意事项】

放疗前期可能因组织的水肿加重上腔静脉压迫的症状，所以，对于压迫严重的患者应谨慎选择放疗。需要静脉药物治疗的患者务必选择下肢输液，避免输液加重症状。

（黎　功）

第十六章 良 性 病

第一节 概 论

良性病中有些会出现侵袭性生长或浸润性生长，破坏美容或造成功能缺失，严重者威胁生命，如纤维瘤、瘢痕瘤、内分泌性突眼、肝血管瘤、颅内动静脉畸形（AVM）。有些影响生存质量，引起疼痛、功能障碍，如异位骨化等。

尽管放射肿瘤学者认为放疗主要治疗恶性肿瘤，但放疗也对很多良性病有治疗作用。某些良性疾病，保守治疗无效，也可采取放射治疗，可能获得良好疗效，如冠状动脉成形术后再狭窄、顽固性心律失常、支气管淀粉样变等。由于良性疾病自然病程长，更应严格掌握放疗的适应证，注意放疗的长期毒副反应以及诱发癌症可能。将疗效及副作用告知患者，签署知情同意书，并长期随访。

【放疗的技术要求】

应当选择能量合适的射线，使之符合病变深度，尽量"宁浅勿深"；选择照射剂量尽量"宁少勿多"。分次剂量应当考虑病灶病理性质及周围正常组织耐受程度，注意观察毒副反应；适当选择填充物，校正剂量分布。治疗前，必须考虑射线质量、总剂量、全部治疗时间、相邻的危及器官及保护因素。婴幼儿病例只有很特殊且在谨慎评估比较可能的危害与得到的好处后，才能放疗。必须避免直接照射特别容易出现晚期毒副反应的器官，如甲状腺、眼、生殖腺、骨髓和乳腺。全部病例均应使用细致的放射防护措施，包括视锥和铅罩等。目前使用的良性病放疗，分为"可接受治疗"和"不能接受治疗"两类。

良性病放射治疗始于常规放疗，但因疾病特点，很多良性病已采用单次或多次大剂量放疗。随着放疗技术的进步，良性病放疗也采用 3D – CRT、IMRT 或 IGRT。颅内、盆腔、四肢部位病种可采用 SBRT（SABR）。

【循证医学】

良性病放射治疗缺乏循证医学依据，多数是经验回顾性分析或Ⅲ期研究结果。少有大型组织的多中心 RCT 协作研究。

【放射生物学研究】

良性病放疗的放射生物学内容是借鉴恶性肿瘤治疗，单次剂量 0.5 ~ 1.0Gy，总剂量 5 ~ 10Gy，不会诱使细胞死亡。

放疗作用机制较复杂，创伤或感染之后，几个细胞系统会进行有序修复，生长因子刺激下，细胞高度增殖并分化。疾病的病理过程包括过度增生、纤维母细胞过度反应等。放疗可以抑制细胞增殖，抑制纤维化形成。良性病放疗的基础改变是血管内皮的改变，放疗诱导产生 ICAM-1，调节白细胞-内皮细胞系统，并使单个核细胞渗透到组织间隙，促使内皮细胞释放前列腺素，调节细胞膜的功能。大的单次剂量或总剂量引起血管内皮细胞损伤，导致血管硬化、闭塞。高照射剂量引起血管的病理改变，如治疗 AVM、椎体血管瘤；低单次剂量或总剂量有抗炎症作用，可以治疗关节炎症。其机制是促使免疫系统的单个核细胞（淋巴细胞、巨噬细胞、单核细胞）粘着并通过毛细血管进入炎症组织，传递炎症前细胞因子（IL-1，IL-6）及坏死因子（肿瘤坏死因子），补充连锁反应和炎症反应的酶。IL-1 刺激前列腺素的释放，通过巨噬细胞功能改变，调整免疫反应。低营养组织包括肌腱、韧带、关节等，出现慢性炎症时会引起疼痛，进而影响功能。上述机制和射线直接作用可以影响细胞功能，减轻疼痛。低剂量放疗可以减轻炎症过程，甚至使炎症过程停止，缓解疼痛，改善功能。

【放射物理基础】

参照治疗恶性肿瘤的放射物理原则和技术，按照 ICRU50/62 报告制定物理计划。不同深度病灶处方剂量参考点。

1. 表面病灶

常压 X 线，≤300kV 光子，距离皮肤表面 20~40cm，最大剂量在皮肤，可以用限光筒、滤过板、填充物等调节射线硬度，或用≤9MevE 电子线照射。皮肤剂量低于最大剂量的 90% 时就要用 5~10mm 填充物。

2. 深部病灶

用直线加速器光子，等中心对穿野或单野，可用 2D-CRT、3D-CRT、IMRT、IG-RT、SBRT 等。

3. 颅内病灶

γ 刀或 X 线 SRS，单次或分次治疗。

第二节　头颈部良性病

头颈部良性病包括脑（脊）膜瘤、垂体瘤、颅咽管瘤、听神经鞘瘤（许旺瘤）、动静脉畸形（AVM）、脊索瘤、血管球瘤/化学感受组织瘤、非嗜铬性副神经节瘤、鼻咽血管纤维瘤等。

一、脑膜瘤

脑膜瘤占原发中枢神经系统肿瘤的 20%~30%，40~60 岁好发，女：男 =1.8：1，起源于覆盖在蛛网膜上的细胞，在颅内任何地方，大多为 WHO Ⅰ级，约 10% 有侵袭性（WHO Ⅳ级），广泛播散，甚至转移。症状有头痛、恶心、视乳头水肿、灶性痉挛发作。

【治疗原则】

无症状或进展缓慢，老年患者，可等待与观察，每 6 个月检查 1 次；有症状的局部肿瘤，手术切除，完全切除后复发率很低，次全切除后+放疗；全切除后5年和10年无复发生存率分别为93%和80%；次全切除则为63%和45%。

【放疗适应证】

（1）次全切除后有残余肿瘤，因为复发后控制更困难，次全切除+放疗，10年无进展生存率为90%。

（2）术后肿瘤复发，首选放疗。

（3）邻近重要脑组织不能手术者首选放疗，可以抑制大部分脑膜瘤，并可缓慢消退，神经功能维持或改进。

（4）WHO Ⅱ、Ⅲ级的脑膜瘤，需要术后辅助放疗。

【注意事项】

脑膜瘤放疗时，照射野安全边界为1cm，总剂量为50~55Gy，单次量1.8~2.0Gy；侵袭性肿瘤安全边界为2~3cm，总剂量为60Gy；3D-CRT、IMRT有较好的剂量分布。较小病灶，SBRT有效，γ刀或X刀，单次剂量15~25Gy。

二、垂体瘤

垂体瘤占颅内肿瘤的10%~12%，起源于腺垂体，生长缓慢，70%具内分泌活性，大部分是催乳素，占有内分泌活性垂体瘤的50%，女性表现为闭经，溢乳综合征；男性表现为性功能障碍，不育；两性均有性欲缺失和骨质疏松。还有促肾上腺皮质激素或促类固醇激素增加的垂体瘤，罕见促甲状腺素和促性腺激素增加。大腺瘤压迫视交叉，引起视力减退（双颞侧偏盲）；20%有头痛；向侧方压迫血管引起海绵窦综合征及眼肌麻痹；向下引起垂体功能减退。垂体瘤治疗首选经鼻腔切除的手术治疗，但泌乳素瘤除外；微腺瘤≤10mm，根治切除，不需术后放疗；小腺瘤>10mm，因有压迫视神经的危险，应手术；有内分泌活性肿瘤，具手术指征；泌乳素瘤可用多巴胺激动剂，24小时内肿瘤缩小。

【放疗适应证】

（1）次全切除术后　无内分泌性肿瘤，20%~40%为不全切除。

（2）持续分泌激素。

（3）术后肿瘤复发。

（4）不能手术的部位（丘脑下部）。

放疗后肿瘤控制率90%以上。

【垂体瘤的放疗技术】

3D-CRT，6~18MV X线，总剂量45~50Gy，单次量1.8~2.0Gy，照射野安全边界2~10mm。常规面罩不精确性为5~7mm，用SRS可避免分次照射误差。但距重要器官组织较近的垂体瘤，分次照射较好。垂体瘤不同放疗方法的剂量限制见表16-1。

表 16 - 1　垂体瘤不同放疗方法剂量限制

方法	靶体积	视交叉	CN（Ⅲ-Ⅳ）	脑	垂体、下丘脑
SRS	≥12-13Gy	≤8Gy	V≤12Gy，其他≤15Gy		≤20Gy
分次	45~50.4Gy	≤50Gy	≤60Gy	脑干≤50Gy	≤50Gy

三、颅咽管瘤

颅咽管瘤是胚胎发育不良的中线肿瘤，占 5~15 岁儿童 CNS 肿瘤的 6%~10%，位置接近蝶鞍，视力减退或视力损伤，内分泌紊乱（侏儒症、脂肪紊乱、肾上腺皮质功能不全），颅内压迫症状，蝶鞍扩大，典型钙化、囊性变等。

【治疗原则】

（1）全切除　根治，但有较高后遗症：视力损伤 20%，垂体功能减退≤95%。

（2）次全切除　3 年进展率为 90%。

（3）手术 + 放疗　5~20 年控制率为 80%~95%。

【放疗适应证】

不能手术者；次全切除者。总剂量 50~54Gy，单次量 1.8~2.0Gy。3D-CRT 治疗后视力减退不超过 10%，坏死、认知改变、继发肿瘤 <2%，10 年控制率 100%，且无副作用；但垂体激素分泌减少 30%。

四、听神经鞘瘤

听神经鞘瘤（许旺瘤）是良性神经外胚层肿瘤，起源于前庭耳蜗神经（CN Ⅳ）的神经鞘许旺细胞，在小脑丘脑角生长，压迫前庭和耳神经，听力损伤；耳鸣、眩晕，晚期面瘫（CN Ⅶ）、三叉神经病（CN Ⅴ）及脑干综合征。

【标准治疗】

听神经鞘瘤的标准治疗为肿瘤全切除，>25mm 的大肿瘤部分切除。手术仅能使 40% 病例保护听力，10% 有瘘，6% 颅神经麻痹，2% 脑积水，1% 脑膜炎轻偏瘫。

【放疗适应证】

原发或复发，进展和有症状，25mm 以上。用 SRS 治疗、单次大剂量疗效好，杀伤肿瘤细胞，血管闭塞，40%~80% 的肿瘤消退，维持残余听力。单次剂量：肿瘤边缘 12~14Gy，局部控制率在 95% 以上。分次大剂量 FSRT：5Gy×5，3Gy×10，2Gy×25，1.8Gy×30。听神经瘤手术与放疗比较：单纯观察，3 年内 50% 的病例肿瘤进展，20% 病例需手术；首选手术，2% 复发，3% 功能受损；首选 SRT，3 年复发率为 8%，5% 病例需手术。

五、动静脉畸形

80% 动静脉畸形（AVMs）在幕上，诊断年龄在 20~40 岁，每年 2%~5% 发展成动脉瘤或破裂，痉挛性头痛，出血，突然死亡。每年出血危险为 2%~4%，破裂后为 2%~18%。深动脉大 AVM 位于基底节及丘脑，出血危险增加。第一次出血致死为 30%，生存者 10%~20% 有神经缺损。

【治疗原则】

可以完全切除，特别是表浅、小的 AVM。血管栓塞术很少能治愈，但可作为术前或放疗前处理。

【放疗适应证】

γ 刀或 X 刀，单次剂量 15~25Gy，完全梗阻前仍有出血危险。FSRT，总剂量 60Gy，梗阻率为 65%~95%。SRT 后副作用放射性坏死或白质脑病，SRT 后 9~36 个月出现。脑放疗 >10Gy 的体积是重要的预后因子。

六、脊索瘤

起源于颅底斜坡、骶尾、脊柱的胚胎脊索，中线，缓慢生长，各占 35%、50% 及 15%。属于低度恶性软骨肉瘤。

首选手术完全切除，但 50% 复发。预后不利因素：肿瘤坏死、女性。

脊索瘤放疗适应证：不能手术及不全切除术后。总剂量 65Gy 以上，明显提高局控率。FSRT 有益。常规放疗剂量 60Gy，5 年局控率为 17%~33%；66.6Gy，5 年局控率为 50%；SRT 65~85Gy（等效生物剂量），5 年局控率为 73%。质子 + 光子，60~80Gy（等效生物剂量），3 年局控率为 70%。

七、血管球瘤/化学感受组织瘤，非嗜铬性副神经节瘤

好发部位：颈动脉血管球分叉；颈动脉球；鼓室；喉、主动脉、肺动脉、眶内。大多数接近颅底，颈动脉球。高峰发作年龄为 45 岁，无性别差异，10%~20% 双侧或多发。5%~10% 有内分泌活性，或恶变侵入周围组织。症状：头痛、CN Ⅴ~Ⅻ 障碍，吞咽困难、耳鸣、眩晕、听力减退，颈部搏动性肿物。

血管球瘤的治疗：栓塞术后肿瘤切除，颅底、鼓室的手术风险大。

放疗：不能手术及术后复发者，分次，总剂量为 45~55Gy，局控率为 88%~93%。≤40Gy 的复发率为 22%。>40Gy 的复发率为 1.4%。SRT 可提高疗效。用 CT 与 MRI 融合勾画靶区，GTV 为肿瘤轮廓，CTV = GTV + 5mm，PTV 取决于摆位误差。SRS 治疗剂量 15Gy/1 次。

八、鼻咽血管纤维瘤

鼻咽血管纤维瘤（JNA）主要发生在青春期男性，部位在蝶骨、筛骨缝，从鼻腔播散到蝶骨、腭孔、进入翼腭窝，或到鼻窦、眼窝、颞内或中颅窝。颅内播散率为 15%。

青春期后可自行缓解。手术与血管栓塞联合治疗，Ⅰ~Ⅲ期局控率为 100%。

放疗适应证：颅内播散，术后肿瘤残存或复发、不能手术；FSRT 或 IMRT 有利于保护正常组织。总剂量 30~55Gy，单次量 1.8~2Gy，局控率为 80%~100%。JNA 消

退缓慢。MDT 讨论后，可行术前放疗，40Gy 后，休息 7～10 天，进行手术。

九、三叉神经痛

三叉神经源于颅底，1 个或多个分支的神经末梢突发间歇性短时间的严重疼痛，影响面部的神经末梢区域。女性多于男性，随年龄增加发病率增加，90% 以上在 40 岁以后发病，发病高峰在 50～60 岁。一般为单侧，5% 为双侧。

可采用药物止疼，手术或经皮射频消融治疗。

放射治疗一般采用 SRS，以卵圆孔附件为三叉神经半月神经节为靶区，从脑桥点向外 2～4mm。半月神经节距脑桥约 7mm。放疗剂量需 70～90Gy 才能有效。

十、腮腺瘘

腮腺瘘是腮腺术后发生的并发症。放疗是修复腮腺瘘的绝对适应证。

可用深部 X 线，电子线。剂量深度包括全腮腺。必要时可加填充物调整建成效应。单次剂量 100cGy，每天 1 次，3～6 次可治愈。有效率接近 100%。

第三节　眼及眶内疾病

眼及眶内疾病包括翼状胬肉、脉络膜血管瘤、黄斑变性、内分泌突眼（Graves 眼病）、反应性淋巴样增生/眶内炎性假瘤。

一、翼状胬肉

翼状胬肉是鼻侧眼角、结膜、增生、覆盖角膜，好发在沙漠、灰尘燥热地区，影响视力。手术切除，局部控制率为 50%～80%，复发可局部用细胞毒药物，但副作用大。放疗用于局部切除或复发病例，^{90}Sr 贴敷治疗，局部控制率为 90%。

放疗总剂量不统一，为 20～60Gy，每次 8～10Gy，3～6 次，每周 1 次，优于 1 次或 2 次的治疗总剂量。有报道外照射 6×10Gy，每周 1 次，复发率 1.7%。失败病例可行再次手术及术后放疗，80% 病例获成功。

放疗副作用有巩膜软化症、巩膜萎缩、角膜溃疡、毛细血管扩张、视力减退、肉芽组织形成、白内障。

术后放疗应尽早开始，手术切除后 1～8 小时内开始放疗，有很高局部控制率，优于术后 16～24 小时才开始放疗的患者。

机制：放疗区域有活性纤维屏障，抑制成纤维细胞和血管过度增生。角膜表面出现新生血管，提示复发。放疗的美容率为 67%～96%。

二、脉络膜血管瘤

脉络膜血管瘤是非视斑及乳头部病灶，起源于脉络膜血管，缓慢生长。可引起 Sturge – Weber 综合征。一般发生在 30～50 岁。可用光动力学或热凝固术治疗，但复发率为 40%～52%，常有视网膜脱离。黄斑及视乳头病灶可用放疗，总剂量：局限型 18～20Gy，弥漫型 30Gy，单次量 1.8～2.0Gy。视网膜再次附着，视力改进 70%。本病放疗经验有限。

三、黄斑变性

本病较常见，可分为湿、干两型。湿型出现视网膜下新生血管，引起视力损伤。干型进展缓慢，主要为视网膜萎缩。发病与年龄相关，70 岁发病率为 20%，80 岁发病率为 35%，单眼发病后，每年对侧眼累 7%~12%。危险因素有尼古丁滥用。

典型症状：脉络膜小疣（黄斑细胞碎片沉着）；脉络膜新生血管，部分形成瘢痕；视网膜色素上皮改变；视网膜上皮脱离。分干燥和湿性两型。尖锐视力损伤（80%），湿性 20% 视力损伤，最终致盲。新生血管 90% 与水肿、出血一起出现。

治疗：放疗价值不能充分确定。光凝固治疗有一定疗效。新生血管抑制剂有较好的疗效。最近报道，用 VEGF 抑制剂 + 放疗，有一定疗效。有文献报告，质子治疗有效。

四、格雷夫斯眼病

格雷夫斯眼病（Graves 眼病）即内分泌突眼或炎性纤维化眼病。与甲亢及少见的毒性甲状腺肿、甲状腺炎有关。属于自身免疫疾病，自身抗体作用于眼肌促甲状腺激素受体，发生眼肌和眶内间隙炎症和纤维化，引起水肿和眼球突出。按 NOSPECS 系统，分为 6 个疾病症状分级和 3 个严重程度分级，得出眼病的参考总分指引。

（1）发病机制　多伴有甲亢，有 10% 甲状腺功能正常，或甲状腺功能减退。自身反应性 T 淋巴细胞与一个或多个甲状腺和眼眶共有的抗原发生反应，分泌细胞因子，刺激眼眶成纤维细胞增殖，脂肪组织膨胀，从成纤维细胞分泌亲水性糖胺聚糖（黏多糖）。B 细胞也参与发病，产生自身抗体及呈递抗原。促甲状腺受体和胰岛素样生长因子 I 受体是共享自身抗原。

（2）临床症状分类　50% 的病例临床上可识别；20%~30% 眼病有临床相关性；3%~5% 眼病危及视力（甲状腺功能障碍型视神经病，或角膜穿孔）。影像学多数有眼眶改变。

（3）常见症状　复视、畏光、流泪（23%）、异物感、疼痛（30%）；角膜暴露，眼睑回缩（91%），突眼（62%）；眼外肌功能障碍（43%）；视神经功能障碍（6%）；容貌改变。

（4）病程　自然病史多变，包括发展、不变、自然好转。初始炎症阶段（活动期）持续 1~2 年；稳定阶段（平台期）；缓解（静止期），但不完全。有 25% 轻度眼病在 3~6 个月内进展到中、重度。

（5）诊断　双侧多见，也可单侧发病；可与甲亢同时发病，也可在甲亢前、后发病。CT/MRI 表现：眼外肌增厚，但肌腱不受累；眼眶纤维脂肪组织增多；肌肉增厚导致视神经压迫，发生在眶尖部位，称为尖端拥挤（Apical Crowding）。患者甲状腺自身抗体增加，测定促甲状腺激素受体抗体：对本病有高度特异性和敏感性。甲状腺功能障碍型视神经病，视敏度下降、视野缺损、感色灵敏度降低。CT/MRI：肌肉增厚压迫视神经、视盘水肿、色觉受损。

（6）临床活动性评分（Mourits）　自发性球后疼痛；眼球活动时疼痛；眼睑发红；结膜充血；眼睑肿胀；泪阜肿胀；黏膜水肿。以上每项 1 分，3~7 为活动期，0~2 为静止期。

（7）Garves 眼病特征见表 16 - 2。

表 16 - 2　Graves 眼病特征（Bartalena）

	轻度	中、重度
眼睑回缩（mm）	<2	≥2
突眼（mm）	<3	≥3
软组织受累	轻	中到重
眼外肌受累（复视）	无或间歇	非持续或持续
角膜受累	无或轻	中度

（8）治疗策略　活动期，免疫抑制治疗有效；甲状腺功能障碍型视神经病和角膜穿孔，需立即治疗；疾病早期应行专科评估，发病 12～18 个月内治疗转归最好；静止期免疫抑制治疗效果差。

（9）治疗　去除诱因，戒烟使突眼和复视发生危险下降；纠正甲状腺功能障碍；抗甲状腺药物不影响眼病病程。

①放射性碘治疗：有 15% 患者眼病会出现进展。放射性碘是眼病进展的危险因素：吸烟、甲亢严重，促甲状腺素受体抗体升高，不受控制的甲状腺功能减退。放射性碘治疗后 1～3 天，泼尼松口服一次 0.3～0.5mg/kg，逐渐减量，3 个月后停药。

②糖皮质激素治疗：重度或立即治疗首选大剂量静脉或口服激素，甲泼尼龙 500mg，静脉注射×3 天，1～2 周无效者，进行手术。有效者，甲泼尼龙 500mg，静脉注射×3 天，间隔 4 周一次，共 4 个周期；泼尼松龙≥40mg，口服，每日 1 次，连用 4～6 个月。静脉用药优于口服。大剂量用药，有严重副作用。建议激素方案：甲泼尼松 500mg/w×6w，250mg/w×6w。

（10）放疗　放疗适应证为眼肌功能障碍、角膜受累、视力缺失者；颞侧平行野，6～10MV X 线，向后倾斜 5～10°，照射野 5～6cm，总剂量 10×2Gy。放疗可用 3D - CRT 或 IMRT，与激素治疗联合，放疗疗效缓慢，眶内放疗，有效率为 60%，Dt 20Gy/10f/2w，同时口服激素，疗效好。禁忌：35 岁以下，糖尿病性视网膜病，严重高血压。

五、眶内炎性假瘤（淋巴样增生）

病因不明，可能的原因有：感染（副鼻窦炎症播散）；自身免疫；纤维增殖过程；特发性眼眶内炎症，单或双侧。病理包括感染和纤维化。症状：突眼（65%～95%），双侧占 50%；眼肌肥厚（80%）；眼神经粗大（40%）；尖锐视力差，视力丧失。局部切除后常复发，激素治疗应为标准首选治疗，但仅 50% 病例有反应。

有 1/4～1/3 为 NHL。放疗：4～6MV X 线，晶体后切线野，20Gy/10f/2w。预后：局控率为 73%～100%，但有 29% 的病例发展为全身淋巴瘤。放疗前可用皮质激素。

放疗是有效治疗方式，适应证为复发、不能手术、药物难治性病例。

放疗：长期 CR 达 70%～100%，总剂量 20～35Gy，单次量 1.8～2Gy。4～6MV X 线。前：侧野 = 1：3，前野用 6～9MeV 电子线及档晶体铅块（1cm 直径），用 20MeV 电子线治疗深部病灶。

第四节　关节和肌腱疾病

包括变性骨关节炎、肌腱炎和滑囊炎、关节周围炎（回旋肌套综合征）、网球肘/高尔夫肘、足跟痛/跟腱痛、足底纤维瘤病等。

放疗治疗关节和肌腱疼痛，目前争议不多。非侵袭性治疗失败后，手术治疗之前，放疗可能是有效的治疗方法。

放疗方法：急性炎症，每天一次，单次量 0.5～3Gy，总量 6Gy；慢性炎症，每周 2～3 次，每次 0.5～1Gy，总量 6Gy。如未改善或改进不满意，6 周后重复一程。

1. 变性骨关节炎

表现为关节疼痛、软骨变形、骨变形、关节囊和滑膜结构改变。疼痛与滑膜炎症有关。病因与劳损、创伤、代谢紊乱有关。治疗包括关节灌洗、清除炎性滑液、平整修复软骨表面、关节置换等。放疗适应证：非侵袭治疗失败者。可缓解疼痛及疼痛有关的功能障碍，不能改变病理。放疗全关节，以关节中心为剂量参考点，可使疼痛长期缓解，5%～75% 病例保存功能。预后不利因素：疼痛超过 2 年；有关节磨损、变形。

2. 肌腱炎和滑囊炎

急、慢性劳损引起肌腱和其附着部位急、慢性炎症。疼痛并放射到附近部位。治疗包括急性期的理疗，保护关节功能，服用消炎、止痛剂，注射激素及止痛剂等。慢性复发是手术适应证。

3. 关节周围炎（回旋肌套综合征）

肩关节周围疼痛和功能丧失，慢性时有钙化或骨化。首选保守治疗，也可放疗。放疗方法：单野或平行相对野，剂量参考点为受累关节中心。照射野大小 10cm×10cm 或 10cm×15cm。80% 疼痛缓解，功能改善。放疗初有疼痛加重者预后好。肩关节周围炎放疗止痛有效率为 79%～88%。

4. 网球肘/高尔夫肘

疼痛性炎症。病因：运动过度，创伤。高发年龄 45 岁。症状：休息及起床后疼痛，可自行缓解。急性期固定，消炎，止痛，理疗。非侵袭治疗失败可放疗。慢性疼痛病例 80% 止痛有效。放疗罕见复发（5%）。术后再次疼痛，放疗有效率 50%。病史 1 年以上，长期固定及各种治疗无效者，放疗效果不好。

5. 足跟痛/跟腱痛

跟骨区域的疼痛综合征。病因：畸形、创伤、过重负荷，突发运动，骨刺等。可自行缓解。理疗、消炎、止痛药。手术切除疼痛筋膜。保守治疗失败可用放疗。照射野 6cm×6cm 或 8cm×8cm，（0.5～1）Gy×（3～6）f。有效率为 65%～100%，其中 50% CR。

6. 足底纤维瘤病

足底纤维瘤病是良性纤维组织增生性疾病，组织与其他纤维瘤病相同，且两种病共存者达 20%～30%。病因不明，但伴有基因因素。症状好发于 30～40 岁。

治疗可手术切除或非侵袭性理疗、局部注射类固醇等。手术后复发率 40% 左右，且易发生手术后并发症。但如果术后放疗，可将复发率降至 10% 以下。

单纯放射治疗可用浅 X 线或电子线（加填充物），剂量 15Gy/5f，或 30Gy/10f，靶区需较病灶 +2cm 安全边界。止痛效果 80% 以上，有效率 90% 以上，CR 33%。

第五节　结缔组织和皮肤病

包括硬纤维瘤（侵袭性纤维瘤病）、阴茎海绵体硬结症、杜波伊特伦挛缩病、皮肤瘢痕等。

一、硬纤维瘤

硬纤维瘤是结缔组织深部肌肉 - 腱膜结构的肿瘤。病理相似于高分化（G1）纤维肉瘤，边缘弥散。手术切除，边界 2 ~ 5cm 为"金标准"。术后 50% 复发。术后 TAM 和孕酮可抑制生长。硬纤维瘤特点之一是其临床进程的不可预知性：充分切除可能复发、未经治疗可能稳定。推测肿瘤预后与其潜在生物学特性及所处微环境有关。

1. 临床特征

单克隆增生，极少转移或恶变。流行病学：发病率为 2.4 ~ 4.3/百万。初诊平均年龄：30 岁；男：女 ~ 1∶2。

2. 发病部位

最常见于肢体及肢带区，多为单发。年轻女性的孕期或孕后易发病。常伴有Beta - catenin（β - 链蛋白）变异或伴随 FAP（家族性腺瘤性息肉病）（APC 基因突变）。约 8% 的单发病变患者其家族有散发的结直肠癌病例。浸润性生长为特点。

3. 病理鉴别

低度恶性纤维黏液样肉瘤、纤维肉瘤。β - 连环素变异检测有助于明确诊断。

4. 放射治疗

被用于治疗腹部以外的病变，可作为切缘阳性术后的辅助治疗，也可作为无法手术患者的治疗选择。很多文献报道有效，但放疗对正常组织产生的伤害，以及潜在的辐射后效应如继发恶性肿瘤等均应引起重视。在 Guadangolo 的报道中：单纯放疗与手术 + 放疗在局部控制率上无显著差异；放疗剂量超过 56Gy 对局部控制率无显著提高却明显提高了放疗相关并发症的风险；放疗相关并发症的平均出现时间为 33 个月，包括软组织坏死、骨折、水肿、纤维化、血管病变（导致截肢）以及神经病变。Nuyttens 等分析了 1983 ~ 1998 年关于硬纤维瘤治疗的所有英文文献（局部控制率），结果见表 16 - 3。

表 16 - 3　硬纤维瘤治疗结果（1983 ~ 1998，英文文献）

	切缘阴性	切缘阳性	所有病例
单纯手术组	72%	41%	61%
手术 + 放疗组	94%	75%	75%
单纯放疗组	~	~	78%

5. 放疗适应证

不能手术者，术后辅助治疗，复发病例。总剂量：不能手术或复发 60 ~ 65Gy，术后 50 ~ 55Gy。 >50Gy，复发率从 60% ~ 80% 降至 10% ~ 30%，70% 得到长期控制。单次量均为 1.8 ~ 2Gy。

二、阴茎海绵体硬结症

阴茎海绵体硬结症是阴茎白膜慢性炎症组织增生，大多数进展。40 ~ 60 岁高发，形成硬斑、肿块及索条。症状：阴茎弯曲 80%，性交疼痛 80%，性功能障碍 30% ~ 50%。无有效的保守治疗方法；可自行缓解。

放疗：早期纤维母细胞和炎细胞对放射敏感。方法：10 × 2Gy，每天一次，或 2 ~ 4Gy，每周 2 ~ 4 次，总剂量 12 ~ 15Gy。6 × 3Gy，每周 2 次。6 ~ 12 周后可重复。1 ~ 2 年内，2/3 症状改善，75% 疼痛缓解；但阴茎弯曲（25% ~ 30%）和功能障碍（30% ~ 50%）改善较少。

三、杜波伊特伦挛缩（MD）

掌或趾面腱膜结缔组织病，40 ~ 80 岁高发，增加患病的因素有酒精、糖尿病、癫痫等。症状有掌、趾面纤维、硬结挛缩。保守及手术治疗不满意。放疗，早期疗效好，20 ~ 30Gy，每次 2 ~ 3Gy，70% ~ 80% 有效，20% ~ 30% 硬结消退。

四、皮肤瘢痕

发病率：真正的发病率不清楚，黑人皮肤 > 白人皮肤，年龄：一般不超过 10 ~ 30 岁，常见部位：耳垂、三角肌区、胸骨区、背。少见部位：眼睑、会阴、手掌及足底。病因不明，研究领域包括细胞因子、生长因子、炎症介质、β 型转化生长因子、结缔组织生长因子、血小板原性生长因子、内皮细胞生长因子、纤溶酶原激活物抑制剂、前列腺素 E2 等。可能的机制包括瘢痕纤维母细胞代谢活性、紧张机制及黏着斑合成、异常的伤口蛋白愈合过程、p53、p63、p73 基因突变，继发凋亡调节异常、瘢痕的上皮质 - 间质信号系统。皮肤伤口愈合时，生理性伤口愈合，纤维母细胞和胶原过量产生，并有细胞外的结合，形成瘢痕，伤口自然愈合；纤维母细胞和胶原过度增生，超过生理需要及生理平衡，形成增生性瘢痕和瘢痕瘤。

治疗：增生性瘢痕可自然消退，对治疗反应好；瘢痕瘤很少消退，有时进展，对治疗反应不好，复发率高。综合治疗方法有手术切除、放疗、弹力绷带、病灶内类固醇注射、冷冻治疗、硅凝胶贴敷、激光。

已经成型、"老化"的瘢痕，已成熟的胶原细胞和纤维细胞，对放射线不敏感，单纯放疗效果不好，可能仅有止痒作用，效果仅几个月。

手术切除（±植皮）+ 术后放疗，有效率为 80% ~ 90%。手术后 24h 内开始，胶原纤维母细胞增生之初开始放疗，此时期，纤维母细胞对放疗敏感；且纤维母细胞在 24h 内成为纤维细胞，不能等拆线再放疗。

放疗方法：4 ~ 12MeV 电子线，3 ~ 5Gy/f，3 ~ 5 次，总量 15 ~ 20Gy。

放疗时要注意正常组织的保护，照射野范围应尽量小，避免照射关节、干骺端、眼睑病变，注意保护眼角膜和晶体，保护睾丸、卵巢、生殖腺、甲状腺、乳腺，保护脑和垂体。

五、足底疣

手术、水杨酸外用、激光、冷冻，有效率为 62% ~91%。

放疗：100kV X 线，1 次 10Gy，HVL 4.3mm 铅。一般在 3 ~4 周后脱落，有效率为 87%。若大于 3cm，用分次照射，总量 12 ~15Gy。

六、角化棘皮瘤

好发于面部，很少在躯干、四肢，生长迅速，局部受累。根治手术后复发率为 87.5%（14/16）。

放疗用电子线或浅 X 线，剂量 20 ~30Gy（小病灶）或 40 ~60Gy（大病灶）。每次 3.5 ~5Gy 与每次 2 ~3Gy，后者美容效果更好。照射野比病灶扩大 0.5 ~2.5cm，平均 1cm。Caccialanza 常规治疗 55 例，放疗后 1 个月，病灶均完全消退。Goldschmidt 治疗 52 例，每周 2 次，每次 4Gy，总量 40Gy，治疗后 1 个月完全消失，5 ~20 年无复发。

七、嗜酸性肉芽肿

病因不明，可能受刺激后反应性增生。好发于婴幼儿及青少年，成年人罕见。部位多见于骨、肺，3/4 为多发，1/4 为单发。多发者伴发热、贫血、消瘦；单发无症状。镜下可见大量嗜酸细胞，不同程度出血坏死，有泡沫细胞。多发者疗效差，单发者可自发消退。

放疗 5 ~8Gy。用嗜酸细胞直接计数评估疗效及预后。

Kimura's 病：又名木村病，嗜酸性粒细胞增生性淋巴肉芽肿。放疗：电子线，25 ~30Gy，90% 有效，Dt <20Gy 会复发，>30Gy 无益。激素治疗对大多数患者有效，但减量常易复发，需长期应用。手术有局限性，毁容。术后一般 2 年复发，肿块呈浸润性生长，病灶多发，多伴相邻淋巴结肿大。

第六节 骨组织疾病

包括动脉瘤性骨囊肿、弥漫型巨细胞瘤、脊柱椎体血管瘤、异位骨化等。

一、动脉瘤性骨囊肿

动脉瘤性骨囊肿是骨血管囊性病灶，引起骨和周围组织结构破坏，低度恶性。50% 的患者年龄为 10 ~19 岁。手术刮除，术后复发率为 6.3% ~71%（40% 左右），完全切除不会复发。放疗适应证为术后或不能手术切除的病例。无禁忌证。剂量（10 ~30）Gy/（1 ~3）周。低能高剂量，最容易诱发骨肉瘤。30Gy 以上易产生继发骨肉瘤。

二、色素沉着性绒毛结节性滑膜炎

色素沉着性绒毛结节性滑膜炎（PVNS）是侵及关节滑膜的增生性疾病，虽为良性，但有破坏性，致关节损伤，功能障碍，严重者可能需关节置换或截肢。本病另有一名称：弥漫型巨细胞瘤。

PVNS 有三个亚型：色素沉着绒毛结节腱鞘炎（PVTS），一般影响手指关节；局限性有蒂绒毛结节性滑膜炎（L - PVNS），典型侵及膝关节，引起关节闭锁和截断感觉；弥漫性绒毛结节性滑膜炎（D - PVNS），常发生膝、髋、踝关节。

标准治疗是开放式或关节镜下滑膜切除术。但术后复发率高达 20% ~ 50%。因此术后需要放疗，减少复发风险。一般术后 3 ~ 4 周应开始放疗，靶区为发病全关节腔，典型剂量（35 ~ 40）Gy/（15 ~ 20）f，局部控制率为 75% ~ 95%。

三、脊柱椎体血管瘤

尸解发病率为 11%，受累骨骨质吸收，40 ~ 50 岁出现背腰痛症状，女性多于男性。手术成形、固定，但很少减轻疼痛。放疗：40Gy/20f，疼痛缓解 82%。剂量与疗效正相关。缓解疼痛至少 36Gy。

四、风湿性关节炎

严重风湿性关节炎，非类固醇药治疗无效；Stanford 大学用斗篷野 20Gy/10f/2w，再倒 Y 野 20Gy/13f/3w。3 个月内症状改进。改进率为 75%，持续 4 年。副作用：恶心、疲劳、咽下困难，口干、食管炎、带状疱疹。

五、异位骨化

髋外伤或手术后，10% ~ 80% 出现异位骨化。病因：可能是创伤后 32 小时内关节周围多能间质干细胞出现异位骨化。创伤包括全髋手术（高危组 90% ~ 100%）；骨盆或股骨的骨赘 >1cm（50%，中危组）；髋或骨盆骨折，50% ~ 90%；颅骨和脊髓损伤 11% ~ 76%；CNS 损伤、急性呼吸窘迫综合征等，均可引起异位骨化。

治疗：手术，术前或术后放疗，剂量范围从 1 次 7 ~ 8Gy，到 4 ~ 5 次给 10Gy。术前 1 ~ 4 小时内放疗，异位骨化区域一次性放疗 7 ~ 8Gy，有效率 90% 以上。术前放疗疗效优于术后放疗。

第七节　其他良性病

一、脾放疗

适应证：巨脾，如慢性粒细胞白血病、真性红细胞增多症等。放疗部位：前、左侧腹，用垂直或水平野放疗。每次 0.5 ~ 1.5Gy，隔日一次。总剂量 15Gy。每次放疗前测白细胞及血小板，并重新勾画放疗野，随脾缩小而缩小。注意保护左肾、脊髓。

二、男性乳腺女性化

用雌激素或缓退瘤（Flutamide）的男性 90% 发病，睾丸切除者仅 8% 发病。

使用雌激素类药物前应行全乳放疗，9 ~ 12MeV 电子线，放疗野直径 6 ~ 8cm，或用 ^{60}Co、4MV 光子切线野。9Gy/f，或 4 ~ 5Gy，每日 1 次，共 3 次。放疗后 2 ~ 3 天可开始内分泌治疗。有疼痛者 20Gy/5f，90% 以上平均 3.6 个月疼痛缓解。Alfthan 报道 78

例男性，放疗组 17% 女性化，对照组 90% 女性化。在雌激素治疗之后进行放疗，推荐 20Gy/5f。

三、腮腺炎

急性术后腮腺炎罕见，典型的是在虚弱的和深度脱水的患者术后 4 ~ 6 天发生。伴有腮腺分泌降低和口腔干燥。治疗包括校正脱水、口腔护理、广谱抗生素治疗，如有需要手术引流。

加用放疗可避免切开或引流。放疗起效时间短，开始治疗后 12 ~ 14 小时内疼痛、硬结和肿胀改善，典型的患者所有症状会在 3 ~ 6 天内消失。推荐用 X 线、^{60}Co 或 9 ~ 12MeV 电子线，剂量 7.5 ~ 10.0Gy，分 3 ~ 5 次。治疗野可直接用侧位照射野，包括全部腮腺，外扩 2cm。

四、急性和慢性炎性疾病

如腋下汗腺脓肿，疖，痈和其他感染，对抗生素没有反应者。推荐放疗剂量 (7.5 ~ 10.0) Gy/ (3 ~ 5) f，用常压 X 线，^{60}Co，或 9 ~ 12MeV 电子线。治疗野直接包括恰当的感染范围。

五、自身免疫疾病和器官移植的全淋巴系统放疗

对全淋巴系统放疗有免疫抑制作用，可以减少循环中淋巴细胞的数目，持续数年，其后逐步有本质上改进。全淋巴系统放疗已用于肾、心、骨髓移植、狼疮性肾炎、多发性硬化症和其他自身免疫疾病。一般最大剂量 20Gy，单次剂量 1.5 ~ 2.0Gy。

六、狭窄的血管内近距离放射治疗

冠状动脉狭窄的传统典型治疗是冠状动脉球囊扩张（PTCA），再植入支架。但这种治疗方法可能在支架植入后 3 ~ 6 个月，有 30% ~ 40% 的患者出现冠状动脉再狭窄。这些再狭窄患者只能再做球囊扩张，但不能再行支架植入，否则增加死亡率。此时唯一的方法是冠状动脉内近距离治疗。

冠状动脉内近距离治疗采用专门的后装治疗机，^{90}Sr 放射源，在球囊扩张术后立即植入放射源，一次放疗 18 ~ 23Gy。局部控制率为 90%。

这项技术在 21 世纪初颇受重视，但因药物洗脱支架在临床上广泛应用，冠状动脉血管内近距离放射治疗使用机会减少。目前仍有使用，即使药物支架失败，冠状动脉再狭窄的患者，血管内放疗仍有效。

七、顽固性心律失常的放射治疗

心律失常是常见的心脏病，常见的治疗方法是微创射频消融。但这些治疗方法手术时间过长（>6 小时），1 年生存率 <70%，复发率 >50%，因此成为顽固性难治的心律失常。放射治疗对于难治性心律失常具有较好疗效。

新的无创性心脏放射消融治疗需要放疗科、心内科、心脏电生理与影像科密切合作。通过解剖和 MRI、核影像多模态确定心脏的瘢痕及病灶区域，即室性早搏的体表

心电图定位及存在心律失常异位传导区域，用新的心律失常成像系统，确定心律失常瘢痕基质，以此建立及确定放射消融的靶区，再作出放射治疗计划，给患者进行体位固定，定位靶区，还能影像验证靶区，开始治疗。

因为心脏放疗要求极为精准，所以只有 4 种放疗设备目前能用于临床心脏放疗：Varian 加速器、Elekta Axess、CyberKnife 4 和 6 型、Proton。一次放疗，剂量 25 ~ 35Gy。采用 SBRT（SABR）。平均治疗时间约 15 分钟。放疗必需保证靶区为隐匿的心律失常通路，尽可能保护周围健康的心脏组织。放射消融的靶区体积 17 ~ 51cc，对比一个高尔夫球的体积是 40cc。病人意识清醒，不需麻醉。治疗后减轻心律失常负荷 99% 以上。治疗后可停用治疗心律失常的药物，几乎全部病人均有效。第一批治疗的 10 例病人，9 例心律失常全部消失，1 例在 6 个月后复发。此后文献报告几乎 94% 的疗效，6 和 12 个月 OS 分别为 89% 和 72%，当然本组的选择是极晚期心律失常患者。

心脏心律失常放疗仍处于起步阶段。有文献提醒，"身体太好"的病人，不应对放射消融抱有太大期望。使用心脏放疗，应注意出现的副作用，如心源性休克、放疗后心功能未能改善，可使病人致死。其死亡风险与主动脉瓣膜置换术的死亡率相似，即死亡率在 30% 以上。其他副作用是心包积液、放射性肺炎及食管炎、低血压、心衰等。

今后主要的研究方向是进一步了解机制，瘢痕的传导阻滞方式，优化剂量，进一步进行临床试验。

八、弥漫性支气管淀粉样变

淀粉样变是一种起源不明的疾病，病理改变为器官细胞淀粉样物质沉积。常分为一、二级，且可分为局部或全身，取决于涉及的器官。主、支气管的淀粉样变是局部淀粉样变异，常分弥漫型和斑块型两种。因主、支气管的广泛畸形，患者肺功能障碍，受侵犯的支气管壁增厚，萎缩，缺乏黏膜结构。但不影响肺实质。临床检查肺功能各项指标明显下降。

治疗：常用外科手术或激光消除增厚的支气管壁，但收获甚微，反复切除并反复复发，并发出血或息肉状结节，不能终止病灶进展。放射治疗是有效的治疗方法。1998 年 Kurrus 首先报告 EBRT 治疗病灶部分的气管、支气管，20Gy/10f，经放射影像（CT）及纤维支气管镜随访，均显示治疗有效，呼吸功能改进。维持至少 2 年。仅有轻度副作用。2018 年 Moore 等报告，广泛多次手术切除后复发病例，采用支气管镜导引的后装治疗机支气管腔内近距离放疗，支气管导管用瓦里安 5F，CT 模拟机下定位，3D 重建 TPS，距导管 1cm 处为参考点，7.5 ~ 8Gy/f。患者症状改善。两种治疗方法，病人均在清醒状态下，不需麻醉。

本病放射治疗仍需积累经验，优化剂量及靶区，长期观察疗效及副作用。

（曲宝林　申文江）

第十七章 经会阴模板引导放射性粒子植入治疗前列腺癌

一、概述

前列腺癌是美国等西方发达国家男性最常见的恶性肿瘤之一。2020 年 191930 人诊断前列腺癌，33330 人死于前列腺癌。早期前列腺癌治疗手段包括：根治性切除术、外放疗（External Beam Radiotherapy，EBRT）、暂时性和永久性近距离治疗、内分泌治疗以及观察等待。经直肠超声（Transpernal Ultrasound，TRUS）引导模板辅助永久性前列腺癌粒子植入治疗（Permanent Prostate Brachytherapy，PPB）可在门诊进行。现代 PPB 采用密封^{125}I 粒子源、平面插植模板和经直肠 TRUS 引导等已有 35 年历程。PPB 的 10～15 年生化控制率（Prostate Serum Antigen，PSA）高，而并发症发生率低。对低危前列腺癌 PPB 已被认为是标准治疗术式。国家癌症研究所（NCI）、美国癌症协会（ACS）、美国国立综合癌症网络（NCCN）、美国泌尿外科协会（AUA）和肿瘤放射肿瘤协会（AS-TRO），已将该技术作为标准推荐。

PPB 经直肠超声引导和经会阴植入的方法是在临床实践中逐步建立起来的。十余年间美国超过 250000 名患者，全世界有 500000 名患者接受了粒子近距离放疗。RTOG、ACSOG、NCCTG 和 CLGB 等完成多项临床试验。近十年来发表文章 500 余篇，内容涉及适应证、技术、治疗策略和剂量计算方法等。

二、临床治疗结果

术前病人评估

初步工作流程包括病史和检查、确定分期和风险分组、决定合适的治疗方案。

1. 病史

内科评估决定前列腺癌患者是否适合行 PPB。是否适合 PPB 病史了解内容见表 17－1。

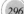

表 17－1 PPB 病史需包括的内容

①泌尿系病史
  a. 既往有经尿道或开放式切除前列腺或其他尿道手术史
  b. 既往有治疗良性前列腺增生过程，经尿道射频消融或微波治疗
  c. 药物治疗尿道梗阻症状
  d. 勃起功能
②既往癌症史，特别是膀胱癌或直肠癌
③既往盆腔放疗史、手术史、外伤史
④炎性肠病
⑤结缔组织疾病
⑥对国际前列腺功能症状评分 IPSS 的记录
⑦对勃起功能的记录，国际勃起功能指数评分参考

国际前列腺癌症状登记标准（International Prostate Score Symptom，IPSS）评分对评价尿路刺激和梗阻症状有较高价值。PPB 后可加重这些症状。泌尿科病史包括：既往经尿道或开放式手术或其他侵入式前列腺手术或有创操作记录。用药史，特别是使用 α 受体阻断剂或抗凝药物需要明确记录。

PPB 之前需要明确：病理活检 Gleason 评分、血清 PSA、临床肿瘤分期。患者危险分期和临床分期，与治疗计划相关因素等。表 17 – 2 提供了前列腺癌粒子植入术后剂量评估流程，包括前列腺大小，病人能否采用截石位，是否适合全麻或腰麻。如果治疗中心有局麻下近距离治疗经验，这种方法也可行。

表 17 – 2　PPB 术前准备与评估

①在行 PPB 之前的 12 个月内有病理活检证实为前列腺癌
　其他重要信息包括 Gleason 分级，活检标本中癌细胞的百分比
②治疗前血清 PSA
③直肠指检，临床肿瘤分期，T 分期
④前列腺体积大小，经直肠超声的参考值
⑤病人截石位耐受情况的评估
⑥是否适合全麻或腰麻的评估

2. 病例选择

PPB 患者需要术前行前列腺活检。非低危风险患者需行转移风险评估。表 17 – 3 和表 17 – 4 提供了绝对禁忌证和相对禁忌证评价标准。

（1）绝对禁忌证　门诊治疗不能耐受全麻或腰麻者，或出现并发症的患者不建议行 PPB。目前的标准没有给出绝对年龄限制，但患者需要一般基本身体状况允许穿刺和麻醉，预期生存期大于 10 年或 10 年以上者。

有两三个中危或高危因素对评价区域或远处转移非常重要。骨扫描和腹盆腔影像学检查是必要的。有远处转移患者不适合行根治性 PPB。如果一般状况好，预期寿命长，肥胖并不是禁忌证。PPB 比其他治疗手段更适合肥胖患者。由于既往有腹部会阴手术史而缺少直肠者，不适合行经尿道切除术（Transurethral Resection of the Prostate，TURP）引导。

表 17 – 3　TRUS 引导 PPB 绝对禁忌证

①限制性预期生存期
②不能接受手术风险
③远处转移
④无直肠 TURS 引导无法实现
⑤TURP 后较大缺损，不能接受粒子植入和放疗剂量分布
⑥共济失调毛细血管扩张症

（2）相对禁忌证　每位患者治疗前记录 IPSS 评分，便于评价插植治疗后尿道症状。IPSS 评分高的患者，即有尿道刺激或梗阻症状的，插植后出现尿潴留风险增加。大量研究已证实 IPSS 评分高与 PPB 毒性呈正相关。IPSS 评分 <20，尿道毒性反应尚可接受。对 IPSS 评分过高的患者，分析患者的记录确定评分是否真实。增加尿频相关的内科疾病，如糖尿病，利尿剂，均可增加 IPSS 评分，但这与前列腺形态学和尿道梗阻

无关。这些患者接受 PPB 后不会出现 PPB 术后毒性反应增加风险。IPSS 评分过高需要考虑其他因素，包括：①前列腺体积。②尿动力学：排尿量、峰流量。③膀胱镜检查以明确有无解剖梗阻，如狭窄、膀胱颈痉挛、前列腺中叶突出梗阻膀胱尿口等。分析尿流量，以确定病人插植前尿道梗阻程度和随后发生急性尿潴留风险。如果峰流率 < 10cc/s 或残尿量 > 100cc，需小心操作。

既往有盆腔放疗史如直肠癌放疗，可能会增加插植术后毒性反应风险。然而，选择 PPB 以外的治疗方法也会有很高的并发症风险。既往有盆腔放疗史，要仔细考虑前列腺、直肠、膀胱的剂量和直肠、泌尿生殖的晚期放疗毒性反应。

既往有 TURP 史可影响 PPB，但它不是绝对禁忌证。因为既往有 TURP 手术史与增加 PPB 技术难度有关。这类患者应经仔细评估。TURP 后缺损较大，不允许粒子遍布整个腺体，这会引起不能接受的照射剂量。TURP 后缺损不清楚可采用充气硅胶填补，在前列腺影像图下看清缺失范围，评价 PPB 的可行性。TURP 后适当推迟 2～4 个月再行 PPB 以利于愈合。

耻骨弓干扰取决许多因素，如盆腔解剖、前列腺大小、病人摆位和操作技术。当患者前列腺 > 60cc，耻骨弓干扰，需要 3～4 个月内分泌药物治疗，前列腺体积可缩小 30%。PPB 没有规定前列腺体积的绝对上限值。大体积前列腺（体积 > 100cc），操作技术上有难度，但毒性反应和肿瘤控制尚可接受。通过调整 TRUS 探头方向、使用模板、采取开大的截石位等均是避开耻骨弓干扰的方法。经验少的从业者对大体积前列腺或是盆腔解剖受限的患者避免采用 PPB。既往有盆腔外伤史、非正常盆腔解剖，或阴茎假体，超声、CT、MRI 可帮助评估耻骨弓，但不能完全相信它们能预测耻骨弓干扰。

表 17-4　TRUS 引导 PPB 的相对禁忌证

以下列举的项目是确定合适人选的重要条件，但标准本身不是阻碍治疗的必要条件
不管怎样，如果选择了 PPB，它们应该被慎重考虑。已发表的文献证实，如果由经验丰富的治疗团队恰当地评估后，拥有此条件的患者可以行 PPB
①IPSS 评分高（> 20）
②既往有盆腔放疗病史
③经尿道切除后前列腺有缺失
④中叶突出
⑤植入时腺体 > 60cc
⑥炎性肠病

3. 疾病特点、分期和分组

局限期前列腺癌患者拟行 PPB 需要考虑以下因素：病理活检确定 Gleason 评分，治疗前血清 PSA，临床肿瘤分期。这些预后因素结合在一起确定患者属于低危、中危和高危组。

ABS 推荐采用 NCCN 指南：

低危组：Gleason 评分≤6，PSA < 10ng/ml，临床分期 T1，T2a。

中危组：Gleason 评分 = 7，PSA > 10ng/ml，< 20ng/ml，临床分期 T2b，T2c。

高危组：Gleason 评分 8～10，PSA > 20ng/ml，临床分期 T3a。

精囊受侵（SVI），临床肿瘤分期 T3b，被认为是高危患者。评价中危、高危组患者需要考虑精囊活检。

4. 单纯、联合治疗和治疗顺序

（1）低危组 低危组前列腺癌适合单纯 PPB 治疗。已发表文献证实，选择最佳剂量参数可获得理想的长期临床结果。ABS 认为 PPB 联合 EBRT 没有必要，联合 ADT 也无必要，除非想使前列腺体积缩小，或某些因素提示可能存在疾病进展，如活检标本中癌细胞比例多，PSA 升高迅速。对于首选了 PPB 低危组患者，如果没有达到最佳剂量，可以补充 EBRT 治疗（只要邻近正常组织受照剂量可以耐受）。PPB 治疗前列腺的建议见表 17-5。

表 17-5 PPB 治疗前列腺的建议

危险分组（NCCN）	单独近距离治疗	联合 EBRT	联合内分泌治疗
低	是	不支持	不支持
中	选择性	选择性	选择性
高	否	是	支持

（2）中危组 存在 1 个或多个中危因素与不良病理特征，包括：潜在前列腺包膜外侵（Extraprostatic Extension，EPE）、精囊侵犯（Seminal Vesicle Invasion，SVI）或隐匿性淋巴结转移。某些中危组患者具有低危组特征，如小体积、只有 1 个不良病理特征、单纯 PPB 治疗，不需补充 EBRT 或 ADT。

单纯 PPB 治疗适应证取决许多因素，其中包括所要求的治疗边界。对已切除前列腺组织标本的病理研究发现，临床诊断局限于器官内的前列腺癌，包膜外侵半径通常 >5mm。如果病灶位于前列腺后外侧，则 EPE 发生风险更高。治疗边界需要扩大但是又不能增加邻近器官的剂量。Sengupta 等分析低危组前列腺癌（T2a，G_s6，PSA 10ng/ml）不良病理特征以及许多中危组前列腺癌具有不良病理特征，如明显 EPE、SVI、淋巴结受累等。因此，推荐中危组前列腺癌病灶各方向外扩 5mm（除了直肠方向）形成 PTV，包全多数有隐匿性 EPE 病灶。

已经发表最大单纯 PPB 治疗经验来自多中心 2693 例前列腺癌分析，其中 960 例中危组，8 年生化控制率为 70%。但是，大多数患者治疗发生在 1999 年之前。有正式植入术后质量评估的患者不足 25%。术后剂量验证[125] I 粒子 D_{90} > 130Gy，[103] Pd D_{90} > 115Gy，8 年无生化复发生存率为 92% ~93%。近期一项 144 例中危组采用 PPB 单纯治疗，12 年无特异生存率和无生化进展生存率分别为 100% 和 96%。

Frank 等调查 18 位粒子植入治疗医生，累计操作经验 >10000 次，对中危组患者推荐粒子治疗的影响，结果选择单纯 PPB 治疗因素包括：①危险分层 3 个标准危险因素：临床肿瘤分期、PSA、Gleason 评分；②活检标本中阳性癌细胞百分比；③活检标本中存在周围神经受侵。这些因素各种不同组合提示：超过半数医生治疗中危组病人采用 PPB 单纯方式。这些调查说明经验丰富的医生检查中危组病人仔细，明智而谨慎地采取单纯治疗手段。与这些观察一致的是，ABS 推荐由经验丰富的医生决定哪些中危组病人可采用单纯 PPB 治疗。

（3）高危组 多中心随机前瞻性试验表明 ERBT 联合抗雄激素治疗（Androgen - Deprivation Therapy，ADT）可使高危组患者获益。高危组患者有潜在 EPE 风险，因此，临床隐匿癌超出 PPB 治疗范围。高危组前列腺癌单纯 PPB 治疗早期结果不如现在的治疗

结果好。因此，EBRT 联合 PPB 治疗是高危组患者标准治疗。来自单中心和多中心回顾性研究表明 EBRT 联合 PPB 提量有利于前列腺癌局部控制率和无远转生存率。与 EBRT 联合 ADT 比较，能证实 ADT 提高高危组前列腺癌临床终点目标的数据不多。Merrick 报道联合 ADT 疾病特异生存率和总生存率无明显提高。高危组 10 年无生化进展有提高。Stone 报道一项多中心研究，给予更高生物等效剂量，可提高 Gleason 8～10 分患者总生存率和无远转生存率。根据这些数据，可恰当地选择 ADT 联合 EBRT + PPB 治疗高危患者。

（4）精囊受累　精囊受累时应纳入 PPB 综合治疗，目前尚没有标准的技术方法可推荐，因为外放疗时精囊位置确定的可重复性和精囊植入时体积范围尚不能明确。高危组患者推荐采用 PPB 联合 EBRT 治疗，所以精囊作为靶区的一部分，内、外两种放疗时均要采用。肿瘤发生在前列腺底部时精囊最容易受累（SVI），PPB 插植时靶区应包括这部分。精囊插植技术上是可行的，精囊也可以耐受较高剂量照射。精囊受累时，整个精囊照射是必需的。

5. 治疗计划

ABS 推荐粒子植入前先行预计划。插植前的治疗计划既可以作为预计划，也可以作为术中预计划，或者是术中动态计划。采用 TRUS 为标准影像模式制定治疗计划，也可采用其他容积影像资料如 CT 或 MR 制定初始计划。治疗计划应该表明穿刺针的位置，根据模板植入；每针所用粒子数目、针长度，采用前列腺轴位连续扫描图像。对经验丰富的专家来说，植入前计划采用 MRI 图像是可以的，单独采用 CT 图像制定计划较 TRUS 重复性差。推荐源的周边分布（通常是指周边修正或均匀修正），以便于限制接受 150% 剂量（V_{150}）或更高剂量尿道体积。直肠接受处方剂量体积（RV_{100}）要求 <1cc，但这取决于前列腺－直肠接触面积和体质指数。

6. 技术流程

粒子植入标准流程是在 TRUS 和模板引导下经会阴植入。如果采用术前计划，患者摆位，TRUS 探头角度应尽可能与术前计划设计时一致。TRUS 应带有模板网格软件，和会阴模板上刻度一致，超声探头频率在 5～12mHz 之间。前列腺癌粒子植入治疗专用双平面超声探头是必备的。X 线透视检查通常用于检测粒子的位置，也可以将影像融合技术应用于术中剂量计算。最理想的方法是术中适时优化，克服术前计划设计时与术中患者摆位、获取图像和麻醉带来的偏差。

粒子植入，包括使用 Mick 枪、装载针，这些针是根据预计划或装载位置或需要而在术前进行了装载。粒子可以单个也可以制成链装，单个粒子与粒子迁移发生率高有关。一项多中心随机研究证明粒子链较单个粒子发生肺迁移概率少。最近一项回顾性研究表明，植入后 4 个月内，粒子链有 15% 概率发生 ≥5mm 移动，但是对剂量影响不大。推荐使用粒子链，减少粒子植入后位置移动。

7. 单纯和联合的推荐处方剂量

ABS 支持 AAPMTG 43 工作报告，第 137 号剂量计算流程，其他出版推荐关于处方剂量总结见表 17-6，与以前 ABS 一致，重要的是要认识到早期采用 ^{125}I 粒子处方剂量是 160Gy，TG-43 后处方剂量是 144Gy。

8. 剂量选择

关于前列腺癌 PPB 剂量提升的前瞻性临床试验未见到，大量回顾性资料证实剂量提升的重要性。剂量选择指南取决于既往数据和目前临床经验。

Stock 等提出 D_{90} 概念，受照前列腺 90% 体积的最小剂量，即等剂量线所覆盖 90% 前列腺靶体积剂量。许多研究确定这种标准剂量和前列腺 V_{100}（在插植后 CT 上勾画的靶体积接受 100% 处方剂量的体积百分比）与临床预后相关。

表 17 - 6　PTV 的处方剂量

^{125}I	
单纯	140 ~ 160Gy
联合 EBRT	41.4 ~ 50.4Gy（1.8Gy/d^a）
PPB 剂量	108 ~ 110Gy
^{103}pd	
单纯	110 ~ 125Gy
联合 EBRT	41.4 ~ 50.4Gy（1.8Gy/d）
PPB 剂量	90 ~ 100Gy

a：2Gy/d 也可以接受。

在临床实践中，许多粒子植入治疗专家给予实际剂量高于表 17 - 6 所给出的剂量，用来补偿水肿、粒子放置的不确定性以及其他因素影响。Merrick 等检查了 8 个经验丰富的粒子植入治疗专家团队 PPB 插植前后的剂量变化。D_{90} 变化范围是处方剂量的 112% ~ 151%。根据文献报道，插植后 D_{90} 可接受剂量范围是 130 ~ 180Gy，$D_{90s} < 130$Gy 与治疗失败相关。只要正常组织不超量，D_{90s} 剂量 180 ~ 200Gy 可以耐受，不增加毒性反应。高危前列腺癌可以从 $D_{90} > 180$Gy 中获益。PPB 技术上要求绝对精准，插植后的剂量变化范围不仅可以接受，而且还可以作为预后的预测指标。$D_{90s} < 130$Gy 者需要补充 EBRT，最终在正常器官耐受情况下获得最佳的治疗效果。

9. 粒子活度和总活度

^{125}I 粒子活度是 0.23 ~ 0.43mci，^{103}Pd 粒子活度是 1.0 ~ 2.0mCi。Aronowitz 分析 3 个临床研究中心 PPB 插植活度变化：大的前列腺总活度变化 25%，小的前列腺总活度变化 40%。一项随机研究比较了低活度 ^{125}I 粒子（0.31mCi）和高活度（0.6mCi）对剂量学影响，结果两组均有较理想的剂量分布。ABS 不推荐特定粒子活度或总活度，但是推荐处方剂量。整个活度变化是根据前列腺体积、形状、治疗边界、粒子放置位置和插植技术决定的。我们的经验是，前列腺癌粒子治疗的活度 0.35 ~ 0.4mCi 为好，低活度粒子对正常组织损伤小，同时，单个粒子植入位置误差对整个前列腺靶区的剂量影响也小。

10. EBRT 和 PPB 的顺序

一般来说，EBRT 在 PPB 之前 0 ~ 8 周完成，但是由于缺少循证医学证据，ABS 没有推荐 PPB 与 EBRT 之间的时间关系。关于 PPB 和 EBRT 先后顺序和间隔尚没有结论。目前临床实践和正进行的临床试验支持先 EBRT 后 PPB，但是每种方法各有利弊。我们的经验是先 PPB 为好，EBRT 作为剂量补充能够使目的更加明确。另外，先 EBRT，PPB 时靶区勾画时前列腺边界很难界定，同时 EBRT 后，导致组织纤维化，带来穿刺困难。

11. 核素的选择——^{125}I，^{103}Pd 和^{131}Cs

ABS 不推荐使用特殊的放射性核素。已证实^{125}I 和^{103}Pd 粒子植入治疗的长期随访结果均非常理想。2004 年^{131}Cs 开始用于 PPB，半衰期 9.7 天，^{125}I 半衰期 59.4 天，^{103}Pd 半衰期 17 天，^{131}Cs 平均能量略高于^{125}I。^{198}Au 以前曾用于 PPB 治疗，但因防护限制，因此不推荐常规使用。永久性前列腺癌粒子植入治疗的放射性核素见表 17 - 7。

表 17 - 7　永久性前列腺癌粒子植入治疗的放射性核素

放射性核素	半衰期（天）	平均能量（kev）	引入年代	单纯粒子（mCi）	治疗长度（u）
^{125}I	59.4	28.4	1965	0.3～0.6	0.4～0.8
^{103}pd	17	20.7	1986	1.1～2.2	1.4～2.8
^{131}Cs	9.7	30.4	2004	2.5～3.9	1.6～2.5

三、术前和术后注意事项

1. 膀胱镜

PPB 治疗之前、之中或之后使用膀胱镜，但不是必需的。软性膀胱镜好于硬性膀胱镜，能够减少尿道创伤。PPB 治疗前使用膀胱镜可评价尿道或膀胱异常，如尿道狭窄。PPB 之后采用膀胱镜有助于清除血凝块或移位的粒子。如果膀胱冲洗颜色清亮、X 光片没有发现膀胱内有粒子，可以不使用膀胱镜。

2. 辐射防护

应该向病人解释辐射防护的重要性。尽管美国核管理委员会对粒子治疗后的辐射防护没有必需要求，但是通常告诫患者在粒子半衰期期间，病人应避免接触儿童和孕妇。

Smathers 等测^{125}I 或^{103}Pd 粒子治疗后皮肤表面照射剂量，表明患者不必担心放射性核素对公众的辐射风险。PPB 病人对家庭成员的辐射暴露也低于美国核管理委员会的最低要求。北京大学第三医院也进行了类似的研究，距离粒子植入患者 1m 距离时，辐射水平已经完全达到环境安全水平。

术后抗炎药物，抗生素和 α 受体阻断剂可预防性使用。Elashaisk 等采用安慰剂双盲、随机研究证实，术后 5 周内预防性使用坦索罗辛可以降低泌尿系并发症的发生率。使用尿道麻醉、解痉药、镇痛药、会阴部冰袋、泻药等均有好处，但有关这些方面证据不充分，不作为推荐或指南。急性尿潴留不常见，如果这种情况持续多天，应考虑间歇性自行导尿，耻骨上膀胱造口术。多数情况下，症状可经上述方法处理后缓解。术后前 6 个月应避免采用经尿道切开术。但是如果持续尿潴留，应考虑前列腺经尿道切开术或小的 TURP。

四、粒子植入术后剂量评估

ABS 推荐以 CT 为基础的术后剂量评估应在粒子植入后 60 天内完成。术后计划评估包括剂量－体积直方图。CT 和其他影像融合 2D、3D 等剂量曲线，提供粒子植入治疗详细的术后剂量评估参数。

众所周知，不同观察者之间和同一观察者不同分次之间，在植入后 CT 上勾画前列腺靶区变化很大，这会导致计算出的前列腺剂量实际照射不一样。由于水肿程度的不同，插植和术后扫 CT 时间间隔长短会引起术后剂量不一致。术后 CT 第 0 天或第 1 天对患者更有用，但是由于水肿的存在，可能会低估剂量参数。减少水肿造成剂量误差的最佳扫 CT 时间因放射性核素而不同：^{103}Pd 粒子是 16 ± 4 天，^{125}I 粒子是 30 ± 7 天。提高术后剂量可重复性的方法，MRI – CT 影像融合技术更好。

ABS 推荐以下术后剂量参数：

前列腺：D_{90}（Gy 和百分数）；
　　　　V_{100} 和 V_{150}（百分数）。

尿道：UV_{150}（体积）；
　　　 UV_5，UV_{30}（百分数）。

直肠：RV_{100}（体积）。

ABS 采用统一方法来评价器官剂量。对于尿道剂量，UV_5（尿道体积）接近尿道最大剂量，而 UV_{30} 代表尿道受照射的体积。尽管预计划的目标是 $UV_5 < 150\%$，$UV_{30} < 125\%$。同样，针对直肠剂量，在术后第 1 天理想情况下 $RV_{100} < 1cc$，术后第 30 天，$RV_{100} < 1.3cc$。

五、随访

术后随访包括直肠指诊、PSA 检查。PPS 治疗之后，最佳监测频率还没有建立，但每 6 ~ 12 个月间隔是合适的。为了报道和比较不同放疗策略之间的结果，ABS 支持采用 phoenix 定义，该定义认为当 PSA 超过治疗后最低值 2ng/ml 以上时为治疗失败。对于有高危因素患者，更频繁的监测是合适的。不推荐常规超声引导下活检。如果出现 PSA 升高，可行前列腺活检，PPB 治疗后前 30 个月活检结果不能定性，可能出现假阳性，实际上是良性 PSA 反弹升高。

采用烧灼治疗直肠出血，或活检评价直肠是否异常，都可能会引起医源性直肠尿道瘘。ABS 建议尽可能避免这些检查和治疗。

六、个体化治疗

ACR 和 ABRO 最近出版关于 PPB 治疗指南，回顾流程中个人质保和责任。作为有执照的密封源的使用者，放疗专家应重视工作流程、评价、治疗。有资质的物理师也要重视 PPB 的计划和质量保证。此外，多学科团队应包括泌尿外科医师、有资质的剂量师、放射治疗师和其他辅助人员。

ABS 进一步推荐，任何执行 PPB 的机构都要遵守 ACR – ASRO 指南，并制定相关制度确保参加 PPB 的人员受到培训并有能力。所有初级员工要接受培训和取得资格。

七、小结

低危患者：适合 PPB 单纯治疗，不需要常规联合 EBRT 或 ADT，除非前列腺体积需要减小，或者有其他特殊情况。

中危患者：可以是 PPB 单纯治疗的患者（考虑风险因素的范围），但通常需要联合 EBRT 或 ADT。

　　高危患者：推荐 PPB 联合 EBRT 和 ADT。除了目前这些方式，还需要做前瞻性对照临床试验。

　　既往有 TURP 病史的患者也是 PPB 的患者，这取决于 TURP 缺损的大小。总之前列腺大小不是 PPB 的禁忌证。使用 ADT 后 PPB 操作更容易。

　　自 1999 年出版 ABS 指南以来，前列腺粒子植入治疗得到广泛应用，所有临床实践均采用 CT 评估术后剂量。ABS 并不推荐一种插植技术优于另一种技术，强调所有患者都要做术后剂量评估。ABS 支持由有经验的从业医生，做适当培训以消除不合格的治疗，使粒子植入治疗专家培训和资格更加规范化。我国目前粒子植入治疗属于限制类医疗技术，需要经过 3～6 个月系统化培训，方可开展临床工作。放射治疗科开展粒子治疗工作少之又少，应该加强创新和合作意识，将这一微创和内照射技术系统全面和科学的普及推广开来。

（王　皓　王若雨　彭　冉　王俊杰）